리 처 드 레 빈 스 의

열한 번째 테제로 살아가기

한울
아카데미

이 도서의 국립중앙도서관 출판시도서목록(CIP)은 e-CIP홈페이지(http://www.nl.go.kr/ecip)
에서 이용하실 수 있습니다. (CIP제어번호: 2009003018)

Living the 11th Thesis

건강, 생태학, 과학, 그리고 자본주의

리 처 드 레 빈 스 의

열한 번째 테제로 살아가기

리처드 레빈스 지음
박미형·신영전·전혜진 옮김

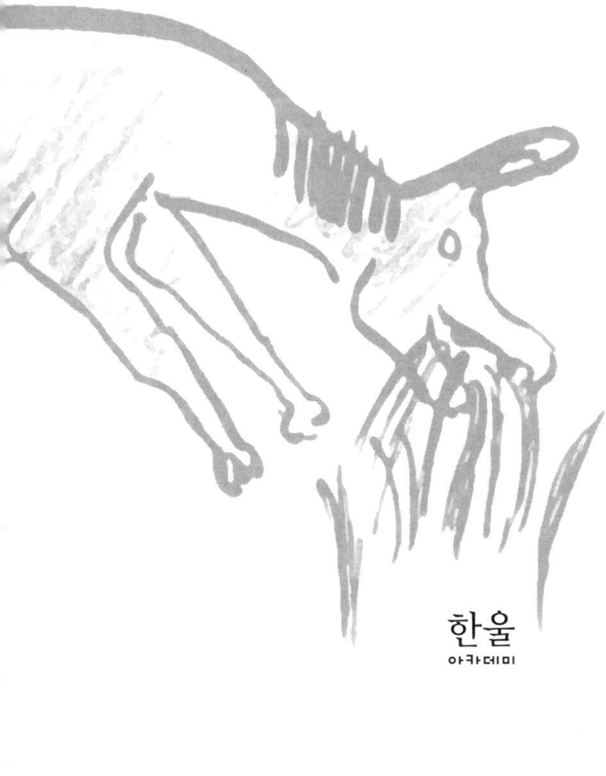

한울
아카데미

헌 사

이 책을 평생 친구이자 동지였던 번하드 도이치(Bernhard Deutch)에게 바친다. 열세 살과 열네 살의 나이 차이가 크게 느껴지던 그런 중요한 시기에 그는 나의 멘토였다. 우리는 함께 브루클린 공립도서관을 뒤지고 다니며 – 그는 주로 물리학 서가에 있었고, 나는 주로 생물학 서가에 있었다 – 나이에 어울리지 않게 마르크스 이론과 과학을 토론하며 밤을 지새우곤 했다. 나중에 내가 푸에르토리코 산골에서 농사를 짓고 있을 때 산에서 나와 내 생각을 글로 정리해보라고 격려한 것도 바로 도이치였다. 정치적 박해 때문에 미국을 떠나 덴마크로 망명해야 했던 그는 그곳에서 생의 대부분을 보냈다. 거기서 상하이의 과학자들과 함께 물리학에서의 국제 연대 작업에 몰두했고 베트남 전쟁에 반대해 자신의 새 조국을 공개적으로 비판하기도 했다.

감사의 글

모든 책이 관습적으로는 저자 개인에게 귀속되지만 사실은 공동 작업의 결과다. 가족과 선생님들, 미국 · 푸에르토리코 · 쿠바에 있는 동지들, 그리고 이제는 우리의 공동투쟁을 기억하며 당혹스러워할지도 모르는 이들, 그리고 학생과 동료들, 이들 모두가 이 책이 기반하고 있는 사상과 견해의 뼈대를 형성하는 데 기여했다. 어떤 이들은 이 책을 가능하게 했고, 어떤 이들은 이 책을 없어서는 안 될 책으로 만들었다. 하지만 마지막 단계에서 흩어진 글들을 모아 하나의 책으로 만든 것은 신영전 교수와 나의 제자 박미형이다. 특히 편집자로서 박미형이 보여준 끈기와, 그녀가 하버드를 졸업한 후에도 계속해서 함께 작업할 수 있는 기회를 만들어준 데 감사한다.

한국의 독자들에게

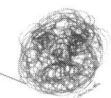

젊은 과학자들은 평화로운 세계에서 자신의 학구적인 삶을 정의롭고 평등하며 지속 가능한 사회를 건설하기 위한 투쟁 운동에 어떻게 결합해야 하는가 하는 문제에 직면한다. 이에 대한 나의 대답은, 이 둘을 결합하지 않기는 불가능하다는 것이다.

너무나도 많은 하찮은 문제에 집중하면서 진정 중요한 문제는 회피하는 대학에서의 삶 자체는 무의미하다. 자본주의하에서 지식은 하나의 산업이며, 과학은 상품이고, 과학자들은 일회용 '과학노동자'다. 학계에서의 지적 삶은 매우 값진 것일 수 있지만 이는 자본가들이 가하는 직접적인 정치적 제약, 대학과 정부 기관에서 영역의 제도적 분절, 유럽과 북미의 과학을 병들게 하고 전 세계로 퍼진 철학적 오류 등에서 자유롭지 못하며, 경제적 이익을 좇는 특허의 유혹에 이끌려 부패했다. 대학에서의 삶은 개인주의와 출세지상주의를 조장하며 혁신은 기껏해야 인습적인 분야의 최첨단에서만 허용될 뿐이다.

정치적 운동들은 흔히 학자들이 끝없이 논쟁하는 바를 더욱 명확히 보여줄 수 있다. 예를 들어, 후천성 면역결핍증(HIV/AIDS)과 토지 임대권 간의 관계, 대규모 단일재배와 여성의 경제적 독립 간의 관계, 조류(藻類)의 질소고정과 국가의 식량 안보 간의 관계 등과 같이, 일반적으로 서로 다른 학문 분야에서 연구되는 대상들 사이의 연계를 강조하는 것은 새롭고 도전적인 문제들을 제기한다. 하지만 일시적인 조건에 매몰되지 않고 불의를 분석하기 위해서는 이론이 필요함에도, 너무나 명백한 불의를 해소하는 일이 시급하기 때문에 우리는 흔히 반지성적 편견과 이론을 경멸하는 단기적 실용주의에 함몰되곤 한다.

그러므로 우리의 과학을 되살리고 사회적 해방을 요구하는 정치적 운동에서 보건과 생태학적 관점을 강조하는 동시에 기업이 지배하는 세상에서 청렴을 유지하기 위한 최선의 삶의 방식은 시민 학자(citizen scholar)로 살아가는 것이다.

우리는 학자이기도 하지만 결국 자본가 계급과 정부의 변덕에 따라 고용되기도 하고 버려지기도 하는 노동자이기도 하다. 따라서 우리는 다른 노동자들처럼 직업 보장, 급료, 업무량, 노조를 조직할 수 있는 권리와 같은 문제에 직면해 있다. 과거에 농민와 기능공들을 괴롭혔던 직업의 프롤레타리아트화는 현재 지적 생산에까지 타격을 가하고 있다. 이제 우리는 그들과 한편이 되어 우리 공통의 이해관계를 지켜내야 한다. 하지만 학자인 우리는 그들과는 다른 종류의 노동자이기도 하다. 왜냐하면 우리는 우리 노동의 산물에 기꺼이 헌신하며, 애초에 이것이 우리를 이 직업으로 이끌었기 때문이다.

우리는 이런 환경에서 학자, 노동자, 활동가로 살아가면서 주위 환경과 협력적이면서도 갈등적인 관계를 맺고 있으며, 바로 이 복잡한 틀 안에서 우리 자신을 만들어간다. 이 책에 실린 에세이들은 미국의 산업 자본주의, 푸에르토리코의 식민 자본주의, 그리고 쿠바의 사회주의하에서 과학 분야의 참여자이자 관찰자로 살아온 나의 삶에서 비롯된 것이다. 이 글들이 모쪼록 지금과는 다른 종류의 세계를 건설하기 위한 투쟁 속에서 독자들이 자신의 자리를 찾는 데에 도움이 되기를 바란다.

2009년 10월 리처드 레빈스

차 례

• 한국의 독자들에게 7

1장 과학과 반과학에 관한 열 가지 명제 13

2장 불확실성에 대한 대비 37

3장 복잡성에 대처하는 직관 교육 71

4장 슈말하우젠의 법칙 99

5장 발전 목표들의 수렴 109

6장 생태학자의 관점으로 본 건강 153

7장 자본주의는 질병인가? 211

8장 열한 번째 테제로 살아가기 251

• 지은이 소개 267

• 옮긴이 후기 272

일러두기

1. 이 책은 저자인 리처드 레빈스가 한국의 독자들을 위해 고른 글을 엮은 것입니다.
2. 이 책에 실린 다음 글들은 *Biology under the influence: Dialectical Essays on the Coevolution of Nature and Society*(Richard Lewontin and Richard Levins, Monthly Review Press, 2007)에도 실렸습니다.

- 과학과 반과학에 관한 열 가지 명제(Ten propositions on science and anti-science)
- 불확실성에 대한 대비(Preparing for uncertainty)
- 복잡성에 대처하는 직관 교육(Educating the intuition to cope with complexity)
- 슈말하우젠의 법칙(Schmalhausen's law)
- 자본주의는 질병인가?(Is Capitalism a disease?: The Crisis in U.S. Public health)
- 열한 번째 테제로 살아가기(Living the 11th Thesis)

1장

과학과 반과학에 관한 열 가지 명제

진보주의자들(Radicals)이 과학을 해방의 힘으로 보기 시작한 이래 마르크스주의자들은 사회 비평가이자 참여적 과학자로서 과학의 모순적인 성질에 대해 고민해왔다. 과학에 관한 마르크스주의적 사고는 워낙 풍부하고 다양하기 때문에 앞으로 이 글에서 이야기할 내용이 마르크스주의자들의 입장을 전적으로 대변한다고 할 수는 없다. 단지 나는 마르크스주의 과학자인 나의 작업에 지침을 제공했던 과학에 관한 몇 가지 명제를 개괄적으로 제시하려 한다.

* 이 글은 *Social Text*, 46 / 47, Vol. 14, Nos. 1 and 2, Spring / Summer(1996), Duke University Press에 실린 것이다.

1. 모든 지식은 경험과 이전의 지식에 비추어 그 경험을 성찰해보는 데서부터 나온다. All knowledge comes from experience and reflection on that experience in the light of previous knowledge.

이런 점에서 과학은 다른 학문의 방식과 특별히 다르지 않다. 마르크스주의 과학의 특별한 점은, 발견을 목적으로 경험을 조직하기 위해 자원 · 사람 · 기관들을 배제하는 특수한 노동 분업에 있다. 이런 전통에서 오류의 출처와 종류를 찾아내고 변덕스러운 다양한 편견을 바로잡으려는 의식적 노력이 이루어져 왔으며 그런 노력들은 종종 성공적이었다. 우리는 우리를 혼란스럽게 하는 요인들이 미치는 영향을 경계하는 법과 이러한 요인들을 통제한 비교의 필요성을 배웠다. 또 상관관계가 인과관계가 아니라는 것과 실험자의 기대가 실험에 영향을 미친다는 것도 알게 되었다. 또한 세균오염을 예방하기 위해 실험에 쓰는 유리도구를 깨끗하게 하는 법과 숫자들의 난국에서 어떤 경향과 특징을 추출하는 법을 배웠다. 하지만 우리의 의식은 어떤 종류의 오류는 감소시킬 수 있지만 그것을 완벽하게 제거하지는 못하며, 과학 분야 종사자들이 공유하는 편견으로부터 과학을 보호하지도 못한다.

한편, 이른바 전통적이라고 하는 지식이 정체되어 있거나 사고력이 없는 것도 아니다. 미국에 노예로 끌려온 아프리카인들(대개 여성의 경우)은 곧 미국 흑인 식의 약초학을 발전시켰다. 일부는 아프리카와 미국에서 발견된 식물에 대해 기억하고 있던 지식에서, 일부는 미국 원주민의 식물과 관련해 전승된 지식에서, 또 일부는 약초에 관한 아프리카에서의 관례를 기초로 한 실험에서 취합한 것이었다. 전통의학을 가르치는 일은 기존의 지식을 단순히 전달하는 일일 때조차 언제나 실험을 포함한다. 비(非)유럽 · 북미 전통의학에서 다양한 약초를 처방하는 기준은 미국의 과학적 임상진료에서 이루어지는 제왕절개, 심박동기 이식, 광범위 유방절제술을 결정하는 기준보다도 더 근거가 있을 것이다.

(지적인 것과는 반대로) 직관적이라고 표현되는 지식도 실은 경험에서 오는 것이다. 인간의 신경 · 내분비 시스템은 그 출처나 구성요소를 인식하지 않고서도 우리의 풍부하고 복잡한 과거사를 하나의 총체적 이해력으로 훌륭하게 통합해낸다. 과학적 지식과 직관적 지식은 사회적 생산과정은 다르지만 인식론상으로는 근본적으로 다르지 않아서, 상호 배타적이지 않다. 사실 내가 보건학을 전공하는 과학자들에게 수학을 가르치는 목적 중 하나는 직관을 교육해서 불가해한 것들을 분명하고 명확하게 만듦으로써 복잡함이 그 위력을 잃게 하기 위함이다.

2. 모든 발견 방식은 새로운 것을 마치 오래된 것처럼 취급하면서 그것에 접근한다. All modes of discovery approach the new by treating it as if it were like the old.

흔히 새로운 것은 오래된 것과 비슷하기에 과학이 가능하다. 하지만 어떤 경우에는 새로운 것이 오래된 것과 많이 다를 수 있다. 경험에 대한 단순한 성찰로 충분하지 않을 때, 발견에는 좀 더 의식적인 전략이 요구된다. 이때 창조적 과학이 필요하다. 결국 우리는 우리가 상상하는 것보다 더 새롭고 낯선 것들을 만나기 마련이고, 이전에는 근거가 충분했던 생각들이 틀리거나 제한적이거나 부적절한 것이 되어버릴 수 있다. 이는 현대사회와 전통사회, 계급사회와 비계급사회를 막론하고 모든 경우에 마찬가지다. 따라서 현대 유럽 · 북미의 과학이나 다른 문화의 지식도 모두 오류에 빠지기 쉬울 뿐 아니라 결국은 오류를 가질 수밖에 없다.

'과학적'이라고 불리는 것이 반드시 참인 것은 아니다. 내가 살아온 동안만 해도, 불활성기체의 불활성, 생명체를 분류하는 방법, 선사인류에 대한 관점, 전화교환국 같은 신경시스템 모델, 미분방정식의 장기적 결과에 대한 기대, 그리고 생태학적 안정성 개념과 같은 과학적 주장이 모두 새로운 발견이나 새로운 관점에 의해 무너졌다. 또한 과학에 근거한 주요 기술적 노력들은 비참한 결과를 야기하는 것으로 드러났다. 살충제는 해충을 증가시켰고, 병원은 감염의 중심지가 되었으며, 항생제는 새로운 병원균을 발생시켰고, 홍수조절[治水]은 수해를 증가시켰다. 또 경제발전은 가난을 증가시켰다. 오류는 과거에만 해당하는 것이고 이제 우리는 옳다는 식의, 과학에서의 '역사의 종언'과 같은 독트린은 잘못된 것이다. 실제로 현존하는 과학에서 오류는 본질적이다. 우리는 그저 우연히 현재에 살게 되었을 뿐, 현재가 어떤 특별한 인식론적 지위를 점하고 있는 것은 결코 아니다.

그러므로 우리는 이론의 '반감기(半減期)'라는 개념을 과학적 과정에 대한 통상적 기술어(記述語)로 간주해야 할 뿐 아니라, (꼭 대답해야 할 필요는 없지만) "어떤 상황에서 열역학 제2법칙이 뒤집힐 수 있을까?"라는 질문까지 제기할 수 있어야 한다.

3. 모든 앎의 방식은 어떤 특정한 관점을 전제한다. All modes of knowing presuppose a point of view.

이것은 인간뿐 아니라 다른 종에게도 마찬가지다. 각 관점은 수많은 감각적 자극 중 어떤 것이 적절한 것인지, 그 적절한 대상에 대해 무엇을 물어야 하는지, 그리고 어떻게 답을 찾아야 하는지를 결정한다.

관점은 종의 감각 장치에 따라 조건화된다. 예를 들어, 영장류와 새들은 전적으로 시각에 의존한다. 물체는 시각 정보로 뚜렷이 구별된 경계선을 갖는다. 하지만 개미처럼 냄새가 주된 정보원인 경우는 다르다. 아놀린 도마뱀(Anoline lizard)은 움직이는 물체를 인지할 때 자신이 먹기 알맞은 크기인지 판단하고 그렇지 않으면 위험으로 간주한다. 암컷 모기는 우리의 학회 모임을 이산화탄소, 수분, 암모니아의 농도로 인지하여 피로 배를 채우게 해주는 끼니 정도로 생각한다. 말미잘은 물속의 글루타티온(glutathion)에 따라 촉수를 내밀어 먹잇감을 찾는다. 우리 자신이 지구 표면에 살고 있기 때문에 천문학의 초점을 행성과 별 같은 물체에 맞추고 그것들 사이의 공간을 무시하는 것을 자연스럽게 여긴다. 간헐촬영술(time-laps photography)로 그 미세한 변화를 식별할 수 있기 전까지 인간의 시간 척도로는 식물들이 움직이지 않는 것으로 보였다. 우리는 우리 자신의 시간 척도와 크기 척도에 맞는 사물과 가장 편하게 상호작용하며, 매우 작거나 매우 큰, 또는 매우 빠르거나 매우 느린 것들을 다루려면 그에 맞는 특별한 방법을 고안해야만 한다.

4. 특수한 관점은 잠재적이고 감각적인 자극이 넘쳐나는 세계를 이해하고 살아가는 데 절대로 필요하다. A point of view is absolutely essential for surviving and making any sense of a world bursting with potential sensory inputs.

우리가 배우는 것 중 상당 부분은 무엇이 적절한지 정의하고 어떤 것들을 무시할 수 있는지 결정하는 것이다. 따라서 과학에서 관점이란 것이 어디에나 존재한다는 점을 발견했을 때 적절한 반응은, 그 관점을 없애려고 헛된 시도를 하는 것이 아니라 우리의 관점을 책임감 있게 인정하고 그 지식을 이용해 자신과 타인의 의견을 비판적으로 바라보는 것이다.

5. 과학은 이중적 속성을 지닌다. Science has a dual nature.

한편으로 과학은 우리와 우리 밖 세상의 상호관계를 일깨워주며, 지식을 생산해내고 우리의 행동을 좌우한다. 우리는 혈액순환, 종의 지리적 분포, 단백질의 접힘(folding)[1]과 대륙의 접힘(folding), 즉 습곡에 대해 정말로 많은 것을 알게 되었다. 우리는 10억 년 전의 화석 기록을 읽을 수 있고, 과거의 동물과 기후, 은하계의 화학적 구성성분을 재건할 수 있으며, 신경전달물질의 분자경로와 개미의 냄새길(odor trail)을 추적할 수 있다. 우리는 도구를 낳은 이론이 지식사(史)에서 별스러운 각주가 되어버린 후에도 오랫동안 유용하게 쓰일 도구를 발명할 수 있다.

다른 한편으로, 과학은 인간 활동의 산물로서 그것의 생산조건과 생산자 또는 소유자의 관점을 반영한다. 과학의 의제, 과학자를 채용하고 훈련하는 방식, 어떤 이들이 과학자가 되지 못하게 배제하는 것, 연구 전략, 조사에 사용하는 물리적 도구, 문제를 정식화하고 결과를 해석하는 지적 틀, 문제에 대한 성공적 해석의 기준, 과학적 결과의 적용 조건 등은 모두 과학의 역사, 관련 기술, 그리고 그것을 만들고 소유하는 사회의 산물이다. 과학에서 지식과 무지의 패턴은 자연적으로 생겨난 것이 아니라 이해관계와 믿음에 의해 구조화된 것이다. 우리는 우리의 사회 경험을 개코원숭이의 사회생활에 너무 쉽게 적용하려 하고, 지배자와 피지배자의 위계를 의미하는 업무상 명령체계에 대한 우리의 지식을 생태계와 신경계의 조절에 너무 쉽게 적용하려 한다. 엄청난 규모의 데이터에 의해 지지되는 이론들은 빈번히 체계적이고도 독단적으로

1 선형의 아미노산 복합체인 단백질이 개개의 단백질에 고유한 접힌 구조(folded structure)를 만드는 과정을 말한다. 이는 단백질의 아미노산 서열 정보가 고유한 접힌 형태를 결정함을 의미한다 — 옮긴이.

우리의 판단을 흐린다.

과학의 분석은 대부분 이런 이중성을 고려하지 못하고 과학의 오직 한 측면에만 집중한다. 과학자들은 과학 지식의 객관성이 일반적인 인류의 진보를 나타낸다고 강조하곤 한다. 그러면서 명백한 과학의 사회적 결정과 너무나 흔히 자행되는 과학의 비인간적 사용을 '오용' 또는 '나쁜' 과학이라고 치부하고는, 완전한 진실을 추구하는 것과는 거리가 먼 자신들만의 과학 모델을 고수한다.

그렇지 않으면 그들은 과학의 사회적 결정에 대한 인식이 증가하고 있다는 점을 이용하여 과학적 분석의 타당성에 대한 모든 주장을 거부한다. 이런 분석들은 이론과 연구 대상이 관련되어 있지 않으며, 이론은 그저 개인적인 경력, 계급, 성(gender), 국가의 지배와 같은 이해타산적인 목적에 봉사하기 위해 날조된 것이라고 생각한다.

이런 분석들은 과학의 문화적 제약(culture-boundedness)을 강조하면서 바빌론, 마야, 중국, 영국의 천문학과 달력에서 보이는 공통적인 특징을 무시한다. 하지만 이 천문학들은 각자 다른 문화적 조건에서 나왔으면서도 모두 (대체로) 같은 하늘을 바라보았다. 또 같은 기간의 역년(years)을 인정했고, 같은 달과 행성들을 인지했으며, 매우 상이한 방법으로 동일한 천문학적 사건들을 계산했다.

또한 사회결정론자들은 브라질과 베트남에서 약초를 동일하게 이용한다는 것과 우리가 다른 종들을 구별하듯이 그들도 유사하게 동식물을 구분해 부른다는 것을 무시한다. 사람들은 모두 치료에 사용할 수 있는 식물을 찾고, 유사한 약초에 대해서는 동일한 사용 방법을 발견하곤 한다.

세계의 여러 다른 전통에는 각자 자신만의 사회적 배경이 있다. 바빌론의 성직자나 중국의 관료들이 자유주의적 부르주아는 아니었지만, 그렇다고 그들이 관점에서 더 자유롭거나 지혜로운 것은 아니었다. 또한 '선인들의 말'이라고 해서 그 말의 타당성이 보장되지는 않는다. 그들도 현대인들처럼 어떤 성, 계급, 문화에 속해 있었고 그들의 관점은 그런 지위의 표현이었다. 또한 고대인 중 그 생각을 글로 남길 수 있었던 사람들은 [당시로서는 매우 특별한 사람이었기 때문에 — 옮긴이] 그 당시 사람들을 보편적으로 대변하지 못한다.

하지만 관점이 사회적으로 결정되고 좌우된다는 것이 자의적이라는 뜻은 아니다. 모든 이론은 언젠가는 부정되지만 어떤 이론은 일시적으로도 옳지 못하다. 과학이 사회적으로 결정된다고 해서 고식적인 학문이나 기독교정체운동[2]에서 보이는 인종 우월주의와 성 우월주의와 같은 명백히 거짓된 독트린을 옹호하거나 인종이라는 범주 자체를 허용한다는 의미를 갖지는 않는다. 인종주의는 인종 자체보다 더 실제적인 대상이며, 인종의 범주를 결정한다.

따라서 과학을 분석하는 이들의 과제는 각각 다른 노동조건과 사회 제도하에서의 지적 노동과 그 대상과의 상호작용과 상호침투를 추적하는 것이다. 훌륭한 연구를 판단하는 기준은 유용하고 필수적인 단

2 Christian Identity Movement. 1945년 제2차 세계대전 종전 후 극우 보수 기독교인들을 중심으로 진행된 운동. 반유대, 반동성애, 반낙태, 반정부를 신조로 한다 — 옮긴이.

순화가 판단을 흐리게 하는 과도한 단순화로 되는 순간을 분간하는 감수성에 달렸다.

6. 유럽·북미의 현대 과학은 자본주의 혁명의 산물이다. Modern European/North American science is a product of the capitalist revolution.

현대 자본주의와 현대 과학은 그 실천에 영향을 주고 그것이 형태를 갖추는데 도움을 준 자유주의적 진보주의자들의 이데올로기를 공유한다. 일반적으로 현대 과학은 부르주아적 자유주의와 같이 해방적인 동시에 비인간적이다. 그것은 의도하지 않은 범우주적 이상을 선언하지만 실천에서는 그것을 위반하며 때로는 이론에서조차 그 이상이 억압적이라는 것을 드러냈다.

따라서 과학에 대한 여러 비판이 제기된다. 보수적 비판은 전(前)자본주의적 비판을 계승하고 있다. 전통적인 종교적 신념과 사회적 규칙, 그리고 지배자들의 관점을 견지하고 있는 과학 지식은 문제를 야기한다. 이들은 생각과 가치의 독립적 판단을 인정하지 않으며 권위자가 이미 선언한 것에 대해서는 증거를 요구하지 않기 때문에 대개 과학의 급진적인 측면을 받아들이기 어려워한다. 창조론자들은 과학이 이데올로기와는 반대되는 중립적인 것이라는 자유주의적 공식에 반대하며, 그들이 세속적 인문학이라 부르는 과학의 이데올로기적 내용을 꽤 정확하게 식별한다. 하지만 그들이 진화론자들 사이의 갈등과 현대 진화론이 가진 약점의 증거를 찾기 위해 아무리 과학 저널을 뒤지더라도 그들의 도전이 과학을 좀 더 '과학적'이고 민주적인 것으로, 압제적인 이데올로기에 덜 속박되어 있으면서 더 개방적인 것으로 만들지는 않는다. 오히려 그들은 신앙으로, 좀 더 분명한 종류의 권위로, 반지성적 확신으로 돌아갈 것을 요구한다. 그들의 반(反)지성주의는 종종 '소박한 사람'의 지혜에 반하는 과학자들의 어리석음을 야유하는 방식으로 표현되곤 하는데, 이는 처음에는 민주적으로 보일 수 있다. 하지만 그들은 모든 사람이 엄밀하고 훈련된 사고를 할 능력을 가졌다고 주장하는 것이 아니다. 대신에 근거 없는 확신에서 우러나온 (자칭) 총명함을 선호하면서 진지하고 복잡한 사고의 중요성을 부인한다. 그들은 지식과 가치의 이분법을 받아들이고 논쟁이 있을 때마다 자신들의 특정한 가치를 선택한다.

동시에 보수적인 비평가들은 전체론적이고 '유기적'인 세계관을 대표하여 현대 과학의 분절적이고 환원주의적인 측면을 부인한다. 미학적 · 감정적 수준에서 그들의 전체론은 부분적으로 과학에 대한 급진적 비판에 동조하고 있다. 하지만 그들의 전체론은 위계적이고 정태적이며, 조화, 균형, 법과 질서, 세상 만물이 현재 존재하는 방식, 과거에 존재했던 방식, 또는 과거에 존재했다고 상상되는 방식과 같은 존재론적 정의(正義)를 강조한다.

과학에 대한 가장 일관된 자유주의적 비판자들은 과학의 주장들을 타당한 목표로 받아들이지만, 그것을 위반하는 과학의 활동을 비판한다. 그들은 공공의 지식으로서의 과학을 지지하며, 군사적 · 상업적 소유권으로 행사하는 비밀주의를 비난한다. 오로지 능력에 따라서만 결정되는 과학에 대한 민주적 접근을 원하며, 과학적 훈련, 고용, 신뢰도에 대한 계급, 성, 인종의 장벽을 비판한다. 아이디어는 그것이 어디서 왔는지와는 상관없이 오직 우수성과 증거만으로 평가받아야 한다는 점에 동의하지만, 정통이 아닌 아이디어와 그 지지자를 기각하기 위해서 '현실과 동떨어진', '엉터리', '이데올로기적', '비주류', '신뢰하기 어려운', '일화적(逸話的)', '증명되지 않은'과 같은 의미심장한 말들에 의해 강화되는 신뢰도의 위계를 목도하고 있다. 그들은 과학이 유해상품이나 잔인한 무기를 생산하고 무기만큼이나 잔인한 억압을 정당화하는데 이용되는 것에 충격을 받을 수도 있지만 사고와 감정이 분리되어야 한다는 믿음은 버리지 않는다.

공식적 과학 내에서 맹목성, 편협함, 독단적 태도, 옹졸함, 그리고 기존의 이해관계가 점점 명백해지자 대안적인 운동들이 특히 보건과 농업 분야에서 생겨났다. 이러한 운동들도 우리가 '공식적' 과학을 바라볼 때 쓰는 동일한 잣대로 검토되어야 한다. 즉, 그러한 과학을 누가 소유하고 있으며, 어디서 왔는지, 어떤 이론적 성향을 나타내고 있는지, 어떻게 타당성을 입증하는지, 그들이 표방하는 이론적 편견은 무엇인지 등과 같은 질문을 제기해야 한다. 이러한 대안들도 자본주의라는 맥락 속에 묻혀 있기 때문에 마찬가지로 착취의 공간이 되고, 상품을 생산하며, 뻔뻔스러운 과대 상업광고로 포장되기도 한다. 또한 그들도 사회적 인과관계에서 개인을 분리하는 계급적 뿌리를 갖고 있다(예를 들어, 제약회사의 '마법 탄환'[3]을 비판하면서 자신들도 기적의 '천연' 치료제를 유포하거나, 총체적 암 치료법을 선전하면서도 많은 암의 산업적 원인은 간과하는 것). 대안 공동체들은 통찰력 있는 급진적 비판과 중소규모의 기업가 정신이 잘 혼합되어 있는 영역이다.

마르크스주의 비평가들은 과학이 해방적이면서도 억압적인 측면을 지니고 있고, 강력한 통찰과 호전적 맹목성을 모두 가지며, 이는 자연적 현상과 사회적 현상들에 대처하기 위해 조직화된 것으로 유럽의 자유주의적 · 자본주의적 · 남성 중심적 이해관계와 이데올로기의 상품화된 표현이라고 생각한다. 과학의 이데올로기는 유럽 자유주의의 산물이자 단순히 그 이데올로기의 수동적 반영이 아니라, 그러한 이데올로기에 대한 자발적 기여물이다.

농업, 의학, 유전학, 경제발전과 다른 응용과학 영역에 대한 급진적인 비평가들은 과학이 정해진 목표에 도달하는 것을 제한하는 내적 측면과 외적 측면을 모두 강조한다. 외적 측면은 지식산업으로서 과학의 사회적 지위를 말하는데, 이러한 지식산업은 권력과 이윤을 목적으로 소유되고 지배되며, 공유된 신념에 따라 대부분 남성들에 의해 수행된다. 과학 분야의 채용과 배제 방식, 다양한 학제로의 세분화, 연구를 제지하는 숨어 있는 경계 조건들은 사회적 맥락을 검토해보면 그 의미가 명료해진다. 의학과 농업에서 화학요법 같은 지배적 양상은 화학업계에 의한 지식 상품화의 표현이라고 할 수 있다. 하지만 분자로 된 마

3 magic bullet. 부작용 없이 병원균과 암세포만을 파괴하는 약제 — 옮긴이.

법 탄환(molecular magic bullet)[4]에 대한 의존은 17세기에 유럽·북미 과학이 형성된 이래로 쭉 과학을 지배해왔으며, 이어서 부르주아적 사회생활의 원자론적인 경험으로 뒷받침 된 환원주의 철학과도 본질적으로 같은 성격을 가진다. (그 연결고리를 추적하다보면, '내부'와 '외부'가 실제로 엄격하게 보았을 때 대안적 설명이 아니라는 것, 즉 진부하지 않으면서 완전하고 무관한 현실의 세분화는 없다는 일반적인 원칙의 또 다른 사례라는 것을 알 수 있다. 하지만 과학은 여전히 유기체와 환경, 천성과 교육, 결정론과 우연론, 사회와 개인, 심리와 생리, 경성과학과 연성과학, 종속변수와 독립변수 등과 같은 그릇된 이분법으로 병들어 있다.)

내적 측면은 (전체론적이고 변증법적인 것과는 반대로) 환원주의적이고 파편적이며 탈맥락적이고 기계론적인 이데올로기와 보수적 자유주의 과학의 정치학을 가리킨다. 마르크스주의자와 그 밖의 급진적 비평가들은 과학을 역사적 맥락 안에 위치시키고 현상들의 상호 관련성을 인지하며, 사물 자체보다 과정을 우선시하자고 주장하면서 항상 연구의 범위를 넓힐 것을 요구해왔다. 반면 보수적 이데올로기는 보통 좁게 제한된 대상들에 대한 정밀성을 지지하며, 인정하진 않지만 연구의 경계 조건을 받아들인다.

4 분자과학으로 모든 것을 해결할 수 있다고 믿는 것을 말한다 — 옮긴이.

7. 과학에 대한 급진적 비판은 연구 과정의 내부 작업에까지 확장된다. A radical critique of science extends also to the inner workings of the research process.

새로운 문제에 접근할 때 나는 마르크스주의자로서 두 가지 기초적인 질문을 제기한다. 첫 번째 질문은 "그것들은 왜 현재와 약간 또는 아주 다른 존재방식을 취하는 대신에 현재와 같은 존재방식을 가지게 되었는가?" 하는 것이다. 여기서 '그것들(things)'에는 이중적 의미가 있다. 즉, 연구 대상과 그것을 연구하는 과학의 상태 모두를 가리킨다.

이 첫 번째 질문에 대한 뉴턴 식 답변은 그것들이 그런 방식으로 존재하는 이유는 그들에게 별다른 일이 일어나지 않고 있기 때문이라는 것이다.

하지만 우리의 답변은 그것들이 그런 방식으로 존재하는 이유는 반대되는 과정의 작용 때문이라는 것이다. 이 첫 번째 질문은 시스템의 자기조절, 즉 항상성에 대한 질문이다. 끊임없이 대체되는 작용에도 불구하고 그것들은 어떻게 곧 알아볼 수 있을 정도로 현재 상태를 유지하는 것일까? 일단 이런 문제가 제기되면 문제는 좁은 의미에서의 체계이론, 즉 복합체계의 수학적 모델링의 영역으로 들어가게 된다. 체계이론은 일련의 변수와 그 사이의 연관성을 가지고 방정식을 적용해 다음과 같은 질문을 한다. 이 시스템은 안정되어 있는가? 혼란 상태 이후 얼마나 빨리 자기 복구가 가능한가? 주변의 끊임없는 변화에 얼마나 반응하는가? 변화를 얼마나 견뎌낼 수 있는가? 시스템에 외부의 사건들이 작용할 때 어떤 경로를 따라서는 확대되고 어떤 경로를 따라서는 감소되면서 어떻게 전체 네트워크에 침투하는가? 우리는 음과 양의 피드백 고리, 경로, 접속 가능성, 싱크(sink), 지연, 반사와 흡수장벽 등과 같은 개념을 가지고 연구한다. 이런 분석은 그 이론 내에서는 '객관적'이다. 하지만 변수 자체는 사회적 산물이다. 예를 들어, 인구밀도처럼 별문제가 없어 보이는 개념에도 서로 다른 정의가 적어도 네 가지는 된다. 그리고 수치를 국가와 계급에 따라 비교할 때 이 정의들은 각각 다른 공식과 결과를 낳는다. 우리는 다음과 같이 단순하게 전체 사람 수를 전체 면적(또는 자원)으로 나눠볼 수 있다.

D = Σ인구 ÷ Σ면적

또한 사람들이 사는 곳의 평균 밀도는 얼마인지 물어볼 수 있다. 이 경우 다음과 같은 공식을 사용할 것이다.

D = Σ(인구 ÷ 면적) × (그 면적 안의 인구) ÷ Σ인구

여기에는 자원이나 토지에 대한 접근성의 불균형이 포함된다. 자원에 대해서도 똑같이 할 수 있다. 한 사람당 전체 자원은 다음과 같다.

D = Σ면적 ÷ Σ인구

그리고 자원 착취의 평균 강도는 다음과 같다.

$$D = \sum(\text{면적} \div \text{인구}) \times (\text{면적}) \div \sum \text{면적}$$

따라서 객관적으로 주어진 척도로 보이는 것조차 일정한 관점을 내포하고 있으며, 이는 계산에 포함되기도 하고 은폐되기도 한다. 낸시 크리거(Nancy Kreiger)는 프랙탈(fractal)[5]의 자기 유사성을 은유로 사용해 전염병 연구에서는 가장 거시적인 것에서부터 가장 미시적인 세부에 이르기까지 모든 수준에서 사회적인 것과 생물학적인 것의 불가분성이 발생한다고 강조했다.[6]

두 번째 질문은 진화, 역사, 발달의 문제다. 이에 대한 기초적인 답변은, 그것들은 그러한 방식을 획득했기 때문에 현재 그러한 방식으로 존재한다는 것이다. 즉, 사물의 존재 방식이 현재 그러한 것은 그것들이 그러한 방식으로 존재해야만 하기 때문이거나 과거에 항상 그러한 방식으로 존재했기 때문이거나 그것이 유일한 존재 방식이기 때문이 아니다. 이런 관점에서 우리는 첫 번째 질문을 재검토하며 다음과 같이 묻게 된다. 어떤 변수들이 시스템에 속하는가, 그리고 그 변수들은

5 언제나 부분이 전체를 닮는 자기 유사성과 무한히 확대해도 도형의 세부적인 것이 없어지지 않는 특징을 갖는 형상을 일컫는다. '프랙탈'이라는 이름은 1975년 만델브로트(B. B. Mandelbrot)에 의해 지어졌다 — 옮긴이.

6 N. Kreiger, "Epidemiology and the web of causation; Has anyone seen the spider?", *Social Science of Medicine*, Vol. 30, No. 7(1994), pp. 887~903.

어떻게 거기에 속하게 되었는가? 우리가 시스템에 대해서 진정 알아내고 싶어 하는 것은 무엇인가? 여기서 '우리'는 무엇을 뜻하는가? 누가 말하고 있는가? 새로운 연결고리들이 나타나면 기존의 연결고리는 쇠퇴하는가? 변수들은 병합되는가, 아니면 분리되는가? 방정식 자체가 변하는가? 우리는 방정식을 사용해야 하는가, 아니면 다른 기술 방법을 사용해야 하는가? 그리고 우리가 사용하는 모델이 사진처럼 정확한 실재의 묘사가 아니란 것을 알기에, 이로 인해 가정을 벗어나는 일이 결과에 어떻게 영향을 미치는가? 언제 이것이 문제가 되는가?

첫 번째 공식에서 기정사실이었던 것들이 이제는 의문의 대상이 된다. 바로 이 지점에서 마르크스주의적 변증법의 강력한 통찰력이 — 관심 대상에 대한 상당한 지식, 능숙한 기술과 결합될 때 — 빛을 발한다. 친숙한 통일성의 명제, 상반되는 것들의 상호침투, 만물의 연결,[7] 모순을 통한 발전, 통합적 수준 등과 같이 형식적인 입문서 목록에서는 너무나도 무미건조했던 것들이 여기서는 풍부한 함의로 가득 차며 창의적인 잠재성으로 번득이게 된다.

마지막으로 마르크스주의 자체에 가해진 역사적 제약을 그것이 처해 있던 역사적 상황의 결과이자 마르스크주의 운동의 구성물로 검

7 만물의 연결(universal connection)이라는 개념은 이 세상에 홀로 존재하는 것은 없고, 모든 존재는 끝이 없는 사슬 속에 있는 하나의 고리(link)이며, 따라서 모든 것은 서로 연결되어 있다는 뜻이다. 이러한 우주의 연결은 결코 끊어져 본 적이 없으며 모든 존재와 과정을 '하나의 전체(a single whole)'로 만든다. 따라서 이 연결은 우주적 특성을 가진다. 우리는 전체 우주를 '방해'하지 않고서는 새끼손가락 하나도 움직일 수 없다. 우주의 일생, 즉 우주의 역사는 무한한 관계의 망 속에 놓여 있다 — 옮긴이.

토할 때 이와 동일한 방법을 반사적으로 사용한다. 하지만 이런 방법들이 유럽식이기에 중남미에서는 이질적이라는, 남성적이기에 여성에게는 무관하다는, 19세기에 기원을 두고 있기에 21세기에는 적용할 수 없다는 이유로 무조건 거부하는 기계적이고 본질주의적인 방식으로 이 방법들을 사용해서는 안 된다. 결국 모든 사상은 그것이 받아들여지는 거의 모든 곳에서 이질적이고 세계 어디서나 현재 사상은 다른 나라에서 기원한 것이다. 오히려 이런 역사적 맥락은 사상을 비판적으로 평가하고 그것의 통찰과 한계, 그리고 변형이 필요한 부분들을 발견하는 데 활용할 수 있다. 페미니즘과 생태운동, 특히 마르크스주의와 부분적으로 일치되었던 분파들의 통찰은 이런 검토에 필요한 일정한 거리를 유지하는 데 큰 도움이 된다. 마르크스주의적 시각에서 주변적인 것으로 간주되던 주제들은 이제 사적 유물론에서 정당한 지위를 회복할 수 있게 되었으며, 사회는 사회적·생태학적 생산과 재생산 양식으로서 좀 더 풍부하게 연구될 수 있을 것이다.

8. 이론들은 각각 연구 대상이나 목적, 사용하는 용어를 달리하지만 상호 이해가 불가능한 것은 아니다. Although different theories use different terms, look at different objects, and have different goals, they are not mutually unintelligible.

린네(Carl von Linné)[8]는 종(種)들이 창조 시 확립되었다는 가정 아래, 개개의 특수한 사례를 원형적 디자인이 와전된 버전으로 간주했다. 반면에 진화생물학자들은 종들을 본질적으로 이질적이며 변화의 힘에 종속되어 있는 집단으로 본다. 그래서 전형적인 것의 묘사를 실제 여러 동식물에서 나온 추상적 개념으로 간주한다. 그런데도 진화생물학자인 나는 아직도 속(屬, genus)과 종에 해당하는 린네의 라틴어 명칭을 사용하며, 그중 상당수를 린네 자신도 알아볼 것이다. 또 나는 린네와 식물에 관해 이야기를 나눌 수 있으며 식물의 해부학적 구조와 지리적 분포에 대해 논쟁을 벌일 수 있다. 아마도 그는 우리의 기술이 비슷한 식물을 구별할 수 있는 새로운 방법을 제공했다는 것을 알고는 기뻐할 것이다. 하지만 우리는 다양성의 중요함에는 의견을 달리할 것이고, 유사성은 공통의 기원을 암시한다는 충격적인 생각에 그가 어떻게 반응할지도 알 수 없다. 하지만 린네와 함께 그런 이야기를 나눠볼 수는 있을 것이다.

문화적 차이가 더 클 때에도 마찬가지다. 모든 사람은 식물과 동물에 이름을 붙인다. 사람들은 대부분 린네식 분류법에 따라 식물에 이름을 붙이며 우리와 비슷하게 식물 세계를 나눈다. 그들 또한 다르게 취급해야 하는 유기체들은 더 미세하게 구별한다. 그리고 우리의 이론처럼 그들의 이론 또한 '효과적으로 작동할 수 있고' 충분히 수용할 만

8 스웨덴의 식물학자로 룬트 · 웁살라 대학교에서 의학과 생물학을 공부했다. 생물 분류법의 기초를 확립했으며, 그의 저서 『자연의 체계(Systema naturae)』는 이명법(二名法)을 확립한 분류학의 고전이다 — 옮긴이.

한 결과를 낳는 연구로 이끈다. 당신이 다리엔(Darien) 국립공원[9]의 뱀들 중 절반이 독을 가졌다고 아는 근대 분류학자이든, 모든 뱀이 독을 가졌지만 그중 절반 정도만 사람을 죽일 수 있다고 말하는 초코(Choco)[10]이든 숲을 거닐 때는 뱀을 조심해야 한다는 실질적인 결론은 같다.

게다가 조사에 쓰이는 도구들은 이론보다 더 큰 연속성을 보여준다. 갈릴레오는 우리의 좀 더 정교한 망원경에 감탄하겠지만 현대 천문대에서 하늘을 관찰하는 데 크게 어려움을 겪지는 않을 것이다. 마르크스주의 경제학자는 신고전파의 투입 - 산출 평형 모델이나 기업적 마인드에서는 아주 중요한 비용편익 분석에 관심이 없을지 모르지만 이를 충분히 이해할 수는 있을 것이다. 견해가 다르다고 서로 어울리지 못할 것이며 말이 통하지 않는다는, 서로 만날 수 있는 지점을 찾을 수 없을 것이라는 주장은 사회적 관점에서의 이해를 엄청나게 왜곡하는 것이다. 이론적 장벽은 멀리 떨어져 있는 관찰자가 상상하는 존재의 고립을 의미하지 않는다.

9 파나마의 국립공원. 콜롬비아와 국경을 이루는 산악지대로부터 태평양 연안 일대에 걸쳐 있는 전체 면적 5,970km^{2}의 자연공원이다 — 옮긴이.

10 콜롬비아 원주민 — 옮긴이.

9. 자연과 사회의 다양성이 과학적 이해를 불가능하게 하는 것은 아니다. The diversity of nature and society does not preclude scientific understanding.

모든 장소는 확실히 다르고 모든 생태계는 각자 독특한 특징을 갖고 있다. 그러므로 생태학은 "식물의 다양성은 초식동물에 의해 결정된다"와 같은 보편적 규칙을 찾거나 강우량으로 한 지역의 식물분포를 예측하려는 시도를 하지 않는다. 생태학이 할 수 있는 것은 차이의 패턴과 독특함을 만들어내는 과정을 찾는 것이다. 따라서 한 섬에 존재하는 종의 수는 그 수를 증가시키는 군체 형성(colonization) 과정과 종 형성(speciation) 과정, 그리고 그 수를 감소시키는 멸종 과정에 달렸다. 더 나아가 우리는 군체 형성을 이주자의 원래 거주지부터의 거리와 연관시키고, 멸종을 서식지의 다양성과 지역 및 집단의 구조와 관련시킴으로써 왜 이주자들이 특정한 유형을 나타내는지 설명할 수 있다. 개체군이 긴 시간 생존하지 못해 새로운 종의 탄생이 불가능한 작은 섬이나 이주자와 근원지가 너무 가까워 특수하게 분화하지 못한 지역은 이주자가 근원지와 너무 멀리 떨어져 있어 다양한 서식지를 갖고 있는 섬들과는 매우 다를 것이다.

그러므로 광범위한 일반화를 거부하기 위해 장소의 특수성을 이용하는 것은 옳지 않다. 우리는 어떤 한 체계(예를 들어, 열대우림이나 섬, 자본주의 경제)의 역동을 일으키는 대립적 과정을 확인하려는 것이지 유일무이하고 보편적인 결과를 제안하려는 것이 아니다.

10. 급진적인 과학 옹호자는 과학을 현재 상태 그대로 옹호할 수 없다. 그 대신 우리는 자유주의 과학과 반동적인 적들 모두에 대해 비판가로 나서야 한다. Radical defenders of science cannot defend science as it is. Instead, we have to come forward as critics both of liberal science and of its reactionary enemies.

과학에 대한 우파의 공격은 자유주의에 대한 더 일반적인 비난의 일부다. 왜냐하면 전 세계적인 사회주의적 도전의 종말은 자유주의를 불필요한 것으로 만들었으며, 오랜 경제 침체기 중의 치열한 경쟁은 자유주의가 너무 비용이 많이 드는 것처럼 보이게 만들었기 때문이다. 이런 상황에서 자유주의에 대한 반대는 자유주의 원칙이 가지는 해방적 측면에 대한 반대인데도, 자유주의에 대한 반동적인 공격은 흔히 자유주의의 압제적이거나 무익한 면을 강조한다.

우리는 법인기업을 모델로 한 권위적 과학 구조를 민주화함으로써 소외되어온 계층에게 과학을 개방하도록 요구해야 하며, 풍요롭고 다양성을 간직한 자연과 양립할 수 있는 공정한 사회의 창조를 과학의 목표로 주장해야 한다. 우리는 뒤에 숨기보다는 전문지식의 숭배를 무너뜨리고 전문적인 참여와 비전문적인 참여를 결합한 접근법을 지지해야 한다. 과학을 위한 최상의 조건은 한 발은 대학에, 또 한 발은 투쟁하는 공동체에 담그고, 특수하고 비교적인 관점에서 나오는 이론의 풍부함과 특수성 · 복잡성에서 어느 정도 거리를 유지해야 얻을 수 있는 일반화를 모두 가지는 것이다. 이는 또한 우리가 동료들과 맺고 있는 협력적이면서도 갈등하는 관계의 결합과 정치적 책임이 전문가 공동체의 공유된 상식에 도전하는 방식을 볼 수 있게 해준다.

우리는 모호한 중립을 가장하거나 동경하지 말고, "불의를 증진하거나 정당화하거나 용인하는 모든 이론은 그릇되다"를 우리의 활동 가설로 선언해야 한다.

우리는 넘쳐나는 기존 연구들의 진부함을 은폐하거나 혼자 비탄해하지 말고, 그러한 진부함이 학문에서의 경력을 상품화하고 진정으로 흥미로운 수많은 문제를 연구 대상이 되지 않는다고 기각해버리는 지배적 의제 설정에서 비롯되었다고 비난해야 한다.

우리는 과학의 경쟁적인 개인주의에 문제를 제기하고, 실제 문제들을 해결하려는 협력적 노력을 지지해야만 한다.

우리는 상품화된 과학에 기여하는 환원주의적 마법 탄환 전략을 거부하고, 세상의 복잡성, 연결됨, 역동주의, 역사성, 모순을 존중해야 한다.

우리는 기술주의적인 관리의 미학을 거부하고, 세상의 자발성을 향유하며, 생명을 붙들어 색인 목록으로 만들 수 없다는 데 기뻐하며, 예상하지 못한 이례적인 것들을 음미해야 한다. 또 우리의 성공을 진정 지배할 수 없는 것을 지배하는 데서 찾기보다 우리를 놀라게 하는 피할 수 없는 일들에 대한 현명하고 인간적이며 온화한 대응 속에서 찾아야 한다.

반동적인 공격에 대해 과학이 취할 수 있는 최선의 방어는 인간을 위한 과학을 고집하는 것이다.

2장 불확실성에 대한 대비

세상은 전통, 미신, 상식, 또는 과학에 근거한 확신들을 뒤엎으며 언제나 우리를 놀라게 한다. 아직 닥치지 않은 놀라운 일들에 대비하기 위해서는 이러한 일이 어디에나 존재한다는 것을 이해할 필요가 있다. 최근 10년 동안만 해도 우리는 다음과 같이 많은 것을 배워왔다.

- 아르곤, 네온과 같은 '비활성' 기체는 실제로는 화합물을 형성한다. 이것은 화학결합에 대한 우리의 지식을 뒤집는 것이다.
- 우주에서 물질 대부분은 별이나 행성에 존재하는 것이 아니라 암흑물질이라고도 불리는 성간(星間) 가스로 존재할 수도 있다.
- 생명체에게는 부적합한 환경이라고 생각해왔던 심해의 열 분출구는

* *Ecosystem Health*, Vol. 1, No. 1(March 1995), pp. 47~57에 실린 글이다.

비할 바 없이 풍부한 생물군의 거처가 되어준다.

- 진화는 감지할 수 없을 정도로 평탄하게 확산되기보다는 발작적으로 진행되는 경우가 더 많다.
- 현생 인류가 지구 상에 퍼져 나간 것은, 자바원인과 북경원인 같은 화석이 암시하는 것처럼 50만 년 또는 그 이상의 시간이 아니라, 지난 10만 년 안에 이루어졌을 수도 있다.
- 역동적 과정이 반드시 평형상태나 반복적인 한계순환 상태에 근접하는 것은 아니다. '기이한 끌개'[1]로 이어져 '카오스'라고 잘못 불리는 산만한 움직임을 보일 수도 있다. 그러한 경우 측정기술이 향상된다고 해서 더 잘 예측할 수 있는 것은 아니다.

놀라운 일들 중 일부는 단지 지적으로 흥미로울 뿐이다. 하지만 어느 정도 합리적인 기대에 근거해 만들어진 프로그램과 정책이 그릇된 것으로 판명될 때, 일부는 인간에게 심대한 영향을 미친다. 예를 들면 다음과 같은 것이 있다.

- 홍수조절은 보통 수해를 증가시킨다.

1 카오스 이론에서 나오는 개념. 비선형방정식의 수치적 해답에 위상공간이라는 적절한 표현 방식을 주어 컴퓨터 화면에 그 경로를 시각화하면 '기이한 끌개(strange attractors)'를 볼 수 있다. 이 끌개는 예측 불가능한 물리적 과정을 예측 가능한 구조가 갖는 한정된 영역 안에 머무르게 한다. J. Gleick, *Chaos: Making a New Science* (Penguin, 1988) 참조 — 옮긴이.

- '녹색혁명'에 의한 첨단 농업 기술은 생산 능력을 저하한다.
- 살충제는 해충을 증가시키고 항생제는 감염을 증가시킬 수 있다.
- 현재의 일반적인 발전 방식으로 증가하는 국가 소득은 가난, 종속과 절망을 증가시킨다.
- 첫 사회주의 정권들은 반대자들이 기대했던 획일적이고 완고한 불가변성을 보이지 않았고 지지자들이 희망했던 자신들만의 혁신적인 프로그램을 발전시킬 역량도 보이지 못한 채 결국 항복이나 붕괴로 끝이 났다.
- 전 지구적 통합은 우리에게 전 지구적 조화를 가져다준 것이 아니라 근본주의적 미디어가 '인종 갈등'이라고 오도한 분열과 민족주의 전쟁을 수반했다.
- 공중보건 분야에서 전염병이 장기적으로 감퇴할 것이라는 역학(疫學)적 변천 독트린은 말라리아, 결핵, 콜레라, 디프테리아, 광견병, 주혈흡충병이 다시 나타나고 새롭거나 희귀하거나 제한적이었던 재향군인병, 라임증후군, 에이즈(HIV/AIDS), 독성쇼크증후군, 라사열병, 베네수엘라인 출혈열병, 한타 바이러스 등이 출현하면서 여러 차례 그릇된 것으로 드러났다.[2]

마찬가지로 이러한 오류를 공격하는 아프리카 돼지콜레라, 광우병, 디스템퍼류의 바이러스 같은 동물병의 발달과 더불어 해양 포유류와

2 M. E. Wilson, R. Levins and A. Spielman, *Disease in evolution: Global changes and the emergence of infectious diseases* (New York Academy of Sciences, 1994).

신경독성 쌍편모조류는 집단적으로 자연소멸했다.[3]

식물에서 토마토의 제미니 바이러스, 콩의 골든 모자이크 바이러스(BGMV: Bean's Golden Mosaic Virus), 감귤나무의 다양한 위황병(萎黃病)은 좀 더 보편적인 현상을 암시하지만 공중보건 분야에서는 대부분 무시되어왔다.

과학이 당혹스러운 일에 연루되는 것은 불가피하다. 하지만 그렇다고 해서 같은 실수를 반복하거나 이러한 불가피성을 무시하고 결국 참되고 완전한 이해에 도달했다고 간주해서는 안 될 것이다. 참되고 완전한 이해는 지속적으로 진화하는 과정 속에 존재한다.

우리는 당혹스러운 일에 직면하는 것을 피할 수 없다

"왜 과학은 끊임없이 당혹스러운 일에 노출되어 있는가?"라는 질문에 대한 답은 다양한 수준에서 나올 수 있다. 가장 일반적인 수준에서, 과학에서의 당혹스러운 일은 예상치 못한 곳에서 일어난다. 왜냐하면 미지의 것에 대한 우리의 유일한 연구 방법은 그것이 이미 우리가 알고 있는 것과 같을 것이라는 가정 아래 이루어지기 때문이다. 알지

3 J. Raloff, "Something's Fishy," *Science News*, 146(1994), pp. 8~9.

못하는 것과 아는 것을 동일시하여 과학이 가능해지지만, 또 한편으로는 이것이 동일하지 않기 때문에 과학이 필요하다. 이런 갈등 때문에 모든 이론은 언젠가는 틀리거나 제한되거나 부적절하거나 부적합하다고 판명된다. 영국의 마르크스주의 생물학자 홀데인(J. B. S. Haldane)이 말하듯 "세상은 우리가 상상하는 것보다 더 이상할 뿐 아니라 우리가 상상할 수 있는 것보다 더 이상하다".

우리가 '알지 못하는 것'에 접근할 때, 이것에 적용하려고 선택하는 '아는 것'은 우리가 세상의 어느 위치에 있는지에 영향을 받는다. 인간생물학은 우리에게 익숙한 크기와 시간 프레임에 맞춰져 있으며, 인간에게 시각은 청각이나 후각보다 우선시된다. 또한 우리는 어떤 문화, 계급, 분과 학문의 한 부분에 속해 있으며, 그 속에서 공유하는 상식은 어떤 질문, 접근 방식, 받아들여질 수 있는 해답의 기준을 명백한 것으로 간주하고 나머지 다른 것들은 경계 밖에 위치시킨다. 이런 제약들이 불변하지는 않는다. 하지만 우리는 새로운 도구로 제약이 극복되거나, 일반적이진 않지만 개념의 전환이나 변동하는 사회관계가 합의된 가정 아래 숨겨져 있던 것을 명백하게 만들 때에야 비로소 이런 제약들을 온전히 깨닫게 된다.

이와 같이 우리를 당혹하게 하는 것에 대한 기본적인 인식론적 이유 외에도, '그저 현실주의'라고 볼 수 있을 정도로 광범위하게 공유되는 환원주의, 실용주의, 실증주의와 같은 철학적 편견과 지식의 분절화에 더 직접적인 원인이 있다.[4]

지식은 기업과 정부가 직접 소유하고 조직하거나 대학을 통해 간접적으로 관리하는 하나의 산업이 되었다. 그리고 제도와 현장에서 이루어지는 지식산업의 조직화, 우선순위, 일자리의 한정과 고용, 보상 체계의 결정과 같이 언제나 노골적이지만은 않은 방식으로 지식산업의 생산물에 영향을 미친다.

지적 헌신이라는 제약 뒤에는 동등하지 못한 것들 — 다양한 가정 속에 나타나 있는 무엇이 정당하며 정당하지 않은 질문인지에 대한 규칙, 그리고 받아들여질 수 있는 대답에 대한 기준 — 간의 인정되지 않는 이해관계의 갈등이 숨어 있다. 예를 들어 건강의 정의를 생각해보자. 지중해 설탕 무역이 절정을 이루던 시기에 농장에서 일하던 성인 노예의 평균 여명(餘命)은 대략 10년에 불과했다. 힘든 육체노동에 충분한 칼로리를 공급하는 것만으로도 훌륭한 영양 섭취라고 생각했던 농장주와 농장 의학의 관점에서 이는 정상적인 건강 상태였다. 하지만 노예들은 건강에 대해 다른 관점을 가지고 있었는데, 이는 그들의 대안적 치료체계에 잘 나타나 있었다. 노예들의 치료체계는 아프리카에서 기원한 지식에 미국 원주민에게 빌려온 지식과 그 지역에서 자체로 만든 지식을 더해 구축한 것이었다. 몇 년 후에 영국은 미국보다 반세기 정도 더 일찍 진폐증을 직업병으로 인정했으며, 이는 정당의 지지를 받은 강력한 노동운동의 결과였다. 현재 살충제, 전자기장, 흡연의 유해성을 둘러싼 갈등은 데이터, 표본 샘플, 그리고 대조군에 대한 판단에 차이가 있기는 하지만

4 R. Levins and R. C. Lewontin, *The Dialectical Biologist* (Cambridge, MA: Harvard University Press, 1986).

독살자와 독살을 당하는 자를 구분하는 경향을 보이며, 객관적이라는 자의식을 가진 연구조차 당파성을 지닌다는 점을 드러내고 있다.

역학적 전환

역학적 전환이라는 독트린이 타당해 보였던 이유는 무엇이며, 무엇이 잘못되었고, 그 오류는 어떻게 바로잡을 수 있을까? 전염병이 사라질 것이라는 기대는 다음과 같은 세 가지 근거로 뒷받침되었다.

1. 지난 100~150년간 전염병은 감소되어왔다. 천연두, 결핵, 소아마비, 디프테리아, 백일해, 나병, 말라리아 그리고 다른 재앙들은 부유한 국가뿐 아니라 몇몇 제3세계 국가에서도 감소 추세였다.
2. 항생제, 살충제, 예방접종, 정수(淨水)와 같은 의학적 · 공중보건적 도구들은 진보를 가능하게 했으며 나아가 감염을 근절했다. 기술적 진보로 더 나은 도구가 더 많이 공급될 수 있었다.
3. 사람들은 경제가 발전하면 새로운 과학기술이 필요한 곳이면 어디든 적용할 수 있도록 자원이 제공될 것이며, 가난을 없애면 전염병이 창궐할 수 있는 조건도 없어질 것이라고 생각했다.

이 주장들은 각각 어느 정도 타당한 면도 있었지만 근본적으로 다음과 같은 결함이 있다.

1. 가장 최근의 역사만으로 추정하는 것은 너무나 짧은 시간의 틀만 고려하는 것이다. 이용할 수 있는 한 가장 긴 역사 기록을 살펴보면 질병이 발생하고 진정되는 변천 과정을 알 수 있다. 사회에 큰 변화가 일어나는 시기에는 역학적 패턴도 변화한다. 유럽의 흑사병은 유스티니아누스 치하의 로마 사회가 몰락하던 시기에 발생했다가 14세기 봉건제가 약화하던 시기에 다시 한 번 나타났다. 유럽의 아메리카 대륙 침범으로 그 이전에는 아메리카 대륙에 없었던 질병이 전파되었으며 토착민 인구는 격감했다.[5] 소련의 쇠퇴는 평균수명이 전반적으로 감퇴기에 접어들기 시작한 초기에 명백해졌으며, 마지막 붕괴 시기에는 디프테리아와 그 밖의 전염병이 급증했다. 따라서 역사적 경험을 살펴볼 때 가장 최근의 지역적으로 한정된 경험에서만 나온 추정은 옳다고 할 수 없다.

다른 측면에서도 그런 기대는 편협한 것이었다. 공중보건과 의학은 인간의 질병만을 대상으로 하지만 기생충 감염은 모든 생물체에게 보편적인 현상이다. 식물, 가축, 야생동물도 전염성 질환과 유행병의 대상이다. 식물병리학자는 새로운 식물병의 출현과 확산, 그리고 새로운 숙주로의 확장까지 면밀히 모니터링하고 있다. 그들은 날씨, 과학기술의 변화, 불안정한 매개체의 운명과 더불어 질병이 증감을 반복하는 과정을 추적한다. 그리고 눈접용 접가지와 종자의 상업적 교환에서 나타

5 A. Crosby, *The Columbian Exchange: Biological and Cultural Consequences of 1492*, Contributions to American Studies #2 (Westport, CT: Greenwood Press, 1972)

나는 변화와 각 농작물의 재배 면적을 변화시키는 경제적 조건들, 새로운 변종의 유입을 관찰한다. 자연개체군 연구는 숙주와 기생충의 공존 양상을 나타내며, 진화유전학은 영향의 질서를 나타내고, 기생충이 새로운 기후나 숙주에 적응하는 과정을 규명하고 있다.

그러므로 질병은 보편적인 진화생태학적 현상으로서 연구되어야 한다. 하지만 인간에게 생태학은 곧 사회생태학이다. 환경에는 온도, 강우량, 다른 종의 존재와 같이 우리에게 친숙한 물질적 · 생물학적 측면 외에도 사회적 환경이 있다. 즉, 사람들은 자원에 대한 접근도와 스트레스 요인에 좌우되는 정도가 서로 다르며, 사회는 계급, 성, 인종 · 민족, 직업, 문화에 따라 나누어져 있다. 이러한 부분집합 안에서 사람들은 자유도[6]가 허용하는 범위 내에서, 자신들의 환경을 선택하고 변화시키며 환경에 적응하고 심지어 환경을 정의한다. 이렇게 사회적으로 생산된 환경적 요소들의 통계적 구조 — 시간과 공간에서 환경요소의 변이성, 예측 가능성, 그리고 환경요소 간의 상관관계 — 는 인간생태학의 패턴을 만들어낸다. 각 사회는 각자 다른 방법으로 자연과 관계를 맺으며, 따라서 자신들의 환경을 서로 다르게 변형한다. 항상 이런 방식으로 변화가 이루어져 왔지만 지금 우리와 이미 변형된 자연과의 관계는 매우 빠르고 심대한 변화의 시기에 와 있다.

따라서 역학적 전환의 독트린은, 우리가 기후적 · 식물학적 · 인

6 degree of freedom. 주어진 조건에서 자유롭게 변할 수 있는 정도, 변인의 수, 또는 한 변인의 범주의 수를 말한다 — 옮긴이.

구학적 · 기술적 · 사회적 · 정치적으로 중요한 변화의 시기에 살고 있으며 이 시기는 또한 우리를 당혹하게 할 많은 일이 일어나는 역학적 변화의 시기라는 명제로 교체되어야 한다.[7]

공중보건, 식물병리학, 수의학, 진화생태학의 전문가들은 제도적으로나 실제적, 지적, 경제적으로 서로 단절되어 있다. 연구비 지원 프로그램도 이런 분야 각각에 분리되어 있어서 분과학문을 넘어서는 연계를 지원할 수 있는 여지도 매우 적다. 그들은 각자 다른 저널을 읽으며, 서로를 항상 존중하는 것도 아니다. 실제 환자를 치료하는 업종에 종사하는 이들은 무의미한 이론적 우회로처럼 보이는 것을 절박감 때문에 참지 못하고, 이론 연구자들은 보통 '단순 응용' 부분의 과학을 매우 멸시하기 때문에 양자의 상호고립은 더욱 심해진다. 현대 과학의 정보는 소화하기에 너무나 양이 많고 전문적인 기술을 습득하려면 시간이 대단히 오래 걸리기 때문에 세부적인 전문화가 필수적이라는 믿음을 그들 모두가 공유하고 있다. 하지만 나는 응용과학의 주요 실패가 어떤 문제에 대한 부분적인 무지에서 비롯되었다기보다는 문제를 너무 좁게 보고 전체적인 상황을 고려하지 못한 데서 나온다고 생각한다. '전체'가 사회과학과 자연과학에까지 걸쳐 있을 때 특히 더 그렇다.

전문화와 실용주의는 일반적인 문제의 인식을 방해한다. 일반적인 문제를 기각할 특수한 사례들이 잘 알려져 있을 때조차도 이는 마찬

7 P. Epstein, "Commentary: Pestilence and poverty-historical transitions and the great epidemics," *Am. J. Prev. Med.*, Vol. 8, No. 4(1992), pp. 263~265.

가지다. 의사들은 동시에 발생하는 감염이 진단과 치료를 복잡하게 만든다는 것을 잘 안다. 특히 가난한 나라에서는 한 사람이 보통 몇 개의 전염병을 동시에 옮기고 다닌다는 것을 공중보건 분야 종사자들은 알고 있다. 하지만 역학에서 복합적인 감염은 일반적인 이론적 문제로 받아들여지지 않는다. 의사들은 어떤 질병은 동물로부터 전이된다는 것을 알고 있으며, 수의사들은 동일한 질병이 때로는 한 종류 이상의 동물에게 영향을 미친다는 것을 알고 있다. 하지만 아직까지도 서로 다른 기생충 집단에 감염된 숙주의 범위에 관한 일반적인 연구가 이루어지지 않고 있으며, 대부분의 공중보건 연구자들은 한 번도 다음과 같은 질문을 던져본 적이 없다. "동물과 공유하는 질병과는 달리 인간에게만 일어나는 질병은 얼마나 될까?" "공유되는 질병보다 인간에게만 나타나는 질병이 더 치명적일까, 아니면 덜 치명적일까?" "매개체의 어떤 점이 질병을 잘 옮기게 하는 것일까?"

2. 기술적인 치료 수단과 예방 수단에 대한 우리의 믿음은 순진하게도 환원주의적이었다. 환원주의 전략은 연구 대상이 작을수록 좀 더 '근본적'이며, 가장 작은 부분의 특성이 파악되면 전체에 대한 이해가 쉬울 것이라고 가정한다. 그러므로 병 속에 있는 벌레 한 마리가 DDT로 죽었다는 사실(독물학적 사실)은 DDT를 사용해 해충을 통제할 수 있다는 것(생태학적 주장)을 의미하며, 따라서 DDT가 널리 보급되면 식량 생산이 증가하고 기아가 완화될 것(사회적 · 경제적 기대)이라고 해석한다.

이와 같은 단계들의 선형적 연쇄는 그럴듯해 보인다. 하지만 각 단계에서 이는 가격 구조나 배양하지 않은 조직의 증식 등 고려하지 않은 더 큰 맥락으로부터 개입한 변수들과 자연선택, 이종 간 경쟁, 토지 집중, 이주와 같은 배제된 과정에 허를 찔린다. 따라서 살충제는 처음에는 해충을 죽이지만 해충의 천적 또한 죽이게 된다. 그 결과 살충제를 써서 해충이 더 많이 죽을 수는 있지만 천적이 감소해 더 적은 수가 잡아먹히고, 결과적으로 해충 문제는 증가할 것이다. 포식자는 직접적으로 중독에 의해, 그리고 간접적으로는 식량의 제공처를 잃어버림으로써 해를 입기 때문에 그들의 먹잇감보다 더 고통을 당하게 된다. 한편 먹잇감은 중독으로 고생하기는 하지만 포식자의 중독에 의해 이는 상쇄된다. 인간의 통제 조치에도 불구하고 해충은 변함없이 살아남는다. 이 단계에서 자연선택이 개입되면서 해충 종들 사이에서 내성이 생긴다. 우리는 이에 해당하는 수백 가지 경우를 알고 있다. 그리고 우리는 이러한 적응을 촉진 또는 지체시키는 조건을 알고 있으며, 이런 일이 발생 가능한 시간의 척도를 추정할 수 있다. 하지만 우리가 개입해서 실제로 해충 개체군이 감소하더라도 경쟁을 면한 다른 해충으로 대체될 것이다.

살충제 대량 사용은 단일재배를 장려하는 '녹색혁명'이라는 더 큰 종합계획의 일부였다. 농작물을 재배하려고 씨를 뿌린 면적이 넓을수록 농작물을 공격하는 해충은 더 많아진다는 논리는 일반적인 법칙인 듯하다.[8] 그리고 연중 계속되는 경작은 해충의 연속적인 번식을 보장한다. 어떻게 보면 농작물에 해를 끼치는 벼멸구, 가루이(whitefly), 거염벌레(army worm), 과실벌레는 녹색혁명이 만들어낸 것이라고 할 수 있다.

세계적 문제로서의 이러한 해충 출현을 예상하지 못한 이유는 상호작용하는 종들의 네트워크가 우리의 개입에 대해 보이는 적극적인 반응에 우리가 무심했기 때문이다. 모기 퇴치를 위한 화학요법 프로그램이 대규모로 실시되었을 때쯤에는 이미 살충제에 내성이 생긴 벌레가 수백 가지는 알려져 있는 상태였다. 제2류 해충들은 이미 잘 알려져 있었다(이 종들은 살충제 살포로 천적이 감소하고 단일재배로 고갈되지 않는 서식지가 제공되면서 주요 해충이 되었다). 약품에 대한 세균의 내성도 관측된 상태였다. 하지만 빠른 승리에 대한 기대가 앞서면서 전체적인 그림은 고려되지 않았다.

이와 같은 결과는 이제 더는 우리를 당혹하게 만드는 유감스러운 것들이라고 볼 수 없으며, 오히려 사실상 피할 수 없는 자연선택의 결과라고 봐야 할 것이다.

3. 주류 담론에서 근대화가 국가 간, 국가 내의 가난을 당연히 제거할 것이라는 기대는 의문의 여지가 없는 가정이었다. 그것은 냉전 이데올로기 시대 발전 모델의 한 부분이었기 때문에 서구라고 자칭하는 광범위한 지리적 영역에서 보편화된 경제체계를 비판하는 것은 말하자

8 D. R. Strong, E. D. McCoy and J. R. Rey, "Time and the number of herbivore species: The pests of sugar cane", *Ecology*, Vol. 58, No. 1(1977), pp. 167~175.

면 사회를 거스르는 부적절한 행동처럼 여겨졌다. 이를 비판하는 사람들은 고립되었고 비판 없는 합의가 강요되어 경제 변화에 대한 세계은행의 접근법이 마치 유일한 발전 방법인 것처럼, 거의 자연법칙 같이 받아들여졌다.

하지만 이런 기대는 실현되지 못했다. 세계적으로 가난은 증가하고 있다. 부채에 대한 부담 때문에 많은 정부가 보건과 위생에 대한 지출을 삭감하거나 아예 없애버리고 있다. 삼림 개간, 댐 건설, 관개의 증가와 같이 보건학적 문제를 야기하는 관행들이 경제적 시급성을 앞세워 생태학적 비판을 묵살하며 점점 권장되고 있다.[9]

요컨대 국제 공중보건 체계는 해묵은 질병의 부활과 새로운 질병의 출현에 당혹스러워하고 있다. 이런 상황은 기대를 형성할 때 사용된 편협한 경험과 환원주의적이며 실용주의적인 이론 틀이 야기한 결과였다. 이 체계는 자연과 사회의 귀중한 결합관계와 그것이 관리하려는 대상이 가지고 있는 내적 역동성을 생산해내는 능력과 비선형적 복잡성을 고려하지 못했다. 그리고 이 체계는 과학기술과 경제의 발전에 대한 순진한 진보주의를 특징으로 했다. 마지막으로 이런 편견들은 과학의 오랜 역사와 현대 지식산업으로서의 사회적 조직화에 굳건히 뿌리를 내리고 있다. 다양한 연구 분야의 경계와 의제, 그리고 성공적인 문제

9 D. Faber, *Environment under Fire: Imperialism and the Ecological Crisis in Central America* (New York: Monthly Review Press, 1993), V. Shiva, *The Violence of the Green Revolution: Third World Agriculture, Ecology and Politics* (London and New Jersey: Zed Books, Ltd., 1991) 참조.

해결책에 대한 기준은 바로 이러한 지식산업에 의해 결정된다.

예기치 못한 것에 대한 대비

인간을 포함한 모든 종은 변화하는 조건에 대처해야 한다. 따라서 우리는 "인간 외 나머지 종과 우리 인간은 어떻게 새로운 것들에 대처할 것인가?"를 생각해봐야 한다. 예기치 못한 것에 대비하는 방법에는 기본적으로 다섯 가지가 있다. 예측, 탐지와 대응, 폭넓은 내성, 예방, 혼성 전략이 바로 그것이다. 이런 수단들은 상호 배타적이지 않다. 효소 수준에서 혼성 전략은 유기체 수준에서는 폭넓은 온도 내성의 한 부분일 수 있다. 짧은 범위의 예측은 결국 탐지와 같은 것이 된다. 예를 들어, 댈러스에 홍역이 발생하면 포트워스에서도 홍역이 발생할 것이라고 예측하는 것은 대단한 비약이 아니다.[10] 집단의 관점에서 보면 겨울의 시작을 예측하는 것은 계절의 기후를 이해하는 데 일부분이 된다고 할 수 있다.

예측

모든 예측은 미래가 과거와 같을 것이라고 가정한다는 점에서 비

10 댈러스(Dallas)와 포트워스(Fort Worth)는 모두 텍사스 주에 있는 도시다 — 옮긴이.

슷하다. 차이점은 어떤 과거를 이용하는지, 그리고 그 과거가 얼마나 최근의 일인지에 있다. 어떤 예측은 그 폭이 너무 짧아서 탐지와 구별이 안 되기도 하지만 반면에 어떤 예측은 너무 아득한 미래를 예측하고 있기도 하다. 어떤 예측은 기온과 같이 관심 변수의 과거 행태에 기반을 둔다. 어떤 이는 봄이 온 것처럼 기온이 높아지면 꽃을 심는다. 하지만 뉴잉글랜드 지역에 사는 사람은 때늦은 서리가 내릴 수 있음을 안다. 그러므로 많은 곤충이 겨울의 시작을 예측하는 지표이자 휴면의 신호로 기온보다 광주기를 사용한다. 광주기는 날마다 변덕스럽게 변하지 않고 정기적인 패턴 안에서 변화한다. 반면 여름에 간혹 나타나는 며칠간의 추운 날은 벌레가 이른 휴면을 취하도록 속일 수 있고 며칠간의 따뜻한 가을날이 겨울을 대비하지 못하게 만들 수도 있다. 그러므로 휴면 시기를 정할 때 광주기는 기온보다 좀 더 신뢰할 만한 신호라고 할 수 있다. 사건 발생 전에 대비하는 이런 방법은 변수 자체(광주기나 기온)는 변할지라도 기후 패턴은 일정하게 유지된다는 가정 아래 있다.

예측은 또한 정밀도에서도 차이가 있다. 잘 알려진 질병의 예측 발병률과 같은 것은 꽤 정밀화되어 있다. 예측은 얼마나 많은 백신을 준비해야 할지 또는 얼마나 많은 병상을 마련해둬야 할지 결정해야 할 때 쓰인다. 어떤 것들은 좀 더 질적이다. 예를 들어, 열대우림에서 어떤 새로운 질병이 출현할지 예측할 수는 없지만 우리는 익숙하지 않은 어떤 질병이 나타날 것이며, 모기와 다른 날벌레들(포유류의 피를 빠는 날벌레만 해도 무려 여덟 개 과가 있다)이 매개체가 될 것이라고, 그리고 설치류가 유망한 보균자일 것이라고 어느 정도 확신할 수 있다. 이러한 지식은 백신을 준비하는 데는 유용하지 않지만 감시체계를 관리하는 데 이용될 수 있다. 이런 종류의 예측을 하려면 어디에서 문제가 나타나는지를 알 수 있도록 생태학과 역학의 일반적인 기초 지식이 폭넓게 필요하다.

그러므로 감기가 매년 우리가 겪는 일이고 전염병의 갑작스런 유행이 역사적으로 있어왔기 때문에 다음 겨울에도 감기가 유행하리라고 생각하는 것은 당연하다. 이런 경우에 미래는 과거와 같을 것이다. 에이즈는 환자 수가 기존의 수준을 넘어 변하고 있는 까닭에 감기와는 사정이 다르다. 하지만 현재의 추세가 당분간 계속될 것이라고 가정할 수 있으며, 따라서 어느 정도의 예측은 가능하다. 삼림 벌채가 건강에 미치는 영향을 예측하기 위해 현재의 건강 조건이나 경향이 지속될 것이라고 가정할 수는 없지만, 과거를 지배했던 생물학적 · 경제적 과정이 미래에도 지속될 것이라는 점은 가정할 수 있다. 새로운 질병의 출현을 예측하기 위해서 우리는 발전뿐 아니라 진화생태학에 대해 우리가 알고 있는 모든 것을 적용해야 한다.

가장 초보적이며 단기적인 예측은 내일이 오늘과 같으리라는 것이다. 말라리아가 오늘 이곳에 존재한다면, 내일도 이곳에 말라리아가 존재할 것이다. 말라리아가 있는 지역에서는 현재의 말라리아 사례 수보다는 말라리아를 옮기는 모기 개체 수의 증가가 더 나은 예측지표가 될 수 있다. 하지만 모기의 개체 수를 직접 예측할 수는 없다. 따라서 강우량, 특히 건기 이후의 풍부한 강우량이 더 쓸모 있는 예측지표가 될 것이다.[11] 이런 수준의 예측에서 우리는 벌써 상당한 양의 정보를 가지고 있다. 강우량으로 말라리아를, 설치류 집단 모니터링으로 역병을, 진드기 조사로 라임병을, 그리고 어쩌면 플랑크톤의 갑작스러운 증가로 콜레라를 예측할 수 있을 것이다.

또 다른 예측 방법은 내일의 변수가 오늘의 것과 같을 것이라고 가정하는 것이 아니라 오늘의 경향이 내일도 지속될 것이라고 가정한다. 유타(Utah) 사막에 사는 들쥐들은 현재 식량의 입수 가능성이 아닌 식량의 증가율에 따라 한 번에 운반할 새끼 수를 결정한다. 들쥐는 이 정보를 풀의 자라나는 끝부분에 있는 내분비를 자극하는 물질로 탐지해낸다. 많은 유기체가 환경의 현재 상태보다는 그 변화를 이용해 자신의 행동을 결정한다. 어떤 모기는 수면 위의 식물에 알을 낳는데, 그 결과 알이 충분히 비에 젖은 후에는 단순히 물의 존재 여부보다는 수위가 얼마나 올라가는지에 따라 운명이 결정된다. 건조한 서식지에서 어떤 식물의 씨는 때 아닌 비에 반응하지 않고 진짜 우기를 감지해서, 한 번 이상 물에 젖기 전까지는 휴면 상태를 유지한다. 새들은 광주기보다 낮 시간이 짧아지는 것을 이용해 이주를 준비한다. 과학은 1세기 동안 전염병 감퇴가 계속될 것이라고 주장하면서 과거의 경향이 지속될 것이라고 기대했다.

이제는 경제발전과 연관된 예측 가능한 역학적 결과를 초래하는 익숙한 생태학적 변화가 많다. 열대지방의 벌목은 말라리아를 발생시

11 M. J. Bouma, H. E. Sandorp and H. J. van der Kaay, "Climate change and periodic epidemic malaria," *The Lancet*, 343: 1440(1994).

키며, 관개사업은 도랑에 달팽이를 번식시키고 주혈흡충병(schistosomiasis)을 증가시킨다. 곡물 생산을 위한 토지 개간은 보통 설치류 집단을 급증시키며 사람들을 베네수엘라인 출혈열병과 같이 흔치않은 바이러스에 접촉하게 한다. 여기서 구체적으로 어떤 질병이 나타나는지는 예측할 수 없지만 설치류로 인한 감염 가능성은 알 수 있다. 마찬가지로 인구 이동, 난민 수용소, 도시 경계의 무분별한 팽창에는 모두 역학적 결과가 잠재되어 있다. 이보다 상대적으로 덜 명확한 과정도 역시 영향력이 있다. 호수로 흘러들어 가는 화학비료의 지표유출수는 플랑크톤의 번식과 급격한 자연소멸을 야기할 수 있고, 이로 인해 무산소 환경이 만들어져 모기의 주 포식자인 잠자리 애벌레를 없앨 수 있다. 특히 좁은 강어귀에서 화학비료와 하수로 인한 부영양화는 유독한 쌍편모조류를 포함한 플랑크톤 번식을 촉진하거나 콜레라 비브리오균을 보호할 수 있다.

기후변화의 결과를 예측하려고 시도할 때 예측의 신뢰성이 낮아지는 이유는 우리가 살고 있는 시대가 특히 전례가 없는 패턴을 나타내기 때문이다. 환경은 기록으로 남아 있는 어떤 과거보다도 더 빠르고 다양한 변화를 보이고 있다. 대기는 빠르게 변화할 수 있지만 모든 과정들이 기후변화를 따라잡을 수 있는 것은 아니다. 더 느린 과정은 뒤처지게 되고, 그 결과 생물권의 각 부분은 더 이상 조화를 이루지 못하게 된다. 기후변화가 빠르게 진행되는 시기인데도 산림은 느리게 자라 나무가 현재 기후보다는 과거 기후에 알맞은 채로 남는다. 광주기와 같은 환경신호에 적응하는 생리적 반응들은 겨울의 시작이 늦어지거나 일러지면 그 신뢰도를 잃게 된다. 유전적 적응이 서식지 변화에 뒤처지기도 하고 포식자의 먹잇감 사냥은 힘들어질 수 있다. 그러므로 생물권의 여러 측면 중에서 상관된 반응들은 새로운 패턴을 보일 것이다. 산호가 성장하면 대기 중에 증가하는 이산화탄소를 탄산칼슘 형태로 흡수하는 싱크가 될 수 있지만, 산호는 매우 천천히 자란다. 오염으로 전 세계의 산호가 중독되지는 않는다 해도 산호의 성장 속도가 대기 중 이산화탄소량 증가를 따라잡지 못하는 상황이 오랫동안 계속될 것이다. 마찬가지로 탄소의 증가는 보통 식물의 성장을 촉진하고 그 결과 산림의 생물량[12]이 증가하겠지만, 벌목은 나무의 성장이 촉진되는 것을 방해하고 산성비는 성장률 자체를 억제한다. 식물생리학에서는 그 반대 현상을 예측할지라도 말이다. 이런 새로운 패턴들을 예측하기 위해 우리는 과거의 상호 관련들을 신뢰하기보다는 일반적인 생물학 지식에 의존하여 현존하는 자연 전체에서 이끌어낸 원리를 적용해야만 한다.

매개체로 인한 전염병이 기후변화와 좀 더 지역적인 인간 활동에 반응하여 새로운 지역으로 확산될 가능성은 생리적 조건에 대한 매개체의 내성 하나만으로는 예측할 수 없다. 이는 생물지리학, 특히 침입과 군체 형성의 생태학을 기반으로 연구해야 한다. 종의 생존은 스스로의 적응력에만 달린 것이 아니라 다른 종들과의 관계에 좌우된다. 한 군집 안에 있는 종들은 대부분 최적의 상태에서 살고 있지 않다. 어떤 종은

12 biomass. 생물량이란 어떤 환경 내에 현존하는 생물의 총수, 에너지 자원으로 이용되는 식물체 및 동물 폐기물을 의미한다 — 옮긴이.

따뜻한 조건에, 어떤 종은 서늘한 조건에 더 잘 적응한다. 따라서 온도 변화에 따라 서식지는 어떤 종에게는 더 적당해지고, 다른 종에게는 부적당해질 것이다. 어떤 종은 하루 또는 계절별 활동 시간을 늘리거나 줄여야 할 것이고, 어떤 종은 서식지 안의 더 적거나 더 많은 마이크로사이트(microsites)에서 발견될 것이다. 포식자와 피식자, 둘 다에게 조건이 나빠진다면 피식자군이 늘어날 수 있다. 강한 생리적 스트레스가 낮은 포식율로 상쇄되기 때문이다. 물의 혼탁도나 식물의 밀도와 같은 온도 변화의 간접적 영향은 포식의 효율성을 변화시킬 수 있다.

그러므로 예측은 생리적 내성뿐 아니라 군집의 구조에 대한 분석에 달렸다. 레지오넬라병(Legionnaires' disease)이 이런 상황의 좋은 예다. 레지오넬라균은 전 세계에 분포하지만 수중 생태계에서는 강한 경쟁자가 아니기 때문에 양이 풍부하지는 못하다. 하지만 현대 과학기술이 냉각탑, 에어컨, 염소처리와 높은 온도로 보호된 대규모 수도관 같은 새로운 서식지를 만들어내자 레지오넬라균의 경쟁 상대들은 제거되었다. 레지오넬라균이 염소처리와 난방에서 직접적으로 이득을 얻는 것은 아니지만 원충세포를 이식(colonize)해 그곳에서 안식처를 찾는 능력이 있기 때문에 다른 경쟁 상대들보다 극단적인 상황을 잘 견딘다. 더구나 다른 박테리아 종이 죽은 잔재는 레지오넬라균에게 영양이 풍부한 환경을 제공해주었다. 이처럼 우리는 종종 극단적이거나 새로운 또는 열악한 환경에서, 그런 환경이 아니었다면 보기 드물었을 종이 다량으로 형성되는 것을 발견할 수 있다.

한 군집에 속한 종들 간의 관계에 대한 질적 기술은 그래프로 나타낼 수 있다.[13] 구성요소가 되는 종들은 꼭짓점으로 나타낸다. 꼭짓점은 종의 증가와 감소에 따라 양 또는 음의 선으로 연결된다. 그러한 선들이 어떤 경로에서는 증가하고 어떤 경로에서는 감소하며, 가끔 양의 피드백 하부체계가 과도 반응을 보일 때는 거꾸로 방향을 바꾸기도 하면서 네트워크에 침투할 때, 이러한 선들의 움직임을 따라가다 보면 어떤 외적 영향을 추적할 수 있다. 조금만 연습하면 우리는 그래프의 질적 구조를 관찰함으로써 어떤 일이 벌어지고 있는지 빠르게 직관할 수 있다.

비교역학(comparative epidemiology)은 분류학상 군(群) 전반의 기생충, 숙주, 매개체, 병원소의 패턴을 연구할 수 있을 것이다. 여기서 다음과 같은 질문을 할 수 있다. 기생충의 분류학상 유사점과 그 영향의 임상적 유사점 사이의 관계는 무엇인가? 병에 걸린 숙주 범위나 기관(organ)에 대해 진화론적 유연성을 보이는 기생충 군은 어떤 것인가? 왜 설치류는 인간을 감염시킬 수 있는 수많은 감염원의 잠복처가 되는 반면에 곰은 우리에게 아무 위협도 주지 않는 것일까? 기생충이 다른 종의 숙주들을 거쳐 갈 때 그들에게는 어떤 일이 일어나는가? 어떤 매개체 안에서 기생충의 적응력이 감소하는가? 왜 좀진드기(mite)가 옮기는 질병은 참진드기(tick)가 옮기는 질병보다 더 적은가?

진화론적 역학(evolutionary epidemiology)은 기생충, 매개체, 병원

13 G. Puccia and R. Levins, *Qualitative Modeling of Complex Systems* (Cambridge, MA: Harvard University Press, 1985).

소와 그 천적과 같은 다양한 종에서의 자연선택 과정뿐 아니라 그것들이 새로운 약품이나 환경에 적응하는 능력, 새로운 숙주에게 전파되는 능력을 검토한다. 여기서는 다음과 같은 질문이 제기된다. 병원체 자체가 형태학상 수많은 독특한 생물 형태를 가지고 있고 다양한 서식지에서 존재할 때, (자연)선택은 어떻게 작용하는가? 어떤 서식지가 새로운 병원체의 군체 형성에 적합한가? 패소시스템(pathosystem)[14]의 가능한 진화 방향에 대한 장기 예측은 진화론적 역학, 생태학적 역학, 비교 역학에서의 연구 노력에 달렸다.

탐지와 대응

현재 보건 분야에서의 노력은 대부분 새로운 발병의 탐지와 신속한 대응에 치중되어 있다. 어떤 경우 이는 매우 성공적이었고 발병 후 며칠에서 몇 주 내에 보건 활동이 착수되었다.

효과를 극대화하려면 알려지지 않은 전염병 발병의 탐지와 대응이 그 병의 지속 기간보다 충분히 신속하게 이루어져야 한다. 너무 늦은 대응은 유행병 과정에 영향을 주지 못하고 뒤처지게 될 것이다. 예를 들어 콜레라가 이미 유행하고 있는 지역사회에서 콜레라 예방접종 캠페인을 한들 아무런 의미가 없다. 콜레라 예방접종 캠페인을 준비하는 데 필요한 시간은 너무 길고 병의 진행 속도는 너무 빠를 것이다. 그

14 기생충을 포함하는 생태계의 한 부분 — 옮긴이.

래도 주변 지역의 콜레라 예방에는 효과가 있을 것이다.

매개체와 병원소 집단뿐 아니라 이들에게 유리한 환경조건까지 감시해야만 단편적인 탐지가 예측으로까지 확장될 수 있을 것이다. 설치류, 모기, 진드기, 조화(燥花) 현상, 그리고 선박의 부력 조절용 물[15]에 대한 정기적인 감시는 탐지 체계의 일상적인 부분이며, 또 그래야만 한다. 빈곤한 나라들이 전 세계적 모니터링에 효과적으로 참여하기 위해서는 우선 저가의 진단 방법을 갖춘 전문기술인력의 감시 네트워크가 있어야 할 것이다.

새로운 질병을 인지하는 과정 자체는 복잡하다. 그러나 다음과 같은 때에는 질병이 쉽게 식별될 수 있을 것이다. 정치적 영향력이 있는 집단에 발병할 때, 드문 질병이 흔해지거나 국지적인 질병이 일반적으로 확산될 때, 기존에 알려진 질병과는 확연히 다른 독특한 증상을 보일 때, 지역사회의 역학적 배경이 이미 설명되어 있을 때, 극심한 피로와 같이 과거에는 정상으로 치부된 증상들이 사회적으로 용인되지 못하게 되었을 때, 전염병 보고 체계가 잘 조직되어 있고 진단 절차가 유효할 때, 질병 식별이 가능할 것이다.

흔히 질병에 걸린 집단들이 나서서 공중보건 전문가들의 의제에

15 대형 선박은 화물을 내린 후 부력을 조절하기 위해 선체 아랫부분에 있는 밸러스트 탱크(ballast tank)에 바닷물을 채운다. 이 밸러스트 워터(ballast water)를 다음 선적지에서 다시 현지 바다로 흘려보내는데, 이 물을 통해 해양생물 종이 대륙 간을 이동하여 생태계가 교란된다. 그 때문에 열처리나 전기분해 등으로 밸러스트 워터 속의 생물을 죽이고 있으며, 정기적으로 이를 검사받도록 규정하고 있다 — 옮긴이.

보건 문제들을 올려놓곤 한다.

- 미국의 여성운동은 독성쇼크증후군(toxic shock syndrome)에 관심을 불러일으켰다.
- 시카고의 블랙팬더당[16]은 각 지역 병원들에 겸상적혈구빈혈증(sickle cell anemia)[17]의 임상적 · 역학적 연구를 요구했다.
- 유해폐기물처리장 또는 오염산업 근처의 주민들은 백혈병과 유방암의 잇따른 발생에 대한 주의를 환기시켰다.
- 동성애자 모임이 에이즈 연구를 요구하며 이를 활성화시켰다.

보건의료 인력은 이런 경험에서 일반적인 결론을 도출해내고 시민사회의 비전문가 부문과 협력할 수 있는 방안을 모색해야 할 것이다. 이를 통해 일반 대중을 연구 대상이나 안심시켜야 하는 수동적 집단, 또는 특정한 행동을 하도록 부추기거나 강제해야 하는 반항적 집단으로 취급하는 대신에 대중의 인원수와 그들이 처한 상황에 대한 세부 지식, 조직력, 창의성을 이용하는 것이다.

16 Black Panther Party for Self-Defence. 흑인권력운동의 흐름 속에서 무장 자위와 흑인의 세력화를 표방하며 1966년에 결성된 미국 내 급진 흑인결사체 — 옮긴이.

17 흑인에게 더 자주 발병하는 유전병 중 하나. 이전에는 발병한 소견이 있을 때에만 검사하던 것을, 블랙팬더당은 예방의학 차원에서 모든 흑인이 무료로 검사를 받을 수 있게 하려 했다 — 옮긴이.

내성(취약성의 감소)

전염병의 진행은 병원체에의 노출, 신체 침입의 성공, 병원체에 대한 생물체의 내성, 그리고 전문적이거나 자발적인 치료에 따라 달라진다. 각 단계의 속도와 확률은 환경적 · 사회적 조건의 다양성에 좌우되며, 집단 전체의 평균을 낼 때 역학의 매개변수가 된다.

다수 생물체의 생존 여부는 환경에 대한 폭넓은 내성에 달렸다. 식물을 재배하는 사람들은 수직적 내성과 수평적 내성을 구분한다. 수직적 내성은 완전한 보호를 제공하지만 병원체의 매우 특수한 유전자형에 대해서만 그러하다. 수직적 내성은 보통 단일 유전자에서 나오며 오래 지속되지 않는다. 밀의 녹병(wheat rusts)은 저항요인들을 피하려고 새로운 변체를 빠르게 진화시키지만 새로운 종류의 밀이 개량되면서 순환과정은 다시 시작된다. 수평적 내성은 좀 더 복잡하다. 이는 단지 부분적인 보호만을 제공하지만 좀 더 폭넓은 범위의 병원체에 대해서 이루어지며 여러 유전자에서 발현되어 오래 지속된다. 식물의 방어는 보통 본질상 수평적이다. 어떤 식물은 매개체가 도달하기 전에 일찍 발아하며 어떤 식물은 감염이 되어도 개화에 이를 만큼 빠르게 성장한다. 어떤 식물은 잎의 재질(texture)로 감염을 막거나 화학적으로 병원체를 비활성화하고 또는 영양분을 얻기 위해 전염성 진균류를 가지고 있는 박테리아를 지원한다. 식물이 퍼져 나가는 방식도 어떤 식물이 아직 감염되지 않은 장소로 이동할 수 있게 한다. 방어 수단이 다양하면 병원체가 한꺼번에 많은 일을 해야 하기 때문에 이런 방어 방식을 돌파하기 어려워진다. 그래서 자연에서 손상된 식물은 자주 볼 수 있지만 멸종된

집단은 드문 것이다.

의학적 전략은 흔히 예방접종을 통한 수직적 보호를 목적으로 한다. 여기에는 병원체의 혈청형에 대한 사전 지식이나 아주 신속한 탐지와 적절한 항체 제조가 필요하다. 하지만 그렇게 정확한 예측이나 효과적인 대응에 의지하지 않는 다른 방법도 있다. 바로 특정한 질병의 위협이 출현하기 전에 적소에 자리를 잡을 수 있는 수평적 전략의 요소들이다. 우리는 알코올, 스트레스, 약물의 면역 억제성 영향을 줄이기 위한 조치를 실행할 수 있을 것이다. 또 양질의 영양 공급과 위생, 오염물질 감소, 일의 적당한 속도와 다양성, 생물 다양성의 보존, 주거 · 직업 · 학교 · 대중교통에서의 적당한 인구밀도, 그리고 공평하게 분배된 보건의료와 사회적 지원 시설과 같은 수단을 통해 복합 감염의 부담을 줄이려고 시도할 수 있을 것이다.

예방

예측, 탐지, 내성과 같은 전략은 모두 우리를 당혹하게 하는 사건들이 발생하는 데 우리가 아무런 영향을 미칠 수 없다고 가정한다. 우리가 할 수 있는 일은 기껏해야 이런 사건들을 예측하고 탐지하고 견뎌내는 정도라는 것이다. 정의상 이런 일들은 우리의 체계 밖에, 즉 우리가 시행하는 공중보건 사업과 연구의 세계 밖에 있다. 반대로 예방 전략은 산림 · 경제 · 기후와 같은 바깥 세계와 접촉하려 하며, 그것을 인간 활동이 확장된 세계 체계의 일부분으로 여기고 그것이 우리에게 충격을 가하기 전에 그 사건에 영향을 미치려고 노력한다. 그러므로 우리는 대응과 관리 모델에서 적극적 설계 모델로 옮겨 가는 것이다.

적극적 설계 전략으로 우리 사회와 자연의 관계, 그리고 인간 간의 관계의 다양한 측면을 그것이 인간과 생태계 건강에 주는 영향의 관점에서 가능한 한 많이 검토해볼 수 있다. 이를 위해서는 농업, 산업, 경제, 발전, 그리고 인간 거주와 관련된 많은 가정에 의문을 제기할 필요가 있다. 어떤 사물이 지금 그런 방식으로 존재하는 이유는 그것이 사회생활을 조직하거나 진보하기 위한 유일한 방식이기 때문에 그러하다는 가정에 우리는 도전해야만 한다.

적극적 설계 전략을 채택할 때 기본적으로 이루어져야 하는 것은, 과거로부터 근대로 향하는 하나의 축을 따라서 진보가 이루어지며 후진국의 과제는 현재 선진국이 과거에 취했던 것과 같은 방식으로 선진국을 따라잡는 것이라는 관념을 거부하는 일이다. 그 대신 우리는 오늘날 세계적으로 횡횡하고 있는 발전 경로가 영구적이지 않은, 단지 하나의 단계적 위치일 뿐이라는 것을 인지해야 한다. 일종의 군집화한 종에서처럼 현 세계질서는 높은 성장률, 매우 효과적인 확장성, 그리고 탁월한 변형 능력을 가지고 있다. 그것은 우리 종 간의, 그리고 우리 종과 나머지 자연 간의 부적응이라는 전반적인 양상을 불러왔다. 또한 여러 면에서 그 자신의 존속 조건을 파괴하고 있는 듯하다.

그러므로 우리는 농업, 산업 생산, 인간의 거주 유형, 토지이용, 인구학, 사회적 · 경제적 발전과 같은 분야에서 생태계와 사회적 건강의 기준에 지배되는 적극적 설계가 어떤 의미를 가지는지 살펴보아야 한다. 농업에서 이는 산업적 설계에서 생태적 설계로의 전환, 즉 온화한 과학기술에 기초한 통합적 전체의 설계로의 전환을 의미할 것이다.[18] 그리고 이는 다음과 같은 진화를 포함할 것이다.

- 현대 농업 관련 사업의 자본 집약적 고투입(high-input) 체계를 통한 전통적인 노동 집약적인 생산에서, 저투입(low-input) 지식 집약적 생산으로의 진화. 아직 고투입 농업이 정착되지 않은 곳에서는 그 단계를 뛰어넘어 전통 지식과 근대 생태과학을 둘 다 사용할 수 있는 지식 집약적 체계로 곧바로 나아갈 수 있을 것이다.
- 토지 소유의 역사를 반영하는 무작위한 불균질한 토지이용에서 농업 관련 사업의 동질적 이용을 거쳐, 설계된 불균질한 토지이용 — 이는 각 밭이 거기서 나는 생산물을 가지는 동시에 다른 밭에도 도움을 주는 방식으로 설계되어 있다 — 으로의 진화. 산림은 물의 흐름을 조절하며 대기의 움직임을 바꾸고 목장은 과수원을 위해 꽃가루 매개체를 부양하며 에너지와 토질 강화를 위해 비료를 공급한다. 가금류는 과수원과 더불어 여기저기 산재해 있는 소규모 지역에서 사육되며 해충을 제어하는 데 사용될 수 있다. 또한 가금류의 배설물은 야채밭의 토질을 향상시키는 땅벌레의 먹이가 된다. 분균질성은 날씨와 가격 변동에 대한 완충장치 기능을 하며, 안정된 고용을 제공하고

18 R. Levins and J. H. Vandermeer, "The agroecosystem embedded in a complex ecological community", in C. R. Carroll, J. H. Vandermeer and P. Rossett(eds.), *Agroecology*, Biological Resource Management Series(New York: McGraw Hill, 1991).

주요 해충의 천적 개체군을 유지해주며, 토질을 보존하고, 미기후(微氣候)를 다른 활동들에 적합하게 해준다.

- 토지 소유욕과 연관된 소규모 미니푼디아[19]에서부터 대규모 산업조림을 우회해, 각자 다른 토지이용 사이의 상호작용과 적합한 종류의 기계화를 모두 가능하게 하는 탄력적인 규모의 생산으로의 진화. 생산의 단위나 사용되는 조각밭(patch)은 작거나 클 수 있지만, 지형의 변화를 이용하고 다른 밭끼리 공유하는 자원의 이용을 조정하기 위해 설계 단위는 많은 밭을 포함해야 한다.

전통 지식을 열등한 것으로 치부하고 과학 지식을 '근대적'이라고 우대하는 식의 대비는 농민과 과학자의 상호 존중에 근거를 둔 협력적인 노력을 위해서 거부되어야만 한다. 각 지역의 특성에 맞는 온화한 과학기술을 설계하기 위해서는 환경에 대한 개인적 체험에 입각한 농민들 고유의 세부적이며 매우 특수한 지식과 어느 정도의 객관성과 특수한 것과의 거리를 필요로 하는 과학 지식이 결합되어야만 한다.

강제이주, 오염, 공동체의 상실, 환경 파괴, 새롭거나 부활한 전염병과 같은 '외부효과'에 대해 어떤 하위집단도 특별히 취약해지지 않게 하기 위해서 적극적 설계는 언제나 사회적 평등을 고려해야 한다. 또한 어떤 하위집단도 생산, 가격, 또는 '자연'재해의 변동에서 오는 영

19 minifundia. 라틴아메리카의 매우 작은 규모의 토지 소유 — 옮긴이.

향을 고스란히 받아서는 안 된다. 이는 계획의 첫 단계부터 취약계층의 목소리가 고려되어야 한다는 것을 의미한다.

지금까지 언급한 어떤 일도 쉽지 않다. 현재 적극적 설계의 가장 우수한 사례로는 쿠바를 들 수 있다. 쿠바는 경제위기로 인해, 그리고 경제위기에도 불구하고, 혼신을 다해 세상을 생태적으로 합리적인 사회로 이끌고 있다.

혼합전략

불확실성에 대비하는 전략은 아무리 최선의 것이라 해도 일시적으로만 성공적일 것이다. 우리가 최상의 예측을 하고 가능한 한 최상의 탐지체계를 구축하고 취약성을 줄이며 우리가 아는 한도 내에서 가능한 한 많은 질병을 예방하도록 생활방식을 설계한 후에도 우리를 당혹하게 만드는 것들은 여전히 존재할 것이다. 최선의 계획조차도 때로는 비효율적이거나 비생산적인 것으로 판명될 수 있다. 혼합전략은 다수 생물의 적응 방법의 일부분이며 우리에게 큰 도움이 될 것이다. 여기에는 서로 다른 상황에도 효과를 발휘할 수 있는 조치들이 포함되어 있다. 예측 불가능한 날씨에서 혼합전략은 가뭄뿐 아니라 홍수에 대비한 수확물까지 포함할 것이다. 불확실한 경제 상황에서는 시장뿐 아니라 생계를 위한 생산물까지 포함할 것이다. 전 지구적 불확실성에 직면하여 전 세계 문화와 사회 체계의 동질화를 저지하고 과학 연구와 의료 행위에서 대안적 접근 방법을 장려하는 것은 타당해 보일 것이다. 과학에서 혼합전략은 가장 전도유망한 접근법을 지지하겠지만, 인기 없고 성공

여부가 불확실한 이론적 견해를 지지하기도 할 것이다. 주류 이론이 어긋나더라도 항상 이용 가능한 대안이 존재할 수 있도록 하려면 이런 혼합전략을 발전시켜야 한다.

변화하는 세계를 위한 과학

인류가 직면하고 있는 새롭고 복잡하며 빠르게 변화하는 문제들을 이해하기 위해 필요한 과학을 창조하는 데는 수많은 장애물이 있다. 과학은 지식산업에 의해 점점 판매를 위해 생산되는 상품이 되고 있다. 과학 조직과 문화에는 산업혁명 초기에 다른 산업들에서 제기되었던 많은 문제가 나타나고 있다. 그리고 이는 다음과 같은 몇 가지 결과를 초래했다. 연구 방향은 연구 자금을 대는 기관이나 상품 생산에 그 지식을 사용할 기업의 시장성에 따라 선택되고 결정되었다. 해당 분야나 부서의 엄격한 정의에 딱 들어맞는 명확하고 단기적인 프로젝트를 선택하는 경영자들 앞에서 과학자들은 점차 자율성을 잃어가고 있다. 연구의 생산은 점점 독점되고 있다. 많은 경우에 후원자의 의제에 맞는 확실한 결과를 약속하는 프로젝트가 지원을 받게 된다. 후원자에게는 보통 정책 분석의 당파성을 모호하게 하는 '의사결정자'라는 중립적인 이름이 붙는다. 과학자들이 모험적이며 관습을 타파하는, 즉 경계를 넘나드는 노력을 하기 위해서는 고용이 보장되어야 하지만, 이들은 불안정 고용에 시달리는 학계의 프롤레타리아트가 되어가고 있다. 과학자들은 갈수록 프로젝트 기획서를 작성하는 데 공력을 다 쏟게 되고, 그 일 자체가 하나의 기술이 되어버렸다. 예산 제약은 혁신보다 신중함을 조장한다. 이 모든 점 때문에 엄격하게 한정된 매개변수 내에서 잘 알려진 경로를 따르는 고도로 기술적인 연구가 선호된다.

하지만 현재 보건, 농업, 발전, 보존, 도시계획 등의 문제를 다루는 방법이 예상외의 급박한 변화를 대비하는 데는 불충분하다는 사실이 갈수록 명백해지면서, 이에 반대하는 움직임의 조짐이 나타나고 있다. 학계 내에서는 과학, 과학기술, 사회의 이슈에 대해 조직된 여러 전문분야의(multi-), 분야 상호 간의(inter-), 횡학문적(trans-disciplinary) 프로그램들이 있다. 그리고 학계 밖에서는 지속 가능한 발전, 환경정의, 저투입 농업, 유기농업, 공익 환경 연구, 여성 건강, 오래된 동식물 종 보존, 소비자 보호, 일반적이거나 특수한 서식지 보존을 위한 조직들이 있다. 평소 보기 드문 질병의 집합체(cluster)를 조사하는 공동체 그룹, 환경과 보건 문제에 박식한 탐사보도 전문 신세대 저널리스트, 노동의 역학(疫瘧)과 작업환경에 주의를 더 기울이는 노동조합, 경제학적 · 생태학적 목표를 결합한 풀뿌리 NGO가 있으며, 이들은 모두 만연한 지식의 분절화와 독점화에 도전하고 있다.

이에 따라 과학 통합과 과학 민주화에 대한 다급한 요구와 그런 발전을 방해하는 상품화된 지식으로서의 경제학 · 사회학 사이에는 갈등이 커지고 있다. 우리는 그저 갈등의 결과를 예측하고 탐지하려 하거나 그 결과를 참아내려 노력하는 데 머무를 수도 있고, 아니면 현재 일어나고 있는 일에 영향을 미치려는 투쟁에 동참할 수도 있을 것이다.

3장

복잡성에 대처하는 직관 교육

우리 시대의 핵심적인 지적 문제는 복잡성의 문제다. 지금까지 과학의 위대한 업적들은 풀어가는 과정은 어려웠을지 모르나 개념상으로는 단순한 문제들이었다. 우리는 고전적인 문제들, 예를 들어 "이것은 무엇인가? 이것은 무엇으로 만들어졌는가?"와 같은 질문에는 쉽게 답한다. 하지만 복잡성을 피할 수 없는 문제들에는 이론과 실천 모두에서 큰 오류를 범해왔다. 살충제는 오히려 해충을 증가시켰으며, 항생제는 새로운 질병을 만들어냈다. 전염병은 사라지지 않고 인간과 동식물에게 다시 나타났으며, 경제발전은 도리어 가난을 불러왔다.

그 어느 때보다도 시급한 복잡성의 문제에 직면하여 우리의 원칙

* 이 글은 'Complexity 2004, Hanana, Cuba: Second Biennial International Seminar on the Philosophical, Epistemological and methodological Inplication of Complexity Theory and Parallel Workshop on Complex Biological Systems'를 위해 준비한 영문 원고를 옮긴 것이다.

적 연구 방법에는 다음과 같은 네 가지가 있다.

첫 번째 방법은 '환원법(reduction)'이다. 환원법은 문제의 가장 작은 부분이 전체보다 더 근본적이며, 부분을 잘 파악하면 전체를 이해할 수 있다고 가정한다. 이런 환원주의적 관점은 17세기부터 우리 과학의 주된 방침이었다. 환원법은 따로 분리되어 있는 가장 작은 입자를 찾아내서, 그것들이 모여 전체가 되었을 때도 똑같은 방식으로 움직일 것이라고 가정한다. 이런 관점은 설계에 의해 주요 부분들이 만들어지는 공학 분야에서는 매우 유용하며, 실험실에서 검증될 수 있는 접근법이다. 생물학과 사회과학에서 유용하게 쓰이는 연구 전략이지만 철학에서는 지식과 무지의 패턴을 생성해 결국은 유해하며 우리를 당혹하게 하는 것들에 대해 더욱 취약하게 만든다.

두 번째 방법은 '요인의 통계적 민주주의'[1]다. 이론은 문제의 경계를 선택하고 '요인들'을 식별하는 데 제한적이다. 따라서 통계 분석은 요인들에 상대적 가중치를 할당하며, 최대분산을 갖는 요인이 주된 원인이라고 추정한다. 통계적 민주주의의 힘은 정보를 조직화하고 설명이 필요한 관찰 소견을 제시하며 가설을 검정하는 데 있다. 연구하는 현상에 대한 이론을 생략하면 편향된 선입견을 피하는 데는 아주 유용하겠지만, 변수 사이에 선형적이며 피상적인 관계를 강요하는 경향이

1 모든 요인을 편견 없이 똑같은 잠재적 영향력을 가진 것으로 다루는 방법이다. 변이 또는 어느 정도 유사한 과정의 분석에는 가중치를 부여한다. 일반적인 '요인들'은 그것들이 어떻게 상호작용하는지에 대한 가정 없이 부가적인 것처럼 대표된다 — 옮긴이.

있다. 흔히 통계학적 대상을 실제 세계의 대상과 혼동하게 된다.

세 번째 방법은 '모의실험'이다. 이 방법은 지나친 단순화를 피할 수 있게 하는 수리적 해법을 계산해내는 역량에 기반을 두며, 분석적 해법을 위해 필요하다. 하지만 이를 위해서는 다양한 변수와 매개변수의 정밀한 측정, 정확한 방정식 등 많은 것이 필요하다. 아는 것이 단지 어떤 변수가 어떤 방향으로 영향을 미치는지뿐이라 할지라도 우리는 방정식을 제시해야만 한다. 결국 계산 결과가 우리가 모델화하려는 대상에 속하는지 또는 모델 그 자체의 세부 사항에 해당하는지 우리는 알지 못한다. 모의실험은 일정 범위 내에서 숫자와 그 체계가 어떤 상태에 있는지에 대한 신뢰할 만한 예측을 제공해주지만, 왜 그러한 결과가 나왔는지를 설명해주기는 힘들다. 우리는 그저 숫자에 압도될 수도 있다. 측정에도 비용이 너무 많이 들기 때문에 삼림이나 호수에 대한 연구를 반복할 수 없다. 또 측정될 수 없는 변수들은 제외되며 이런 변수들은 보통 사회적 변수들이기 때문에 모델은 환원주의를 조장하게 된다.

네 번째 방법인 '질적 수학'과 '준-양적(semi-quantitative) 수학'은 물리적 형태에서 매우 다른 변수들, 다른 분야에 속하는 변수들도 포함시킬 수 있게 한다. 또한 모의실험보다 가정을 덜 하며 관찰된 변화들의 원인도 나타내준다. 이것의 최대 약점은 정확성이 떨어져서 가끔 의사결정을 어렵게 만든다는 것이다.

이 접근 방법들에는 각각 고유한 효용과 한계가 있다. 그러므로 좋은 연구에서는 서로 다른 종류의 모델을 함께 엮은 클러스터(cluster)를 사용한다.

복잡성 연구 영역의 고유한 문제들을 넘어서, 그것을 연구하는 일은 일반적으로 오늘날 세계의 뚜렷한 모순 때문에 어려움을 겪는다. 횡학문적이고 폭넓고 복잡하며, 이론적인 방법으로 문제에 접근하는 것이 그 어느 때보다도 중요한 시기이지만, 현 연구의 정치경제는 우리를 갈수록 더욱더 한정된 연구와 교수 프로그램으로 밀어낸다. 과학 분야의 투자자들은 가능한 한 단기간에 이익을 창출할 수 있는 결과를 만들어낼 것을 요구한다. 대학 학과 간의 경계는 경제적인 압력으로 더욱 강화되며 학생들에게 되도록 짧은 기간에 연구를 끝낼 것을 요구한다. 입법자들은 정책 개발을 위한 단순한 연구결과를 요구한다. 쿠바 과학의 장점 중 하나는 최소 자원으로 최대의 진전을 허락하는 매우 폭넓은 관점에 있다. 그리고 유럽과 북미 과학에 필요 이상으로 감화될 때 가장 큰 약점이 나타난다.

우리에게는 복잡성 문제를 해결하기 위한 두 개의 주요 수단이 있다. 바로 수학과 철학이다. 수학은 과학에서 다양한 과제를 수행한다. 우리는 수학을 이용해 실험 가능한 예측을 만들 수 있다. 하지만 그보다 더 중요한 것이 있다. 수학의 가장 중요한 역할은 직관을 가르쳐서 모호한 것을 분명하게 하는 것이다. 나는 우리가 복잡성을 감당하지 못하는 이유를, 그것이 본질적으로 이해가 불가능하기 때문이 아니라 우리가 문제를 부정확하게 제기했기 때문이라고 생각하며, 시각을 바꾸면 복잡성을 다루리가 좀 더 쉬워질 것이라고 생각한다. 이에 해당하는 역사적 선례는 많다. 예를 들어 어떤 삼각형의 두 각의 이등분선이 같으면 그 삼각형은 이등변삼각형이라고 증명하는 기하학 문제를 생각해보자. 유클리드기하학의 틀 내에서 이는 어려운 문제이지만 해석기하학으로 옮겨가면 증명은 사소한 것이 된다.

철학이 과학자들 사이에서 신뢰받지 못하는 것은 그것이 관찰과 실험을 적대시하는 무책임한 사색처럼 보이기 때문이다. 하지만 과학의 지배적 경향, 즉 연구 대상을 단편화하는 것, 동적인 과정을 '어떤 것(things)'으로 고정시키는 것, 대상의 크기에 따라 어느 정도 근본적인 순위를 부여하는 것 등을 비판하는 오랜 전통이 철학에서는 있어왔다.

철학자들은 대부분 (과학에 대해) 비판하고 때로는 자신들은 실천하지 않는 새로운 프로그램을 제안하면서 과학의 외부자 역할을 해왔다. 하지만 칸트(I. Kant)나 데카르트(R. Decartes) 같은 철학자들은 자신의 철학적 관점을 이용해 자신의 과학적 연구를 해명할 수 있었다. 또한 무엇보다 두드러진 예로, 어쩌면 처음으로 복잡한 대상을 하나의 체계로서 연구한 마르크스(K. Marx)의 걸작 『자본론(Das Kapital)』을 들 수 있다. 그가 상품을 자본주의의 '세포'로 선택했을 때, 그는 그것을 경제의 '원자(atom)', 즉 전체를 결정하는 고정된 불변의 대상으로 제시하지 않았다. 대신 전체에 따라 결정되며 동시에 전체를 결정하는, 모든 경제 현상이 수렴하는 지점으로 간주했다. 그리고 그는 때로는 '자본'으로, 때로는 생산이나 노동으로 초점을 옮기는 데 주저하지 않았다. 그가 변증법적 방법론을 명확하게 이해하고 있지 않았다면 이런 관점의 변화는 매우 혼란스러웠을 것이다.

과학에서의 나의 경험은 복잡할 수밖에 없는 진화생태학과 수학적 맥락에서 근원, 흐름, 싱크를 강조하는 동역학 체제이론, 그리고 변증법적 유물론[2]에서 온 것이다. 앞으로 나는 일반적인 원리를 설명하기 위해 몇 가지 서로 다른 분야에서 나온 예들을 사용할 것이다. 수학적 설명은 과거에 모호했던 상황이 관점의 변화로 어떻게 명백해질 수 있는지 보여줘야 할 때만 도입할 것이다.

변증법적 접근은 과학적 프로젝트 내부와 외부의 불일치 같은 가장 흔한 오류에 대한 비판으로 시작해 과학 내부의 한 참여자로서 과학 고유의 접근 방법을 개발하기 위해 계속해서 나아갈 것이다. 이런 접근 방법은 다양한 방식으로 설명되었고 여러 번 정식화되었다. 여기서 나는 변증법적 태도의 일부와 응용하는 방법만 제시할 뿐이다.

진리는 전체다

우리는 "진리란 전체"라는 헤겔의 격언에서 시작한다. 분명히 우리는 전체를 포착할 수 없기에 언제나 상대적인 '전체'를 다뤄야 한다. 하지만 이 명제는 실제로 세 가지 주요 응용 규칙을 가지고 있다.

2 변증법적 유물론이라는 용어는 소련에서의 그 용어와 관련된 좋지 않은 경험 때문에 평판이 그리 좋지는 않다. 스탈린은 다른 이유에서 이미 결정된 것을 정당화하기 위해 매우 엄격한 형태로 이 용어를 사용했으며, 이후 리센코(T. D. Lysenko)가 철학적 주장이 그 자체로 과학적 명제의 타당성을 결정할 수 있다고 제안하면서 이를 부정확하게 적용했다.

▪ 우리가 연구하는 문제는 우리가 상상하는 것보다 더 큰 어떤 것의 일부다. 필요하다면 언제든지 문제를 확장시킬 수 있다는 희망으로 가능한 한 가장 작은 질문을 던지는 대신에, 해결책에 알맞을 만큼 큰 틀에서 문제를 제기하고, 그런 다음 문제를 다루기 쉽게 만들 필요가 있는 곳에서 문제를 축소시키는 것을 정당화해야 한다. 경험상 달걀을 깨버린 다음 다시 붙이기는 어렵기 때문이다.

▪ 가능한 한 거시적인 문제제기를 한 후에도, 여전히 외부에는 더 많은 것이 존재하며 우리가 예측할 수 없는 변수가 있다는 사실을 잊지 말아야 한다. 과학에서 우리를 당혹하게 하는 일이 불가피하게 일어나는 이유는 우리가 모르는 것을 마치 아는 것과 같으리라고 생각하며 연구할 수밖에 없기 때문이다. 이런 관점은 성공적이었다. 흔히 모르는 것이 아는 것과 유사하기 때문에 과학은 가능하다. 하지만 그 둘은 서로 다르고, 때로는 매우 다르다. 그래서 과학이 필요하며 일반적인 상식만으로는 충분하지 못한 것이다.

▪ 우리는 생물학적 / 사회적, 신체적 / 정신적, 결정론적 / 우연론적, 양적 / 질적 (방법), 객관적 / 주관적 등과 같이 우리가 세상을 나누기 위해 사용하는 이분법이 결국은 우리를 우롱할 것이라는 점을 알고 있다. 가장 생산적인 연구는 그것들이 상호침투하는 경계선에서 이루어진다. 그러므로 우리는 수업을 듣는 학생들에게 독립적으로 보이는 현상이 어떻게 서로 영향을 미치는지 물어본다. 예를 들어, 밀의 질소 흡수는 여성의 경제적 독립에 어떤 영향을 미칠까? 근대 농업은 어류의 건강에 어떻게 영향을 줄 수 있을까? 왜 농촌의 도시화가 웨스트나일 바이러스[3]의 발생

률을 증가시킬까? 어떻게 인종주의가 역학적 원인이라고 할 수 있을까? 어떤 경로를 거쳐 생산의 발전이 가난을 낳을까?

우리가 연구하는 전체에는 우리 자신과 우리의 과학적 활동도 연구 대상으로 포함된다. 과학적 과정 안에서의 우리의 과학적 활동을 스스로 바라볼 수 있게 되면 우리는 자기 분야의 지식과 무지의 패턴이 어떻게 발생했는지 질문할 수 있다.

과정

변증법은 '어떤 것들(things)'을 과정의 단편으로 여기기 때문에 '어떤 것들'보다 과정을 더 강조한다. 초점을 대상에서 과정으로 바꿀 때 우리는 두 개의 근본적인 질문을 던질 수 있다.

① 왜 '어떤 것들'은 현재와 매우 다른 방식이 아닌 현재와 같은 방식으로 존재하는가?

3 West Nile Virus. 뇌에 치명적인 손상을 입히는 뇌염 바이러스의 일종. 1938년 우간다의 웨스트나일 지역에서 처음 발견되었다. 1990년 말부터 유럽 일부 지역에서 나타나기 시작해 1999년 이후 뉴욕을 비롯한 미국 전역으로 퍼져 나갔다. 그 뒤 이 바이러스는 3년 만에 미국 39개 주로 번져, 1999년부터 2001년까지 총 161명이 감염되고 이 가운데 18명이 사망했다 — 옮긴이.

② 왜 '어떤 것들'은 매우 다른 방식으로 존재하는가?

이 첫 번째 문제는 항상성, 즉 자기조절(self-regulation)의 문제다. 정적이고 죽은 체계는 주위 환경의 동요를 피해 격리된 정도만큼만 생존할 수 있다. 뉴턴 식의 답변이 여기에 적용된다. '어떤 것들'이 현재의 방식대로 존재하는 이유는 관성의 원리, 즉 그것들에게 아무 일도 일어나지 않고 있기 때문이다. 하지만 사회적 · 생물학적으로 살아 있는 체계들이 유지되는 것은 바로 그들 주위 환경과의 상호작용 때문이다. 그러므로 우리는 다양한 측면에서 그들에 충격을 가하는 동요가 있는데도 현재 우리가 바라보는 방식대로 그것들이 유지되게 하는 힘을 찾아야 한다. 여기서 우리는 반대되는 과정 사이에서의 상대적 균형을 연구한다.

우리는 연구 수단으로 추상적 개념을 모델의 형태로 이용한다. 모델은 자연을 직접 연구하는 대신에 사용하는 지적 구조물이다. 바로 여기서 모순이 발생한다. 우리는 모델이 실제 대상과 다르고 더 다루기 용이하기 때문에 본래의 대상 대신에 모델을 연구한다. 하지만 모델이 현실과 서로 다르다면 어떻게 우리가 모델에서 알아낸 것을 현실에 적용할 수 있다고 주장할 수 있는가? 물론 우리는 모델이 중요한 측면에서는 현실과 닮았고 좀 더 다루기 용이하다는 측면에서만 다르기를 바란다. 하지만 우리는 결과가 현실과 부합하며 모델의 지엽적인 일부분에서 나온 것이 아니라는 점을 확인해야만 한다. 만약 우리가 모델을 너무 진지하게 받아들인다면, 만약 그것을 현미경으로 조사해본다면,

그로써 확인할 수 있는 것은 단지 출력에 쓰인 잉크밖에 없을 것이다.

우리는 여러 가지 기준을 가지고 모델을 구성한다. 모델은 현실적이고 일반적이며 정확하고 관리가 가능해야 한다. 만약 작은 모델을 사용한다면 측정해야 할 변수가 적기 때문에 더 정확할 수 있다. 하지만 그때는 가장 주된 과정이 체계 외부에서 투입된 요소로 보일 수 있다. 반대로 모델을 확장하면 때로 정확성을 잃지만 현실성을 얻을 수 있다. 우리는 대립되는 과정이 더 이상 외부적이지 않으며 좀 더 포괄적인 체계 내에서 일어난다는 것을 알아낼 수 있다. 좋은 모델의 모든 기준을 완전히 충족할 수는 없기 때문에 문제에 따라 강조해야 할 기준을 선택하고 다른 모델로 교체해야 한다. 현실에 대한 우리의 이해를 높여주는 것은 하나가 아니라 여러 모델의 집합체다.

우리는 체계이론에서 나온 개념들을 사용할 수 있을 것이다. 하지만 체계에 따라 각자 다른 동학을 가지고 있다는 점을 항상 고려해야만 할 것이다.

체계이론은 공학과 같이 특수한 목적을 위한 체계 디자인에서 유래했다. 이 이론은 잘 특성화된 부분들로 이루어졌고, 이는 실험실에서 테스트되어 체계 밖에서 생산되었다. 체계이론에 따르면, 체계는 도달하고 유지해야 할 목표와 안내하고 통제하는 경로를 가지고 있으며, 그 결과 체계의 과정들은 최적화 과정이다. 그리고 어떤 체계는 실제로 그런 방식으로 작용한다. 물리적 생산체계를 보면 정보를 포착하는 특정 요소들, 목표에서 이탈한 '오류'를 측정하는 과정, 그리고 변화를 일으키는 요소들을 가지고 있다.

유기체는 물리적 생산체계와는 또 다른 종류의 체계다. 자연선택은 정상적인 조건에서 어느 정도 적절히 기능하는 체계를 만들어냈다. 하지만 이것은 인위적인 체계와는 달리, 따로 만들어진 부분들로 이루어진 것이 아니라 상호작용에서 발달한 것이다. 우리는 세포막, 간, 또는 DNA마저도 그 자체만 떼어서는 생각할 수 없다. 가장 일반적인 오류 중 하나는 DNA를 그 맥락에서 분리해서 과도한 독립성과 '근본'이라는 지위를 부여하는 것이다. 모든 부분은 각자 다양한 기능을 지니고 있으며 때로는 서로 충돌한다. 전체적인 기능으로서의 체계는 그것의 과거 역사와 무작위로 발생하는 사건들에 기초하여 진화한다. 우리는 유기체 안의 과정들을 생리학적이며 신경학적인 상호작용의 네트워크로 시각화할 수 있다. 이런 분야의 지식은 공유 과정, 분지(分枝)하는 사슬, 합성과 붕괴의 순환구조, 촉매작용과 촉매작용의 억제 등에 관한 것이다. 보통 동일한 사건이 반대되는 반응 — 세포 파편의 누적에 대한 염증성 · 항염증성 프로스타글란딘(prostagladin) 반응이나 자극적 · 억제적 뉴런의 활성화와 같은 반응 — 을 유발한다. 게다가 같은 분자도 다른 조직(tissue)에서는 다르게 반응하며 서로 다른 생화학물질들의 조합과 결합한다.

생태계 또한 다른 종류의 체계다. 여기서 개체군의 동학은 경쟁 · 포식 · 공생 과정을 조직하는 구조를 제공해주는 먹이사슬과 물질 및 에너지의 흐름 내에서의 생식 · 사망 · 이동에 달렸다. 이를 구성하는 개체군들은 함께 진화했을 가능성도 있고, 분리되어 발생한 후 접촉했을 가능성도 있다. 이런 체계는 스스로를 유지하는 피드백을 가지고 있으며, 우리는 이를 평형과 비평형 과정으로 간주해 연구할 수 있다.

하지만 하나의 전체로서의 체계가 공통의 목표를 추구하는 것은 아니다. 때로 어떠한 종의 적응을 위한 진화는 다른 종뿐 아니라 그 자신에게까지 해를 끼치거나 심지어 죽일 수도 있다.

사회는 어쩌면 가장 복잡한 또 다른 종류의 체계를 보여준다. 사회는 하나의 전체로서 진화하지만 각 구성요소들(예를 들어 각 계급과 부문들)은 각자의 목표를 추구한다. 계급사회에서 국가 전체에 공통된 목표나 성공 기준은 없다. 국민이 가난해져도 경제는 성장할 수 있다. 그리고 세계체제 안에서 각 사회는 다른 사회에 영향을 미치고 영향을 받는다. 분석은 적대적인 요소와 협력하는 요소를 구분해야만 한다. 자연세계에 속해 있는 모든 것은 사회적이다.

구성요소와 그 과정의 구조가 달라도 우리는 세부 요소들로부터 '체계'를 추출하고, 피드백과 피드포워드(feedforward), 근원과 싱크, 적재와 흐름, 국지적 안정과 전 지구적 안정, 진동(oscillation)과 카오스(chaos)를 인지해 이런 체계들 모두를 체계들로 간주할 수 있다. 그리고 나서야 비로소 어떤 일반 방법론적 원칙을 사용할 수 있게 된다.

이 체계들의 단기적 동학을 연구하기 위해서 우리는 성분의 특성들을 변수로 분리해 이를 오직 변수로만 보아야 한다. 이때 체계는 양의 피드백과 음의 피드백으로 연결된 변수들의 네트워크가 된다. 일반적으로 이 변수들은 평형상태에 있지는 않지만 한계 내에서 지속적으로 움직이면서 평형상태에 근접해 있다. 더 나아가 각 부분은 자신들만의 동학으로 외부 영향에 반응하며 그러한 영향을 제거하는 방법도 각각 다르다. 논의를 좀 더 구체화하기 위해 생태학, 생리학, 경제학에서

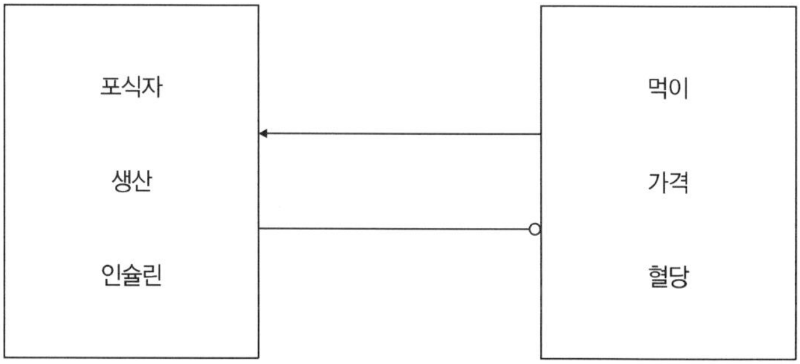

그림 3.1 음의 피드백 고리

가져온 간단한 예를 몇 가지 들어보겠다. 모든 모형이 그렇듯이 각각의 예에서 모형은 불완전하다. 이 예들을 제시하는 것은 방법론의 일부분을 설명하고 더 완전한 다른 체계에 대한 접근 방법을 예리하게 벼려 본질적인 지점을 포착하기 위해서일 뿐이다.

그림 3.1은 다양한 종류의 체계에서 발생할 수 있는, 오직 두 가지 변수로만 구성된 음의 피드백 고리(loop)다. 포식자와 피식자 사이의 피드백을 살펴보자. 음의 피드백 고리에서 우리는 양의 가지(branch)와 음의 가지를 하나씩 볼 수 있다. 포식자를 경유해 체계 안으로 들어오는 투입은 포식자에게 직접 영향을 미치며, 피식자에는 그 반대되는 영향을 전달한다. 이것이 포식자와 피식자 사이의 음의 상관관계를 야기한다. 하지만 피식자를 경유해 들어오는 투입은 포식자와 피식자를 모두 같은 방향으로 변화시켜 양의 상관관계를 야기한다. 그러므로 포식자와 피식자 사이의 통계적 상관관계는 혼란이 체계의 어디로 들어오는지에 따라 양일 수도 있고 음일 수도 있다. 이것은 우리가 체계 변화의

근원을 확인하는 데 도움을 준다.

예를 들어, 농업부 열대과일연구소(Institute of Tropical Fruit Research of the Ministry of Agriculture)의 곤살레스(Caridad Gonzalez)와 그 동료들이 주관하는 '초식동물[발렌시아 오렌지(Valencia oranges) 잎에 서식하는 깍지벌레(a scale insect)] 집단과 이것의 천적(진균류와 말벌)에 관한 연구'에서는 시간이 지남에 따라 초식동물과 그 천적들이 양의 상관관계를 보임을 확인할 수 있다. 즉, 나무의 계절적 변화는 초식동물의 생식을 변화시키며, 그 결과 깍지벌레 개체군이 증가하면 그 천적들도 증가한다. 하지만 단일한 시간대에 공간적 패턴(나무에서 나무로 또는 가지에서 가지로)을 살펴보면 포식자와 피식자 사이에는 음의 상관관계가 존재함을 알 수 있다. 즉, 진균류나 말벌에 먼저 작용하는 환경적 요인들이 깍지벌레에는 역방향으로 전달된다.

더 나아가 두 가지 변수 모두에 살충제 같은 투입요소가 들어가면, 피식자는 독의 직접적인 효과로 죽지만 그 천적 또한 제거되므로 이득을 얻는다는 것을 알 수 있다. 네트워크 안에서 두 가지 경로는 서로 대립한다. 하지만 두 경로 모두 포식자에게는 해를 끼친다. 즉, 포식자는 직접적으로 독살되며 그 피식자 또한 제거된다. 살충제가 보통 포식자를 제거하고 해충을 증가시키는 것은 바로 포식자가 초식동물보다 더 민감해서가 아니라 네트워크 안에서의 그들의 위치 때문이다.

일단 음의 피드백 고리를 이해하고 나면 우리는 이를 체계 안의 다른 예에 적용해볼 수 있다. 예를 들어 우리는 고리가 자본주의 교역을 나타낸다고 해석해볼 수 있다. 기후나 해충과 같은 자연현상으로 인해 교역에 변동이 생긴다면, 농작물 생산량의 증가는 가격을 하락시킬 것이며 농작물 생산량의 감소는 가격을 상승시킬 것이다. 그러므로 생산과 가격 사이에는 음의 상관관계가 존재한다. 하지만 외부 세계가 경제를 경유하여 체계에 작용한다면 가격의 증가는 생산의 증가를 가져와 양의 상관관계가 나타날 것이다. 1961~1975년 동안 세계 무역에서 밀, 쌀, 보리, 콩의 가격과 수확량에는 양의 상관관계가 나타났다. 강우량과 해충이라는 불확실성에도 불구하고 농작물 수확량의 변이는 자연보다는 전체적인 경제에 더 의존했다.

마지막으로 혈액에서 당과 인슐린 사이의 상관관계 또한 변이의 근원에 의존한다. 당을 섭취해 신진대사로 변화시키는 정상적인 순환은 인슐린의 농축과 당의 농축 사이에 양의 상관관계를 만들어내지만, 그동안 인슐린의 생산에 직접적으로 영향을 주는 췌장의 이상은 음의 상관관계를 야기할 수 있다.

이러한 예들은 우리가 단지 하나의 피드백 고리를 검토하는 것만으로도 복잡성의 문제에서 작지만 한 걸음 더 나아갈 수 있고, 체계에서 새로운 특성을 알아낼 수 있음을 보여준다. 우리는 이것을 '충분한' 체계라고 부를 수 있다. 여기서 '충분한'의 의미는 변수에 들어가는 투입요소를 알고 있다면 산출물을 계산해낼 수 있으며, 산출물의 근원에 대한 추가적 정보가 있더라도 통계학적인 적합성이 높아지지는 않는다는 것이다. 하지만 이것은 확실히 완전한 분석이라고는 할 수 없다. 이러한 추상 과정은 다음과 같은 네 가지 사항을 고려하지 않았다.

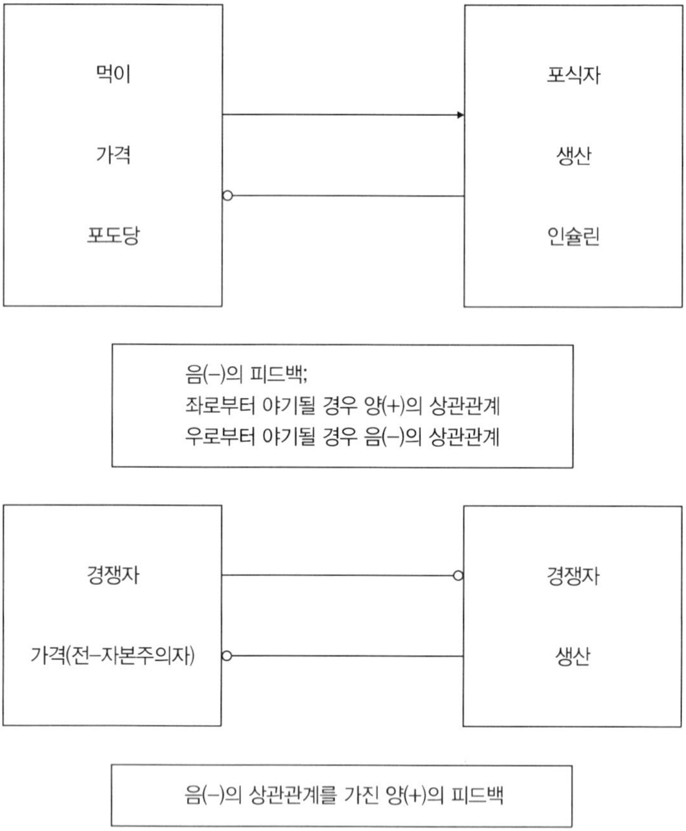

그림 3.2 체계 내 피드백들

① 변수들에 미치는 영향은 체계 외적인 것으로 취급된다. 그래서 그 영향력은 우리가 고려하는 변수들에 대해 무작위적으로 작용한다. 이것은 문제를 너무 작게 제기하는 비현실주의다. 너무 축소된 체계에서는 중요한 것들이 외부에서 유입되며, 우리는 통계학상의 연관

관계 정도밖에 만들어낼 수 없다. 결국 이것은 우리를 오도한다. 투입 요소는 어쩌면 집단들 중 하나의 과다상태에 의해 야기된 인간 활동에서 비롯되거나 체계 안의 다른 종들의 반응에서 나온 것일 수 있다. 그러므로 무작위적이기보다는 우리가 관찰하는 변수들과 상호관계가 있을지도 모른다. 신고전파 경제학의 기본 오류는 가격과 생산의 관점, 즉 판매가 사회에서 독립적이며 단순히 위험 회피와 같은 심리학적 이유에서 나오는 주어진 '소비자 선택'의 영역에서 이루어진다고 본 것이다. 그림 3.2는 자본주의 경제의 몇 가지 과정의 모델이다. 우리는 이전의 모델로 시작하지만 재고와 수요를 추가한다. 재고가 쌓이면 판매는 절박해진다. 기업들은 수요를 늘리기 위해 광고회사를 고용한다. 이전의 모형에서처럼 생산과 가격 사이에 음의 피드백이 존재한다. 하지만 이제는 양과 음의 다른 피드백들도 있다. 외적인 기원을 갖는 동학들이 내면화되어 좀 더 완전한 분석이 가능해진다. 예를 들어, '생산 → 수요 —○재고 —○생산'의 순환구조는 양의 방향(이 기호는 링크 기호들의 결과다)이며 비즈니스 사이클에서 쉽게 볼 수 있는 폭발적인 불안정을 야기할 수 있다. 음의 순환인 '재고 —○가격 —○수요 —○재고'는 음의 방향이며 앞에서와 같은 익숙한 혼란을 부추길 수 있다. 좀 더 확장된 모형에서 우리는 축소된 모형의 결과를 보강하거나 개선하는 과정들에 초점을 맞출 수 있을 것이다. 혈당과 인슐린의 경우, 우리는 지금까지 혈당치에 영향을 미치는 다른 요인들을 간과해왔다.

② 포식자와 피식자 모델에서 종(種)들은 집단의 실제 삶에서 나

온 추상개념으로서 개체 수, 개체군의 크기로 대표된다. 하지만 개체군의 동학은 또한 개체 수준까지 작용해서 개체의 성장과 연령에 영향을 미친다. 즉, 포식자가 많을수록 피식자의 수명은 짧아지고 더 어려지며 더 작아진다. 이는 그들의 번식력, 유동성, 탈수에 대한 내성, 그리고 사망률에 영향을 미친다. 뎅기열(dengue fever)의 역학(疫學)을 연구할 때 우리는 암컷 이집트숲모기(Aedes aegypti) 하나를 다른 종과 동일하게 취급하고 모기의 수를 세고 분포도를 그린다. 하지만 모기는 그것의 생태에 영향을 미치는 환경에서 성장한다. 우리는 모기의 수를 세는 것 외에 크기도 측정할 필요가 있다. 왜냐하면 크기는 모기가 성장한 장소의 온도와 영양 상태의 지표가 되며, 따라서 그 개체군에 가장 적합한 최적의 장소를 찾는 데 도움이 되기 때문이다.

③ 모형은 특정한 체계 매개변수(예를 들어, 생식률, 포식률, 사망률, 생산이 가격에 반응하게 하는 경제 조직과 과학기술 수준, 그리고 인슐린을 이용해 포도당을 흡수하는 세포의 능력)를 가정한다. 이러한 변수들은 단순히 주어진 것으로 여겨지지만, 각각 다른 진화와 과거사를 가지고 있으며 그에 따라 달라진다. 따라서 매개변수들은 설명되어야 한다. 나중에 장기적 변화에 대해 이야기하면서 진화 문제를 다시 언급할 것이다.

④ 체계에서 추출된 피드백 고리는 역동의 몇 가지 측면을 명확하게 설명해준다. 하지만 이는 더 큰 체계 안에 존재하는 한 부분이므로 나머지 체계들이 각 부분에서 일어나는 일에 어떻게 영향을 미치는

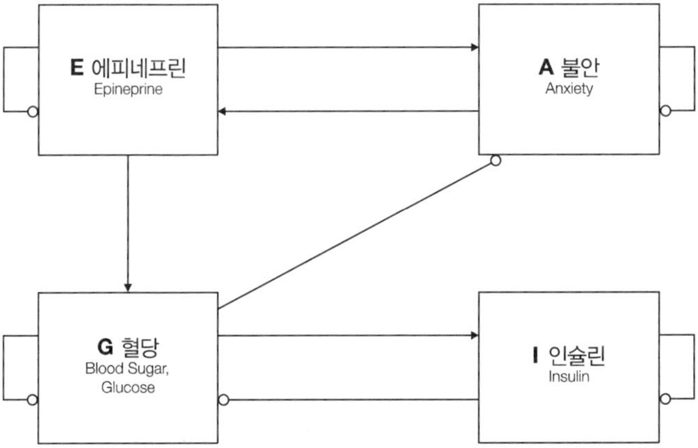

그림 3.3 경로의 기대효과를 반전시킬 수 있는 좀 더 큰 체계 안의 양의 피드백

지 질문해야 한다. 혈당 모형이 이에 대한 좋은 예가 될 것이다. 그림 3.3은 혈당 조절에 에피네프린(아드레날린)과 불안이라는 두 개의 변수를 추가해 모형을 확장한 것이다. 여기에 또한 변수들의 자기억제도 포함할 필요가 있다. 이것은 체계로부터 분해되는 속도 또는 제거되는 속도와 같다. E(에피네프린), A(불안) 하부체계는 G(혈당), I(인슐린) 하부체계가 투입으로부터 받을 영향력을 결정한다. 만약 E, A 하부체계의 총 피드백이 강하게 음의 경향을 보인다면 혈당과 인슐린 모두 기대한 대로 강하게 반응할 것이다. 만약 피드백이 약하다면 E, A는 영향력을 흡수하는 싱크로 작용해서 G, I는 거의 변화가 없을 것이다. 하지만 에피네프린과 불안 사이의 양의 고리는 E와 A 각각의 자기억제보다 더 강할 수 있다. 그렇게 되면 전체로서의 E, A 하부체계는 순(純) 양의 피드백을 갖는 것이 가능해진다. 이것은 혈당이나 인슐린에 미치는 변화 효과

를 역전시킬 것이다. 즉, 췌장의 병리학과 같이 인슐린을 증가시키는 투입요소가 인슐린 수준을 낮추고 혈당을 높이는 동안 당 소모의 증가가 혈당과 인슐린 양쪽 모두의 수준을 낮출 것이다. 불안을 야기하는 사건으로부터 회복력을 감소시키는 어떤 요인(불안의 자기억제 또는 복원력)도 이러한 비정상적인 혈당과 인슐린 반응을 일으킬 수 있다.

스트레스 호르몬의 자기억제력이 노동계급 청소년보다 중산층 남자 청소년에게서 더 높다는 징후들이 있다. 그러므로 높은 스트레스를 받는 사건 이후에 그들의 코티솔(cortisol)[4] 농도는 상대적으로 덜 올라가고 또한 빠르게 정상으로 회복된다. 이 점이 혈당 수치의 고저(高低)에 영향을 미치는지는 아직 알 수 없다. 이것은 계급과 관련된 생리학의 예로서 우리의 생물학이 사회생물학이며 심지어 우리가 자본주의하의 부신(副腎, adrenal glands)도 연구 대상으로 삼을 수 있다는 점을 시사한다.

이제 우리는 이런 생리학적 과정들을 사회적 맥락 속에 놓을 수 있다. 혈당 조절은 생화학적 과정인 것만은 아니다. 혈당 수준은 에너지의 신진대사 소모량에 의존한다. 어떤 사람이 회사에서 일하면서 에너지를 소비한다고 가정해보자. 그 노동자가 지쳤다고 느낄 때면 휴식을 취하든지 무언가를 먹을 수 있다. 하지만 생산 현장의 조립 라인에서는 그러지 못할 것이다. 왜냐하면 노동자가 속도를 늦추면 현장 책임

4 부신 피질에서 생기는 스테로이드 호르몬의 일종 — 옮긴이.

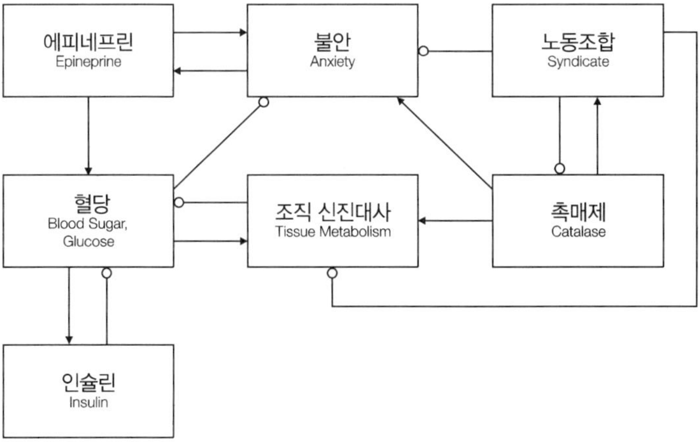

그림 3.4 생리학적 현상의 사회적 관계

자가 다시 속도를 올리도록 개입하기 때문이다. 이것은 신진대사율과 불안을 증가시킨다. 하지만 작업장에 강한 노동조합이 있다면 조합 간사가 현장 책임자의 행동을 목격하고 그것을 제지해 불안을 완화시키고 대사율을 진정시킬 것이다. 그림 3.4는 이런 과정을 보여준다.

고립된 E, A 하부체계의 양의 피드백은 불안정하겠지만 더 큰 체계 안에서는 안정될 수 있다. 하지만 혈당을 계속 측정하는 전자장치로 혈당을 지나치게 안정시키려 들어서[5] 혈당과 인슐린 수준을 고정하려고 개입한다면, 혈당과 인슐린 모두 실제로는 거기 여전히 존재한다고

5 인슐린의 변화된 매개변수가 혈당에 미치는 영향은 E, A 하부체계의 피드백에 비례하며, E, A 하부체계의 피드백은 양의 피드백 고리의 힘에서 두 가지 자기억제의 생산물을 뺀 값이다.

할지라도 E와 A의 공변수(共變數)로서는 사라질 것이다. 이는 E, A를 역동적으로 분리시키고 불안정하게 할 수 있으며 심지어는 심리적 위기까지 불러일으킬 수 있다.

우리가 연구하는 하부체계 외의 것은 다른 하부체계들의 투입요소에 대한 반응을 수정해준다. 전체로서의 체계는 모든 변수들의 바뀐 조건에 대한 저항을 결정한다. 그러므로 저항은 전체 네트워크의 특성이며 우리는 그것을 피드백과 피드포워드의 구조와 관련지어 연구할 수 있다.

지금까지 주어진 예들은 우리가 정확한 방정식을 모를 때에도 어떻게 복잡한 체계에 접근할 수 있는지 보여준다. 이런 접근 방법은 우리가 무엇을 관찰해야 하는지, 우리가 어떤 실험을 해야 하는지, 어떻게 개입해야 하는지까지 제시해준다. 왜냐하면 개입은 정보 흐름의 경로로서 체계의 상태에 대한 반응이어야만 하기 때문이다. 개입으로 우리는 체계의 한 부분이 된다. 그림 3.5와 같은 전염병 모델을 생각해보자. 보건부의 개입은 질병 사례의 수에 따라 증가될 수도 있고 또는 과거의 노출을 나타내는 개체군의 항체 보유율 조사에 반응할 수도 있다. 반응은 감염률을 감소시키는 형태일 수도 있고, 감염자 수는 줄이면서 감염되기 쉬운 사람의 수는 늘리는 형태일 수도 있고, 환자를 치료하면서 감염자 수를 줄이지만 내성의 수는 늘리는 형태일 수도 있다. 또는 면역조치의 형태, 즉 감염되기 쉬운 사람의 수는 줄이고 면역 수는 늘리는 방법을 취할 수도 있다. 각 대안은 그것만의 동학을 가지고 있다.

피드백 체계에 대한 분석에서 조금 물러나 "현상 X의 원인은 무엇인가?"와 같은 일반적인 질문을 던져볼 수도 있다. 혈당 감소는 인슐린 증가에 좌우될 수 있다. 하지만 이러한 인슐린의 증가는 또 혈당의 증가에 의존할 수 있다. 하부체계 외부에서 음 피드백이 우세하면 인슐

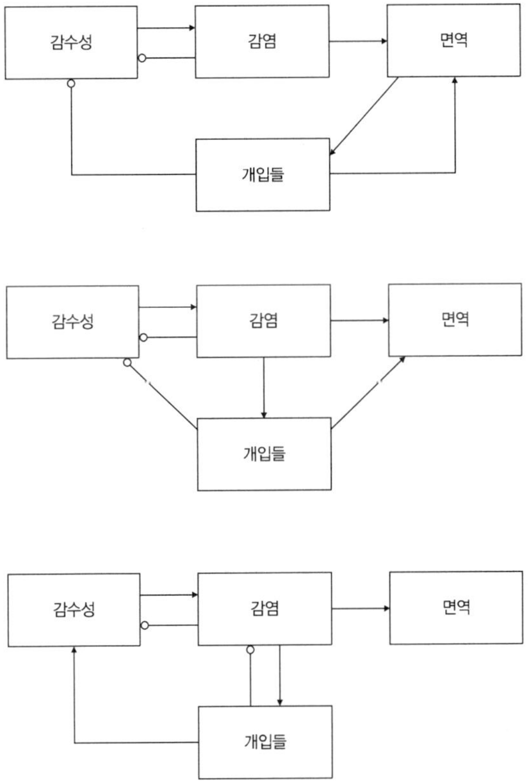

그림 3.5 여러 가지 감염에 대한 개입 모델들

린과 혈당의 효과가 음의 방향으로 작용하게 된다. 만약 대부분의 투입 요소가 혈당을 통해 체계로 들어온다면 혈당과 인슐린의 상호관계는 양의 방향이 될 것이다. 그러므로 개별적인 분석에서 통계학적으로 증명할 수 있는 혈당과 인슐린 변화의 독특한 원인이 나타날 때조차 관찰된 동학의 원인은 전체 체계에 속해 있다. 아주 실제적인 측면에서 볼 때 진리는 전체다. 우리는 체계가 어떻게 우리가 기대하는 것과는 반대되는 결과를 낼 수 있는지 학생들에게 물어볼 수 있다. 호수에 질소를 첨가하는 것이 질소 수준을 낮추는 일은 어떤 때 일어날 수 있는가? 언제 혈당의 안정화가 아드레날린 수치와 환자의 심기를 불안정하게 만들 수 있는가? 언제 식량 원조가 기아를 증가시킬 수 있는가?

다음 문제는 연구 대상에 따른 발전, 진화, 또는 역사에 관한 것이다. 이는 매개변수 값, 변수 사이의 관련성, 네트워크의 구조, 그리고 결국은 변수들 자체까지 변화시키는 비평형 과정을 다룬다.

여기서 우리 모형의 '상수'는 실제 거시적인 전체 관점에서 나온 변수이며, 그러한 변수들이 변하면 모형의 구조와 그 역동도 변화할 수 있다는 점을 알 수 있다. 체계에서 질적 변화를 낳는 변화에는 다음과 같은 것들이 있다.

① 매개변수의 변화. 외적 변화나 내적 변화로 인한 이런 변화에서 하부체계는 혈당, 인슐린, 그리고 다른 변수의 작용을 변경하면서 음에서 양의 순 피드백으로 바뀔 수 있다. 체계는 그 안정성을 잃고 경계

밖으로 벗어나거나 동요할 수 있다.

② 피드백 고리는 그 기호(sign)를 바꿀 수 있다. 예를 들어, 단순 상품 생산 조건에서, 생산자가 구입을 원하는 요소의 비용보다 그들이 받는 상품 가격이 올라가면 적은 양으로도 원하는 것을 구입할 수 있기 때문에 생산을 줄이는 경향이 있다. 하지만 확장된 상품 생산 조건에서는 상대적 가격 상승이 더 많은 생산을 유발한다. 왜냐하면 더 많은 이익을 약속하기 때문이다. 그러므로 단순 상품 생산에서 확장된 상품 생산으로의 변환에서 피드백 고리는 양에서 음으로 변화한다.

③ 변수 사이의 관련은 추가될 수도 있고 제거될 수도 있다. 주된 자원이 고갈된 종은 다른 자원을 이용하기 위해 행동을 바꾸고 새로운 종과의 경쟁에 들어가거나 새로운 질병에 노출된다. 예를 들어, 농민 공동체는 지구화된 시장으로 편입될 수 있다.

④ 새로운 요소가 변수로 추가될 수 있다. 이런 일은 하나의 상수가 다른 변수의 변화에 대한 반응으로 다양해지기 시작하거나, 한 체계의 배출물이 그 투입요소의 근원에 영향을 줄 만큼 커질 때 일어날 수 있다.

⑤ 한 변수가 두 개로 분리되거나 개별적인 변수들이 하나로 병합될 수 있다. 두 개의 개체군이 분리되어 있고 이들 사이의 유전자 교

환 비율이 돌연변이율 이하일 때 이들은 종(種) 분화 과정에 있다고 할 수 있다. 또는 농민 사이의 상호부조의 균형이 양극화되어 어떤 이는 항상 빌려주고 어떤 이는 항상 빌리게 되면 '농민'이라는 범주는 부농과 빈농, 또는 반(半)프롤레타리아와 반(半)부르주아라는 두 범주로 대체되어야 한다. 또 서로 다른 서식지를 선호하는 새들이 도시화로 인해 동일한 초목에 둥지를 틀 수밖에 없게 되면 두 생태 집단은 하나가 될 수 있다.

장기간의 동학에 대해 우리는 어느 정도 사실을 알고 있다. 집단유전학[6]은 자연선택 아래서 변하는 유전자 빈도[7] 모델을 제공한다. 이때 유전자 빈도의 변화는 종들 간의 관계를 변화시킨다. 종 상호작용모델에서는 종 자체를 보통 동질적인 것으로 간주할지라도 자연선택 관점에서 볼 때 관심변수는 유전자 빈도다. 대립유전자에 비교된 유전자의 적응값은 집단유전학 모델에서 외부 매개변수다. 집단유전학의 진보는 적응값을 상수에서 변수로 변화시켰으며, 외부 변수를 개체군의 상태 자체와 그것을 둘러싼 환경의 영향을 받는 체계 내 변수로 변화시켰다. 이는 짧은 기간에 체계가 평형상태인 것처럼 보일 때에도 일어나고 있는 장기적 변화 과정의 일부다. 수학적 단기 동학 모델은 주어진 그대로 수용되므로 그것만으로는 언제 장기적 과정이 그것을 무효화할

6 생물 집단 상호 간에 나타나는 유전적 변화를 통계학적으로 분석하여 종의 진화, 품종개량의 수단·방법과 관련지어 연구하는 학문이다 — 옮긴이.

7 하나의 특정한 집단 안에 특정한 유전자를 가진 생물이 얼마나 존재하는지 나타내는 정도를 말한다 — 옮긴이.

지 알 수 없다. 그런 지식은 모델화하려는 특정한 과학에서부터 나와야만 한다.

마지막으로 단기간의 항상적 과정이 어떻게 장기적 변화 과정에 연관되는지 질문해보자. 단기 과정은 대개 장기 과정보다 더 강력하지만 상황의 동요에 따라 자주 방향을 바꾼다. 균형을 깨는 장기 과정은 일반적으로 더 미약하지만 일정한 방향성이 있기 때문에 결국 우세해진다. 하지만 이것이 전부가 아니다. 즉, 뒤집힐 수 있는 단기 과정이 뒤집을 수 없는 변화를 유발할 수도 있다. 혈당을 조절하는 순환과정이 췌장을 지치게 할 수 있고, 동물의 일상적인 '투쟁 또는 도피(fight or flight)' 반응[8]은 부신을 지치게 할 수 있다. 포식자와 피식자의 상호작용은 포식자를 피하기 위한 진화 메커니즘을 촉진할 수 있으며 포식자는 그 메커니즘을 방해하기 위해 반응한다. 미생물의 반복적인 재생산 순환과정(생식 사이클)에서는 DNA의 교환이나 진화론적 도약을 낳는 융합까지도 일어날 수 있다. 자본주의 시장에서의 판매와 구매의 사이클은 자본 집중을 초래한다. 결과적으로 단기·장기의 자기조절 과정과 자기조절 붕괴 과정은 동일한 전체에서의 균형과 불균형 상태를 결합하는, 같은 체계의 일부분이다.

여기서 설명한 개념들은 생화학이나 열역학보다 더 어려운 것은

8 갑작스러운 자극에 투쟁할 것인가, 도주할 것인가 하는 본능적 반응. '투쟁 - 도주 반응'이라고도 한다 — 옮긴이.

아니다. 그저 그보다 잘 알려져 있지 않은 것뿐이다. 우리 과학과 우리 세계의 복잡성에 맞서려면 우리는 우리의 직관 속에 총체성의 철학, 수준 내의 연계 또는 수준 간의 연계, 동학, 변증법적 부정과 자기성찰을 내면화해야 한다.

4장

슈말하우젠의 법칙

이반 이바노비치 슈말하우젠(Ivan Ivanovich Schmalhausen)은 소련 민스크 과학대학(Academy Sciences in Minsk)의 진화생물학자였다. 1949년에 그는 『진화의 요인(Factors of Evolution)』을 발표했고 리센코(Trofim Denisovich Lysenko)는 이를 비판했다. 당시에는 리센코의 신라마르크주의(neo-Lamarckian) 유전학 학설이 우세했다. 리센코는 환경이 유기체의 발달을 변화시켜서 유기체의 유전적 구조를 유도된 방향으로 바꿀 수 있다고 주장하는 보고서를 1948년에 열린 티미랴제프 농학원(Timiryazev Academy of Agricultural Science) 학술대회에 제출했다. 스탈린이 리센코가 제출한 보고서를 지지했다는 사실이 알려지자 리센코의 견해를 반

* 이 글은 르원틴(R. C. Lewontin) 교수와 공동 집필했으며, *Capitalism, Nature and Socialism*, Vol. 11, No. 4(2000), pp. 103~108에 실렸다. 그러나 레빈스가 옮긴이들에게 보내온 원문과 *Capitalism, Nature and Socialism*에 실린 글은 일부 차이가 있는데, 여기서는 레빈스의 원문을 번역했다.

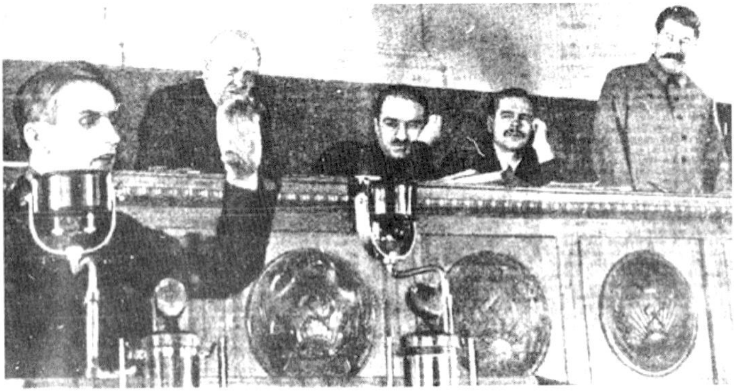

1935년 크레믈린에서 연설하고 있는 리센코. 뒤쪽에는 왼쪽부터 스타니슬라프 코시오르(Stanislav Kosior), 아나스타스 미코얀(Anastas Mikoyan), 안드레이 안드리프(Andrei Andreev), 그리고 소련 지도자인 요제프 스탈린(Joseph Stalin)이 있다.

대했던 이들은 입장을 바꾸어 그를 공개적으로 지지하기 시작했다. 슈말하우젠은 반대 입장을 고수한 몇 안 되는 과학자 중 한 사람이었으며 여생을 실험실에서 어류의 진화와 형태학을 연구하며 보냈다.

한편, 서구에서는 리센코의 견해가 완전히 무시당했다. 화학과 부교수였던 랠프 스피처(Ralph Spitzer)는 리센코의 제안을 적어도 검토하고 시험해보기는 해야 한다고 주장했다가 대학에서 쫓겨났다. 하지만 슈말하우젠은 기존의 유전학보다 좀 더 복잡한 유전형질과 환경의 상호침투를 주장했던 리센코의 주장을 무시할 수만은 없었다. 영국의 워딩턴(Conrad Hal Waddington) 같은 서구의 진보적 과학자이자 마르크스주의자들과 함께 그는 리센코의 도전을 무시하지 않고 받아들였다. 결국 그는 리센코 지지자들이 인용했던 연구들의 관찰 결과를 설명하는 상호작용에 대한 더 정교한 접근 방법을 발전시켰다.

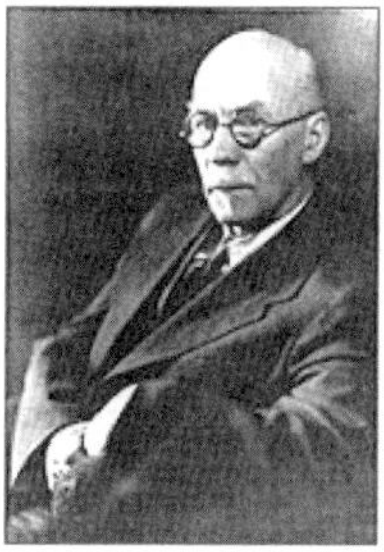

이반 이바노비치 슈말하우젠

슈말하우젠은 자연선택이 대부분 방향성이 있기는 하지만 안정화시키는 경향이 더 강하다고 주장했다. 즉, 어떤 종이 환경조건에 어느 정도 잘 적응되어 있다면, 다윈이 환기시켰던 '변이 경향'으로 인해 개체군의 형질은 평균 상태 주변에 더 널리 확산되며, 선택은 이 변이들을 제거한다는 것이다. 대부분의 유전적 조합이 어느 정도 정상적인 조건에서 일정 수준 생존 가능하며 동일한 자손을 생산하는 것과 마찬가지 방식으로, 다른 공통의 유전자들과 함께 작동하는 유전자들이 선택된다. 하지만 선택이 작용할 기회가 없는 비정상적이거나 극단적인 조건에서는 이런 유전자적 차이는 변이의 증가로 나타난다. 이런 주장은 정상적인 조건에서는 균일하게 보이던 개체군들이 새롭거나 극단적인 조건에서는 광범위한 변이를 보이는 관찰 결과에 대안적 설명을 제공해주었다. 리센코는 이들 개체군이 균일했지만 환경이 나중에 선택될 수 있는 잠재적인 유전적 차이를 드러낸 것뿐이라고 주장했다.

워딩턴은 유전적 동화(genetic assimilation) 이론으로 이런 슈말하우젠 식의 사고를 한층 더 발전시켰다. 특정한 형질을 발달시키는 환경 안에 어떤 역치 조건이 있다고 가정해보자. 역치보다 훨씬 아래에서는 그 형질을 나타내는 개체가 하나도 없을 것이지만 역치보다 훨씬 위에서는 모두가 그 형질을 나타낼 것이다. 하지만 어떤 중간 조건에서라면 일부 개체는 역치보다 위에, 일부 개체는 아래에 위치할 것이다. 여기서 만약 역치가 가장 낮은 개체가 선택된다면 유기체가 생존할 수 있는 어떤 조건에서든 항상 그 형질이 나타날 정도로 낮은 역치를 가진 유기체가 나올 것이다. 그러면 그 형질은 '동화된' 것이다. 즉, 환경적으로 발현된 형질이 완전히 유전적인 형질이 된 것이다.

1950~1960년대는 개체에서 형질의 변이성에 관심이 컸던 시기였다. 컬럼비아 대학에 있는 도브잔스키(Theodosius Dobzhansky) 교수의 실험실에서 나는 그와 함께 초파리를 기르며 그 수를 세고 있었다. 우리는 유전적으로 이형(heterozygous)인 개체가 동형(homozygous)인 개체보다 더 광범위한 조건을 견딜 수 있음을 밝히고 싶었다. 집단유전학을 생리적 항상성과 발달의 안정성에 결합하려고 시도한 것이다. 같은 전통에 속한 어떤 연구자들은 파리의 양쪽 면에 있는 털 수의 차이를 연구해 극히 작은 규모의 조건 차이가 발달에 어떤 영향을 줄 수 있는지 밝혀내려 했다(규모가 아주 작다면 우리는 거기에 영향을 주지 못하므로 이런 초소형 사건은 '무작위로' 선정된다).

슈말하우젠의 법칙은 안정화 선택의 결과보다 더 일반적이어서 다양한 분야와 밀접한 관계가 있다.

생물지리학에서

지구 거의 모든 곳에서 생태 집단은 분포 지역의 경계선 근처에 서식하는 종과 분포 지역 안쪽에 서식하는 종으로 구성된다. 환경 변화는 주로 경계선 근처에 서식하는 종에 큰 영향을 미친다. 그중에는 지역적으로 멸종되는 종도 있을 것이고, 왕성하게 번식해 자기 범위를 넓히는 종도 있을 것이며, 과거 상태를 유지하는 종도 있을 것이다. 나아가 경계선 근처에 서식하는 개체군은 조건 변화에 더욱 민감하며 매년 큰 차이를 보일 가능성이 훨씬 높다. 그러므로 환경 변화가 종에 미치는 직접적인 생리적 영향만을 한 가지씩 고려한다면 기후변화의 효과에 대한 단순한 예측은 빗나갈 수밖에 없을 것이다.

독성의 역치들

유독 물질의 허용 수위는 흔히 동물실험에 근거해 정해진 수치다. 보통 이런 실험은 각 개체의 차이 또는 환경의 변이에서 오는 '오류'를 최소화하기 위해, 잘 통제된 환경에 있는 표준화된 건강한 동물로 행해진다. 하지만 이 방법은 몇 가지 이유로 독소의 영향을 과소평가하고 있다. 어떤 유기체가 외부적 또는 내부적인 기원을 가진 유독 물질에 노출되었다면, 그 물질을 해독하는 다양한 메커니즘이 있을 것이다. 하지만 그래도 그 독소는 여전히 존재한다. 만약 일정한 수준으로 노출된다면 독소는 새로운 흡수와 제거율 사이에서 어떤 균형 수준에 도달하게 될 것이다. 이 평형상태는 노출 수준과 독을 제거할 수 있는 해독 시스템의 최대 역량에 달렸다.

하지만 물론 환경적 노출이 한 개체군 내에서도 모든 개체에게 일정하지 않으며, 심지어는 한 개체에서도 시간에 따라 다르다는 것을 우리는 알고 있다. 그리고 개체군 내의 개체들은 각자 해독 역량이 다르며, 같은 개체라도 시간이 지나면 그 역량이 변한다는 것 또한 알고 있다. 더 나아가, 이런 변이성은 중요하며 평균으로 덮어버릴 수 없는 차이다.

그렇다면 일정한 조건을 가정하는 모델이 무슨 소용이 있겠는가? 여기서 모델이 과학에서 유용하게 사용되는 중요한 방식 중 하나를 살펴보자. 물리학과 공학에서는 흔히 외적 영향을 무시하고 관련성이 동일하며 모든 소금 분자가 호환성이 있다는 식으로 가정할 수 있을 만큼 문제를 분리하는 것이 가능하다. 이를 통해 정확한 측정이 가능하며 우리가 필요로 하는 만큼 정확한 방정식을 얻을 수 있다. 하지만 생태학과 사회과학에서는 이것이 불가능하다. 개체군은 균일하지 않고 조건은 변하며 우리가 관심을 가진 체계에 영향을 미치는 외부가 존재한다. 방정식을 문자 그대로 받아들일 수도 없다. 하지만 그래도 우리는 이런 시스템을 연구할 수는 있다. 먼저, 쉽게 연구할 수 있고 정확한 결과를 제공해주는 비현실적인 조건에서 모델들의 결과를 찾는다. 그리고 다음과 같은 질문을 던질 수 있다. 이런 가정에서 벗어난다면 기대 결과치에는 어떤 영향이 있는가? 이 경우 유기체가 입은 손상의 크기인 독성의 인내 수준은 수학 함수 D−E, 즉 최대해독력(D)에서 노출(E)을 뺀 것이다. 최대제거율이 노출보다 높지 않으면 수학적으로 볼 때 독성은 한계 없이 축적될 것이다. 현실에서는 본래 모델에서 무시할 수 있었던 다른 작용들이 이것을 인계하는 지점까지 축적될 것이다. 이는 세포 사망을 비롯해 모든 독성의 결과를 포함할 수 있다. D가 E보다 클 때(D 〉 E) 해독력이 노출보다 점점 커지면서 D−E에 대한 독성 그래프는

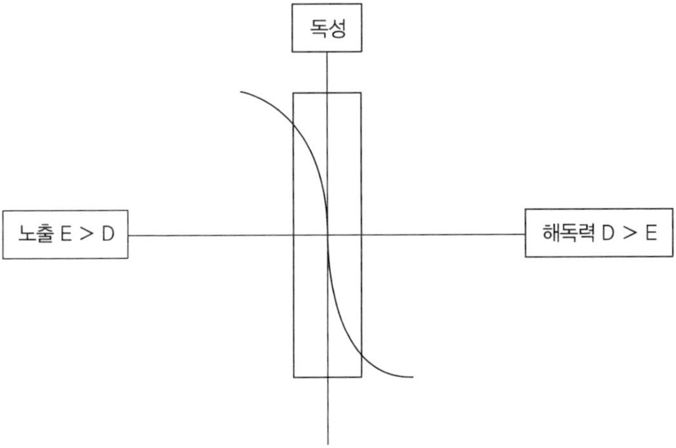

그림 4.1 독성, 노출, 해독력 간의 관계

0에서부터 감소하게 된다. 게다가 아래로 볼록한 형태를 띠게 된다. 그래프는 D = E에 가까울수록 가파르며 해독력이 노출보다 훨씬 크면 수평이 된다. 용량 반응 곡선을 이렇게 해독력이 노출보다 훨씬 큰 범위에서 측정하면 그 결과는 독성의 영향을 거의 보여주지 못할 것이며 탐지 가능한 효과는 없다는 주장으로 안심할 수 있을 것이다. 시험은 보통 일정한 결과를 얻기 위해, 또 오류를 줄이기 위해, 그리고 '교란 요인'을 피하기 위해 최적의 조건에서 실험용 동물과 같은 일정한 개체군에 대해 수행된다.

만약 다른 스트레스 요인이 동일한 해독 경로를 만나게 되면, 그 노출 수준에서 스트레스 요인을 추가해 그 독성 수준에서 상승효과를 야기할 수 있다. 그러므로 만약 우리가 손상을 한 번에 하나씩만 관찰

한다면 다른 '교란 요인'은 그 손상을 증가시킨다.

미국에서 노출은 장소와 직업에 따라 다르게 나타난다. 대도시 중심부의 저소득층 거주 지역이나 멕시코계 미국인 거주지 콜로니아, 인디언 보호구역과 같이 가난하며 소외되고 배제된 공동체는 흔히 소각시설, 마킬라도라[1], 형편없는 수질, 영양실조, 그리고 위험한 직업으로 인해 다양한 유해환경에 노출되어 있다. 그러므로 환경보호기구(EPA: Environmental Protection Agency) 허용치 이하의 독성이라 해도 생각보다 더 해로울 수 있다. 하지만 우리는 서로 다른 정도로 나타나는 단 하나의 위해(危害)보다는 일련의 건강 손상들을 관찰할 것이기 때문에 이런 영향들을 감지하기는 어려울 것이다.

개인마다 해독 능력이 다양할 경우에도 비슷한 주장이 가능하다. 즉, 그 집단에서의 평균 독성은 평균적인 해독력에서의 독성보다 크다. 다시 말해 해독력이 감소하면 각각의 손상 단위는 예상보다 더 큰 영향을 미치게 되는 것이다.

우리는 스무 살을 넘어서면서부터 우리 모두의 해독력이 약해질 것이라고 추측한다. 하지만 지금까지 살펴본 불리한 조건들은 이러한 약화를 더욱 가속시켜 결과적으로 취약성을 더 빠르게 증가시키고 아프리카계 미국인 여성과 아메리카 원주민의 평균수명을 감소시킨다.

1 marquiladoras. 값싼 노동력을 이용해 조립, 수출하는 멕시코의 외국계 공장 — 옮긴이.

결과의 변이성

D-E가 작을 때는 어느 한쪽의 작은 차이도 큰 영향력을 발휘할 수 있다. 그러므로 불리한 조건에 놓인 집단은 우리가 설명할 수 없는 이유로 인해 다른 사람들과 비교해 큰 차이를 보일 것이며, 각각 다른 가난한 집단들은 좋지 않은 결과를 가질 확률에서 광범위한 차이를 보일 것이다. 이런 면은 오해되기 쉽다. 즉, 마치 '동일한' 조건에서 어떤 이는 잘살고 어떤 이는 못사는 것처럼 보일 수 있고, 그래서 못사는 사람들에게 책임을 돌릴 수도 있다. 하지만 실제로는 어떤 종류의 스트레스 조건에서건 작은 차이가 큰 영향을 미친다.

슈말하우젠의 법칙은 집단과 그들의 환경 간의 역사적 관계, 친숙하고 또한 새로운 자극들에 대한 생리적 반응, 개체와 환경 모두의 타고난 가변성에 주목할 것을 강조한다.

5장

발전 목표들의 수렴

인간은 개인적으로나 집단적으로 서로 다른 다양한 목표를 동시에 추구한다. 맥락, 이용 가능한 자원, 목표를 향해 나아가는 데 걸리는 시간 좌표, 상반된 이해관계, 상황에 대한 이해에 따라서 이 목표들은 서로 독립적일 수도 있고, 서로 충돌할 수도 있으며, 서로를 강화시킬 수도 있다. 예를 들어, 미국에서 아프리카계와 라틴계 사람들은 노동계급에서도 가장 가난한 집단에 속한다. 두 집단 모두 직업이 필요하지만 자본주의 사회이기 때문에 실업은 존재하며, 부의 불평등한 분배 때문에 실업자들을 지원할 사회복지 예산은 충분하지 않다. 이런 자본주의 조건에서 대도시의 정치는 흔히 인종적 경계선을 따라 조직되기 때문에 두 집단은 경쟁 구도에 들어갈 수도 있다. 하지만 노동계급이 일치

* 이 글은 2005년 10월에 쿠바의 저널 *Temas*에 제출한 논문이다.

단결하여 일자리와 사회적 지원을 위해 투쟁한다면 두 집단의 목표는 상호 보완적인 것이 될 것이다. 또 환경 기준을 강화하면 공장을 이전하겠다고 기업들이 시 당국을 위협하는 한, 고용과 깨끗한 공기라는 목표는 서로 충돌한다. 그러나 만약 시 당국이 자유롭게 공공 소유 기업을 설립할 수 있거나 또는 환경 규제를 피해 이전하는 기업에 법적 규제를 가한다면 이러한 목표들 간의 갈등은 완화될 것이다. 똑같이 정당한 두 가지 목표가 충돌할 때, 우리의 요구치가 너무 낮으며 받아들일 필요가 없는 제약을 받아들이고 있다는 것은 미국의 좌파 정치를 위한 효과적인 가설이다.

다음으로, 계급갈등이 없는 상황에서도 희소성 때문에 똑같이 가치 있는 목표들 간에 충돌이 일어난다. 현재 도심 교통난이 심한 쿠바에서 도심 교통수단의 필요성과 깨끗한 공기의 필요성은 갈등을 빚으며, 아바나(Havana)에서 버스에 대해 엄밀한 배출 기준을 적용하는 것은 아직 불가능하다.

세 번째로, 사회적으로 양립하는 목표를 사회 전체가 공유하고 있더라도 실행을 개별 기관이 맡기 때문에 충돌이 일어나기도 한다. 각 기관은 자신의 작업이 다른 사회적 목표에 어떤 영향을 주는지 고려하지 않은 채, 한 가지 목적에만 전념하여 임무를 수행한다. 특정 분야의 전문가로 숙련된 사람은 전체적인 그림을 보기 어려울 수가 있다.

극도로 결핍되어 있고 단기적으로 시급한 조건에서 서로 다른 사회적 목표들은 개별적으로 추구되며 충돌할 수 있다는 것이 이 글의 논제다. 하지만 시급성이 감소되면서 시간의 범위는 넓혀지고 문화 수준에 따라 시야가 넓어질 수 있다. 그렇게 되면 혁명적 목표와 프로그램 사이에 수렴이 이루어진다. 그것들 사이의 시너지는 명백해지며 협력의 필요성은 더욱 확실해지고 혁명적 과업의 복잡성을 대면할 역량이 더욱 커진다. 이 프로그램들 사이의 교차 결합은 필요할 뿐 아니라 가능해지며, 관련 기관들은 혁명을 일관된 전체와 통합하면서 교차 결합을 추구해야만 한다. 이러한 수렴과 통합은 과정 자체에 의해서만 지시되지만 실용주의적 이데올로기 때문에 지체되거나 왜곡될 수도 있으며 아니면 마르크스주의적 사고로 촉진될 수도 있다.

다음에서는 농업을 출발 지점으로 삼아 농업과 사회의 다른 측면들, 특히 넓은 의미에서의 '환경'과의 교차 결합을 살펴볼 것이다.

자본주의적 농업

일반적으로 농업 활동은 사람들을 먹여 살리는 것을 목적으로 한다고 여겨진다. 이 점은 너무 명백해서 인식조차 되지 않을뿐더러 의문의 대상이 되기는 더욱 어렵다. 하지만 이것이 사실이라면 우리는 다음과 같은 수많은 예외에 대해 설명해야만 한다. 왜 굶주림은 지속되는가? 왜 그토록 기름진 땅이 많은데도 식량을 생산할 농업에 사용되지 않는가? 왜 식량 원조가 때로는 기아를 불러오는가? 왜 인도는 아이들이 굶고 있는데도 밀을 수출하는가? 왜 국제 농업 무역시장은 비식량(커피, 차, 설탕, 코카인)이 지배하는가?

이것들은 자연조건이 척박하기 때문인가? 만약 그렇다면 왜 사하라에서 건기 동안 소중한 물이 유럽 시장에 수출될 꽃과 야채를 생산하는 데 사용되는가? 또 다른 예외도 있다. 만약 생산이 자연에 좌우된다면 토지의 생산력을 보호하고 해충에 대한 취약성을 줄이기 위해 자연환경을 개선하는 노력이 있어야 했다. 하지만 우리는 부식, 사막화, 압밀 작용과 염류화 작용으로 토지를 잃고 있다.

자본주의하에서 생산과 가격의 관계는 '음의 피드백 고리'를 형성한다. 만약 생산이 강우와 같이 변동하는 환경조건에 의해 결정된다면, 생산이 적으면 가격이 올라가고 생산이 많으면 가격이 내려갈 것이다. 즉, 생산과 가격은 음의 상관관계를 나타낼 것이다. 하지만 국제 무역에서 생산과 가격은 양의 상관관계를 나타낸다. 높은 가격은 생산을 촉진하며 낮은 가격은 생산을 저해한다. 미국에서 곡물 수확량은 강우보다는 비료 비용에 대한 곡물 가격의 비율에 좌우된다. 농업 생산은 인간의 필요나 자연의 생산성에 의해서가 아니라 자본주의 경제에 의해서 결정된다.

그렇지 않으면, 우리가 최선을 다하지만 더 많은 생산물을 만들어내기에는 우리의 지식이 부족한 것일 수도 있다. 하지만 그렇다면 왜 어떤 정부는 농민들이 생산하지 않도록 자금을 지급하는 것인가? 왜 부유한 투기꾼들은 남미의 대도시 주변 땅을 사들여 소를 몇 마리 방목하고는 농장인 척 위장하면서 훨씬 비싼 값으로 개발업자에게 되팔 수 있을 때까지 기다리는 것인가?

어쩌면 식물, 토지, 기후, 그리고 미생물 사이의 얽히고설킨 관계가 우리 과학이 이해하기에는 너무나 복잡한 것일지도 모른다. 하지만 그렇다면 왜 우리는 수많은 살충제를 발명하고 그것들의 복잡한 분자 구조를 알아냈으면서도, 가루이(whitefly) 개체군을 제한하는 것이 무엇인지, 또는 가축 생산과 과수원예를 어떻게 통합할 수 있는지에 대해서는 무지한 것일까? 왜 우리는 무기물을 결집시키는 질소고정 박테리아와 균근(菌根)보다도 토양첨가제에 대해 더 많이 아는 것일까? 그리고 여기서 '우리'는 과연 누구를 뜻하는 것일까?

하지만 세계 농업의 패턴, 농업에 들어가는 일련의 투입물과 과학기술, 농작물 보호와 퇴출, 동식물에 대한 우리의 불균일한 지식은 다음과 같은 대안적 가설을 가정하면 그 의미가 명료해진다. 오늘날 세계 농업은 대부분이 상품과 인간 노동의 투입에 의한 상품 생산이다. 전 세계 농민 대부분이 가계 소비와 시장 모두를 위해 생산하는 농민임에도, 전 세계 농지 대부분은 이윤 극대화를 위한 상품 생산에 바쳐진다. 그렇기 때문에 식량은 농업의 목적이 아닌 부산물이 되는 것이다.

우리가 만약 세계 농업을 상품 생산으로 검토해본다면 주요 특징들을 좀 더 쉽게 이해할 수 있을 것이다.

① 모든 농작물은 수익성이라는 단 하나의 척도 위에서 상호 교환이 가능하다. 영양적으로 최적인 혼합보다는 가장 수익성 높은 농작물이 선호될 것이다.
② 농업에서의 투자는 땅 투기, 상업적 건설, 또는 은행업과 같은 다른 가능한 투자에 대비되어 측정된다.
③ 농작물은 다른 작물 재배나 토지이용보다도 더 많은 수익성을 낼 수 있는 장소에서 재배된다.

④ 농작물은 가장 수익성이 큰 장소에서 재배되어 지역적 특화를 낳을 것이다.

⑤ 수확물은 그것을 가장 필요로 하는 사람들이 아닌 그것을 살 만한 여유가 있는 사람에게 유통된다.

⑥ 수익성은 매년 에너지 비용과 시장 상황이 변동하기 때문에 불확실하다. 천천히 자라는 나무와 가축에게 이 점은 예측을 어렵게 하며, 결과적으로 호황과 불황의 순환을 가져올 뿐이다. 커피는 현재 그런 순환을 거치고 있다. 커피를 심을 때는 유망한 시장을 겨냥해 초과생산을 하지만, 생산은 시장가격을 떨어뜨린다. 국제 무역을 위한 생산은 본질적으로 신뢰할 수 없다.

⑦ 농작물의 식량 가치와 경제적 가치 사이에는 필요관계가 존재하지 않는다.

⑧ 농작물의 수익성과 그 생산이 야기하는 환경적 영향 사이에 필요관계는 없다. 사탕수수처럼 토양과 토지에서 영양을 거의 완전히 고갈시키는 농작물이 있는 반면에, 과수 수확은 매년 생물량의 일부만 소모할 뿐이다.

⑨ 식물은 생태학상 수확이 가장 필요한 장소나 가장 적절한 곳이 아니라, 수익성이 가장 높은 장소에서 재배될 것이다.

⑩ 인간의 노동력은 생산비용에 해당하기 때문에 노동자를 위한 다른 일자리가 있건 없건 간에 노동자 해고는 절약을 뜻하며 이는 생산성 증가로 이어진다.

⑪ 노동자들이 좀 더 안전한 노동조건을 요구하기 위해 조직화되기 전까

지는 사고나 농약의 독성이 노동자에게 미치는 해악은 가능한 한 오랫동안 무시되며 부인될 것이다.

⑫ 대기, 물, 생물 다양성에 대한 손상은 가능한 한 오랫동안 무시되며 부인될 것이다.

⑬ 만약 생산 시스템이 지속적인 생산을 위한 시스템의 역량을 감퇴시킨다면, 생산자는 생태계를 가능한 한 빠르게 고갈시키고는 그 이익을 다른 곳에 투자하는 것이 더 수익성이 높은지, 아니면 투자의 장기 이윤을 위해 그 역량을 보존하는 것이 더 수익성이 높은지 계산해볼 것이다. 따라서 코스타리카 열대우림의 농장주들은 삼림을 없애버린 경사지에 목초지를 조성해서 가축을 기르고, 그리고 10년 후에는 투자에 대한 충분한 보상을 챙겨서 주저 없이 황폐해진 땅을 버린다.

⑭ 농업의 투입요소, 즉 기계, 화학비료, 살충제, 사료 등은 상품으로 생산된다. 선진 자본주의 국가에서 이 상품들은 식량 생산에서 추가 이윤의 80~90%를 차지하는 반면, 농장에는 오직 10% 정도를 더할 뿐이다. 농업 지식은 화학·공학 기업에 의해 시장성 있는 상품으로 전환될 수 있을 때에 생산된다. 이는 우리에게 자연이 아니라 연구의 상업화에 의해 좌우되는 무지와 지식의 패턴을 남긴다.

생태운동 지지자들은 흔히 이런 식의 농업 패턴을 불합리하다고 본다. 전체 인류의 관점에서 볼 때는 물론 그러하다. 하지만 각각의 사회에는 그 사회에서 살아가는 사람에게는 완벽히 이치에 맞는 그 사회만의 합리성이 있기 마련이다. 예를 들어 경제학적 계산에서 주요 기준은 '효율성'이다. 효율성은 모든 사례에 적용할 수 있는 단순하고 객관적인 아이디어처럼 보인다. 하지만 농업의 효율성은 무엇인가? 성경에서는 뿌린 씨를 몇 배로 거두어들이는 것이 복이라고 말한다. 땅이 부족한 유럽에서는 효율성을 '헥타르당 수확량'으로 볼 수도 있다. 과거 미국에서는 땅은 넓었으나 노동력이 부족했기 때문에 효율성을 '노동일당 수확량'으로 계산했다. 이 측정법에 따른다면 노동자가 필요 없는 노동 절약적인 기계화는 매우 '효율적'이다. 특히 노동자들이 조직화할 경우에는 더욱 그럴 것이다. 우리는 아직도 미국 농민 한 명이 마흔 명을 먹인다고 자랑하는 것을 듣곤 한다. 하지만 이제는 한 명의 농민과 네다섯 명의 생산노동자가 농장 밖에서 농민들이 소비하는 투입요소를 만들어내며, 같은 수가 수확 후의 수확량을 조절하고 가공하는 일을 한다. 반면에 헥타르당 열 명을 고용하는 쿠바의 도시농업에서 이는 무척 비효율적으로 보일 것이다. 하지만 '특별 기간'[1] 이후 쿠바에서는 일자리 창출과 식량 공급 두 가지 모두가 시급한 목표였다. 대부분이 여성인 약 30만 명의 쿠바인은 각자가 36명의 소비자를 위해 채소를 재배하며 도시농업에 종사하고 있다. 현재로서는 이것이 사회적으로 매우 효율적이지만 다른 분야에서 생산적인 일자리가 창출되면 더는 의미가 없을 것이며 노동을 절약하는 과학기술이 더욱 바람직해질 것이다. 마지막으로 생태학자들은 '투자된 에너지당 수확한 에너지'로 효율성을

1 Special Period. 미국의 대쿠바 경제 봉쇄로 어려움을 겪던 시기를 말한다 — 옮긴이.

계산하기 시작했다.

우리는 농업 생산에서의 효율성을 연구할 때 생산력의 변화를 포함시켜야만 한다. 어느 시멘트 공장이 목표 이상으로 생산을 달성했지만 이를 위해서 벽과 바닥까지 갈아 부숴야 했다면 이를 효율적이라고 볼 수는 없을 것이다. 농업에서도 우리는 토양 유기물, 식물유체(낙엽 등)의 회전율, 콕시듐[2] 종의 수와 생태계의 안녕을 나타내는 다른 지표들에서의 변화를 포함해야 한다.

이와 같은 효율성 측정 방법들은 모두 각자의 맥락에서는 이치에 맞지만 어떤 것도 보편적이지는 않다. 우리가 농업의 사회적 '효율성', 즉 인간 필요의 만족도로 그 '수확물'을 고려한다면 생산된 식량의 가치, 경제적 실행 가능성, 토양과 생물 다양성의 향상, 고용, 큰 강 유역의 수질 보존, 협조적인 지역 구성원의 유무, 교육적 진보, 농촌 공동체의 일반적인 사회적 · 정치적 참여 등을 포함한 폭넓은 범위의 사회적 · 경제적 · 생태학적 기준에 미치는 농업의 영향을 계산에 넣어야 한다. 하지만 이것은 사회주의의 과제다.

2 predatory coccinelids. 척추동물의 소화기관에 있는 기생충 — 옮긴이.

농업 비판과 실용주의, 마르크스주의

지금까지 사회주의 발전은 가난한 나라에서만 시도되었다. 결핍이 극심하고 단기적으로 시급한 조건에서 여러 가지 사회적 목표는 부족한 자원에 대한 배타적인 권리 주장으로서 서로 외면적으로는 충돌하고 있다. 공원의 토지는 식량을 생산하지 않는 토지다. 교육은 과일을 생산해내지 않는다. 가로수는 집을 지을 목재가 아니다. 특정한 목표를 달성해야 하는 지도자들은 똑같이 중요한 다른 과제들을 자기 임무의 장애물로 보는 경향이 있기 때문에, 어느 정도 비슷하게 중요한 목표들마저도 서로 경쟁하게 된다. 행정가들은 흔히 이론에 대해 조급해하고 장기적인 목표를 이상주의적이라며 기각해버린다. 물질적 재화뿐 아니라 좀 더 복잡한 문제까지 다룰 수 있는 지식인이 늘 부족하며, 전체 시스템 접근법을 필요한 동시에 가능하게 만드는 과학 지식은 아직 통용되기 어려울 수도 있다. 미래를 위한 준비는 현재에 소홀할 수 있다.

이 글의 '수렴과 분열' 부분(141쪽)에서 나는 극단적인 가난이 극복되면서 서로 다른 사회주의적 프로그램들이 수렴하고 겹치며 서로를 뒷받침하는 것이 가능해지고 필요하게 되리라고 제안할 것이다. 이것은 당연히 해야 할 일이기에 처음에는 무의식적으로 일어날 수 있지만, 또한 마르크스주의적 사상과 계획, 발명의 좀 더 의식적인 통합으로서 지적으로 숙고되기도 할 것이다.

극심한 결핍과 단기적 시급성이라는 조건에서 실용주의는 그에 알맞은 이데올로기다. 어떤 것이든지 사람들의 가장 절박한 필요를 충족한다면 행해져야 한다. 실용주의자들은 자신의 행동에 따르는 간접적인 영향, 즉 그들이 야기할 수 있는 해악은 고려하지 않는다. 철학적 질문은 혼란을 일으키는 것으로 여기며 비판은 장애물로 여긴다. 사회주의적 실용주의자들은 자본주의적 실용주의자들에게서 많은 것을 빌려 왔다. 그들은 공통된 믿음과 방법, 그리고 '실용적'이고 '현실주의적'인 사람이라는 자부심을 공유한다. 또 과학과 과학기술은 그 소유자의 필요에 따라 개발되거나 무시되는 특정한 사회관계의 산물이 아니라, 어떻게 이용되느냐에 따라 해로울 수도 있고 이로울 수도 있는 중립적인 도구라고 본다.

하지만 표면적으로 비슷한 면이 있더라도 자본주의적 실용주의와 혁명적 실용주의는 근본적으로 다르다. 자본주의적 실용주의는 이윤에 대한 요구에 따라 움직인다. 따라서 생산 현장의 노동자, 전체 인구, 장기적 지속 가능성 등에 영향을 미칠 수 있는 과학기술의 해악은 무시될 뿐 아니라 은폐되고 부정되며 고용된 전문가 집단에 의해 적극적으로 변호되어 결국 사업비용 형태로 예산에 통합된다. 미국의 담배산업은 정보 은폐, 결과에 대해 미리 대가를 받은 연구, 그릇된 주장, 비판자들에 대한 협박, 규제 방해의 전형적인 사례다. 그러므로 과학기술이 건강에 미치는 영향에 대한 분쟁은 과학적 논쟁의 형식을 띨지라도 사실상 계급갈등에 대한 에피소드다.

혁명적 실용주의자들도 자신들의 접근 방식을 강력하게 옹호한다. 하지만 이 경우에 논쟁은 서로 다른 견해와 철학 사이에 벌어지는 진정한 논쟁이다. 이 논쟁은 어느 정도 노동 분업에 그 원인이 있으나 이해관계의 근본적인 충돌에 뿌리박고 있는 것은 아니다. 그러므로 과학적 근거는 실제로 영향력을 가지게 되고 결과적으로 사람들을 설득할 수 있다.

실용주의와 마르크스주의 사이의 충돌을 자세히 설명한 이유는 사회주의적 발전의 흐름, 특히 농업과 환경에 대해 이해하는 데 도움이 되기 때문이다. 실용주의자의 주장은 개발론자의 주장이다. 실용주의자는 개발을 '진보'와 '근대화'로 본다. 근대화는 개발도상국에서 선진국으로 가는 하나의 축을 따르는 진보로 여겨지며 개발도상국의 과제는 되도록 빨리 선진국을 따라잡는 것이라고 여겨진다. 실용주의자들은 과학기술을 원동력으로 보며, 과학기술의 발전 과정과 이용 가능한 선택지들을 검토하지 않은 채 '효과가 있어 보이는' 과학기술만 찾는다. 가난한 나라의 사회계획자들은 부유한 자본주의 국가들이 생산하는 부에 쉽게 압도되며 과학기술과 경영에서 자본주의적 방법을 과도하게 찬양한다. 사회주의자들은 '비즈니스처럼(business-like)'이라는 말을 우리가 실제로 알고 있는 탐욕스럽고 편협하며 근시안적이고 비밀주의적이며 냉혹하고 부정직한 '비즈니스'가 아니라 '실용적인, 현실적인, 진지한, 감상적이지 않은, 그리고 효율적인'을 의미하는 것으로 사용한다. 그들은 생태학적 비판을 '이상주의적'이라 보며 실제 존재하지도 않았던 전성기에 대한 감성적인 애착이라고 비난한다. 반면 이에 대해 생태학자들은 이상주의의 극치는 우리가 해결책을 만들어낼 수 있고 자연을 순종하도록 만들 수 있다고 상상하는 것이라 답한다. 또한 일부 실용주의자들은 쿠바에서 보건에 역점을 두는 것이 그처럼 가난한 나라에게는 사치라고 비판한다. 그들은 스스로를 좀 더 일관된 유물론자라고 생각한다. 그리고 다음과 같은 변화를 통해 후진국 농민들과 플랜테이션 농업이 근대적 농업으로 변화할 것이라고 기대한다.

- 화학화와 기계화를 통해 노동 집약적 생산에서 자본 집약적 생산으로 변화
- 소규모 농지(미니푼디아)에서 특히 중기계 및 관개와 함께 규모의 경제를 이용할 수 있는 대규모 토지 확장으로 변화
- 농민의 불균질한 패치워크형 토지이용에서 전문화된 중기계와 화학약품에 좀 더 적합하며 단순화된 하향식 경영이 전체 농지에 단일한 실행을 명령하기 쉬운 전문화된 기업적 영농의 동질화 방식으로의 변화
- 흔히 미신이라며 무시되는 전통적 관행에서 근대 과학 지식, 특히 매우 작은 것(분자)에 대한 과학적 지식에 근거한 실행으로 변화
- 자연의 불확실성에 취약한 데서 벗어나 자연을 통제하는 것으로 변화

서로 관심사가 다른 여러 근원에서 나온 이런 개발 경로에 대한 비판이 1970년대부터 늘고 있다. 식품 품질과 안전에 관심이 있는 소비자, 살충제에 노출된 농장 노동자, 식수를 보호하려는 환경단체, 자신들의 생산 기반이 송두리째 파괴되는 것을 지켜보는 토착민 공동체, 여러 국가에서 일어난 유기농 운동, 건강한 생활방식을 원하는 농민, 생물 다양성에 관심을 기울이는 자연보호주의자, 검소한 삶에 대한 종교적·

세속적 지지자들, 자본주의적 발전의 좌파적 비판가들 모두가 지금 일반적인 것이 되어 있는 기업적 첨단 농업의 경로는 자기 제한적이며 파괴적이라는 데 인식을 같이했다.

자본 집약형 농업은 비용이 매우 많이 들고 나라를 외환 손실에 취약하게 만든다. 그것은 대량생산되는 농작물과 가축 종을 다양하게 발달시키지만 에너지, 화학약품, 강력한 제초제, 항생물질, 수입산 사료, 가금류 사육 시의 온도 조절 등과 같은 투입요소에 의존한다. 이 투입요소에 대한 불평등한 접근은 농촌 지역의 불평등을 증대한다. 이것들을 이용할 수 없게 되면 시스템은 무너지게 된다.

이것은 토지의 부식, 압밀 작용과 염류화 작용을 야기함에 따라 지하수를 고갈시키거나 오염시키면서 토지 생산력을 저해한다.

단일재배의 확산은 시스템을 기후와 기동력 있는 해충과 병원균에 더욱 취약하게 만들며 노동과 물에 대한 필요를 변하게 만든다. 그러므로 이는 생산자들의 수입을 변동시킨다. 그리고 다양한 농산물을 생산하는 데 이용될 수 있는 고르지 못한 지형과 미기후의 변화를 무시하며, 또한 인간 질병의 매개체와 병원균의 서식지를 만들어내곤 한다. 그리고 대규모 단일재배가 다른 대안 – 모자이크 형태로 혼합된 토지이용과 농지 안의 혼합재배 – 에 비해 더 생산적이라는 주장이 빈번하게 제기되지만, 사실은 그렇지 않다. 이베트 페르팩토(Ivette Perfecto)는 전통적인 방법으로 음지에서 재배하는 커피 플랜테이션이 그 지역 자연식생에서 무척추동물의 다양성을 약 90%까지 보존한다는 사실을 발견했다.

지역적 특화는 한 해의 생산물이 당장 200~300km 범위의 허리케

인으로 모조리 파괴될 위험을 가중시키며 평상시에는 효율적인 냉장장치가 달린 운송수단에 의존한다.

토양을 비옥하게 유지하는 토양 무척추동물과 미생물이 부족한 기업적 단일재배(industrial monocultures)는 생물의 사막과 같다. 이는 해충의 천적까지 해치며 극한 환경에서도 생존하는 해충 종에 유리한 조건을 제공한다.

기업적 농업은 또한 광범위한 환경을 손상시킨다. 화학비료가 녹은 물이 지하수로 흘러 들어간다. 질산비료는 인간에게 발암물질이며 화학비료는 어류와 곤충 애벌레를 죽이고 강과 호수의 산소를 고갈시키는 조류(藻類)를 번성하게 한다. 어떤 어류와 곤충은 모기 애벌레를 먹고 살기 때문에 이로 인해 현대 농업은 말라리아와 리프트 계곡열(RVF: Rift Valley Fever) 같은 질병을 증가시킬 수 있다. 호수와 개울에 흘러들어가는 토양 입자는 탁도(濁度)를 높이며 어류 양식에 피해를 입힌다. 살충제가 녹아든 물은 야생생물을 죽일 뿐 아니라 인체에도 축적된다. 가장 광범위한 지리학적 규모에서 본다면 전 지구적 기후변화에도 영향을 끼친다.

생태학적 농업은 농민 지식과 과학 지식의 이분법을 거부한다. "민중에게 배우자"라는 요구는 자국민보다 유럽 · 북미 대학의 검증을 추구하는 것이나 지배계급 출신의 진보적 과학자들의 오만과 생색내는 태도에 대한 중요한 해결책이다. 농민에게 귀를 기울이는 것은 지역의 특수성을 반영한 생태학적 과학기술에서 특히 중요하다. 중국 문화대혁명 기간의 농민 지식에 대한 검증은 과거에 상당히 수동적이었던 집단지성을 동원하는 데 도움이 되었다. 하지만 이는 또한 대부분 실용주의에 경도되어, 단견에 그치거나 이론을 무시하는 심각한 오류를 낳을 수도 있다. 농민의 지식도 다른 모든 지식과 마찬가지로 과학적으로 연구되어야 한다.

마르크스주의적 인식론은 모든 지식이 경험과 이전의 지식, 믿음, 관심에서 비추어 그 경험을 고찰하는 것에서부터 나온다는 점을 우리에게 가르쳐준다. 그러므로 모든 사회집단의 세계관은 풍부한 통찰력과 믿기 어려운 맹목의 결합이라고 할 수 있다. 각자 다른 역사를 가진 사람들이 협력하려면 모든 참가자들의 역량과 전형적인 오류에 대한 이해가 필수적이다. 일반적으로 농민들은 자신의 생업과 관련된 환경에 대해서는 예리한 관찰자다. 그들은 다르게 취급해야 하는 식물 종은 아무리 겉모습이 비슷해도 구별해낸다. 그리고 동일하게 취급할 수 있는 종들을 모아 한 무리로 간주한다. 흔히 호기심이 왕성한 아이들은 어른보다 더 많은 종을 알고 있고, 자작농은 소작농보다 자연사에 관해 더 박식하다.

하지만 보이는 것이 전부는 아니다. 농민들은 식물, 곤충, 토질 같은 일상적 경험의 시 · 공간 척도 위에 존재하는 사물 및 현상의 변화 과정, 즉 볼 수 있는 것들에는 매우 민감한 지식을 가지고 있다. 하지만 그들은 눈으로 볼 수 없는 식물생장물질의 광합성에 대해서는 경험해 본 적도 없고 알지도 못한다. 농민들은 수질 관리를 이해하고 있다. 아니, 과거에는 이해한 적이 있었다. 고대 메소포타미아에서 수질 관리는 매우 정교했지만 아무도 토양화학을 이해하진 못했다. 안데스 고산지

대에서 아이마라 족[3] 농부들은 산업용 감자가 자라기에는 너무 고도가 높은 곳에서 운하 위의 모판에 감자를 재배했다. 운하는 낮에는 열 저장소 기능을 해 농작물이 밤에 서리를 맞지 않게 보호한다.

하지만 농민 지식은 지역적이며 이론에 근거하지 않고 쉽게 일반화되지도 않는다. 언젠가 산티아고의 기상학자인 페르난도 보이텔(Fernando Boytel)이 나에게 나무가 바람이 불어오는 방향으로 자란다고 믿는 농민들이 사는 오리엔테[4]의 골짜기에 대해 말해준 적이 있다. 우리가 아는 식물생리학에서 나무는 바람의 건조 효과를 피하는 쪽으로 자란다. 하지만 그 골짜기의 나무들은 실제로 바람이 불어오는 쪽으로 자랐다! 그 이유는 그 지역의 지형과 지리 때문에 햇빛과 바람이 같은 방향에서 와서 광합성에 대한 빛의 효과가 바람의 건조 효과를 압도한 것이라고 밝혀졌다. 관찰은 정확했지만 해석은 잘못되었던 것이다.

식견과 오류의 전형적인 패턴이 농민들과 우리 모두에게 해당된다는 것을 알게 되면 우리는 모두 그것을 공개적으로 의식할 수 있다. 그러면 파울로 프레이리(Paulo Freire)가 '(농촌)지도'에 대립하는 뜻으로 '의사소통(communication)'이라고 불렀던 과정 속에서 농업과학자들과 농민들은 동등한 존재로 만날 수 있을 것이다. 여기서 오류의 유형을 이해하는 것이 중요하다. 동일한 오류가 쉽사리 반복되지는 않지만 오류에는 여러 종류가 있다. 의학에서는 이제 수술 중 사망의 원인, 질병

3 Aymara. 볼리비아와 페루의 인디오 — 옮긴이.

4 Oriente. 에콰도르 동부 열대지방 — 옮긴이.

오진, 또는 전염병 인식의 지연을 연구하고 있다. 응용과학 분야와 국가 또는 지역 정책 연구에서는 오류가 생겼음을 인지하는 것만으로는 충분하지 않다. 우리는 주로 어떤 종류의 오류가 발생하며, 왜 그런 오류가 발생하는지, 그리고 오류의 시정을 지연시키는 것은 무엇인지를 이해해야만 한다.

농업과 관련된 과학기술이 우리에게 자연에 대한 지배권을 주고 예측할 수 없는 자연의 변화에서 우리를 보호해줄 것이라는 호언장담은 순진한 것이다. 과학기술이 하는 일은 불확실성을 다른 것으로 바꾸어놓는 것이다. 즉, 수입 사료는 자연적인 목초의 변이성에서 가축을 보호한다. 하지만 쿠바의 '특별 기간' 동안 우리는 수입 사료가 생산을 시장가격과 세계 정치의 불확실성에 더욱 취약하게 만든다는 것을 배웠다. 질소비료는 밀 성장을 고르지 않은 토양 성분에서 보호하지만 아르헨티나 밀 수확을 중동 석유 가격에 민감해지게 만든다.

때로 계획을 반대하는 이들은 불확실성이 보편적이기 때문에 계획경제에 대한 희망은 착각이라고 주장한다. 불확실성에는 두 가지 종류가 있다. 기후나 국제 정치와 같이 외부적 사건에 의해 발생하는 불확실성과 시스템 내부에서 생겨나는 불확실성이다. 예를 들어, 현대 산업 공장은 어떤 부분의 실패에 대비하기 위한 안전장치와 중복 체계를 갖추고 있다. 어떤 한 부분에서 실패할 확률은 작지만 우리가 계산해야 하는 부분들의 수는 어마어마하다. 즉, 이주 미미한 확률이라도 대단히 큰 기회의 수를 곱하면 거의 필연에 가까운 확률이 된다. 그리고 현대 시스템이 실패하면 시스템의 연결 관계를 타고 실패가 확산된다. 그 영향은 과거 시스템의 작지만 빈번했던 실패들보다 훨씬 더 파괴적이다. 이는 원자력발전소, 전기시설망, 그리고 유전자조작 생물체에 적용된다. 또 다른 종류의 붕괴는 우리가 너무 밀접하게 체계를 지배하려 한 결과로 실패를 교정하기에 너무 느리지만 강하게 반응해서 문제가 확대되었을 때 발생되는 체계의 내적 동학의 결과다.

하지만 다른 반응도 가능하다. 최첨단 과학기술조차도 세상의 불확실성에 취약하다면, 어쩌면 우리는 불확실성 그 자체를 피할 수 없는 삶의 현실로서 연구해야만 할 것이다. 이것을 연구하는 한 방법은 "20억 년의 진화 경험을 가진 다른 생물체들은 변화하는 환경, 보통은 의외의 변화를 보여주는 환경에 어떻게 대처하는가"라는 질문을 던지는 것이다. 이에 대해 우리는 서로 배타적이지 않은 네 가지 형태의 대처 방법을 발견해왔다.

① 변화에 대한 신속한 탐지와 반응

이는 탐지의 정확도, 반응의 신속성, 그리고 구제책이 얼마나 효과적인지에 달렸다. 탐지와 반응은 시스템에서 음의 피드백 고리를 형성한다. 음의 피드백은 안정적일 수 있지만 너무 오래 지연되고, 단기간에 강하게 반응한다면 오히려 변동을 낳는다. 이런 때에 우리는 언제나 이미 지나간 상황에 적절한 일을 하게 되는 것이다. 예를 들어, 캘리포니아의 에이즈 환자 공동체에서는 모든 사람에게 에이즈로 사망한 지인이 있었다. 따라서 교육의 노력은 성공적이었고 에이즈는 감소했다. 하지만 이후에 사람들이 더는 에이즈 환자를 알지 못하게 되자 예방조치를 취해야 할 시급성은 감소했고, 다음 코호트[5]에서는 에이즈 발병이 급증했다. 뎅기열 관리에서도 비슷한 일이 일어날 수 있다. 뎅기열이 유행하면 적극적으로 이를 구제하며 모기 번식지를 효과적으로 제거한다. 이후에는 바로 그 성공이 주의를 감소시키며 우선해야 하는 다른 일들이 주의를 끌고, 결국 모기 개체군은 재생하게 된다. '의식' 자체는 (마치 반감기를 가진 동위원소처럼) 시간이 흐름에 따라 감소한다. 그러므로 탐지와 반응에는 위생 조치의 지속성과 이를 가능하게 하는 교육이 필요하다.

비슷한 문제가 해충 관리에서도 일어난다. 해충이 유행하면 생산자는 당황하여 살충제를 사용할 수도 있다. 이는 성공적으로 해충을 감소시킬 수 있으나 그 천적들까지 함께 제거함으로써 추후 다른 해충들이 증가하게 된다.

② 예측

예측에서는 아직 일어나지 않은 문제를 위해 지표가 사용된다. 우리는 이제 건조한 날씨가 가루이 유행 가능성을 증가시킨다거나 습한 바람이 담배에 푸른곰팡이를 퍼뜨릴 수 있다는 것을 안다. 온대지방의 곤충들은 일조시간을 이용해 추워지기 전에 겨울을 준비한다. 새들은 낮의 길이가 짧아지는 것을 이용해 가을 이주를 준비한다. 유기체가

5 cohort, 통계상의 동일 집단 — 옮긴이.

반응하는 지표와 유기체가 준비하려는 조건 사이에 필연적인 관계는 없다. 우리에게는 날씨, 해충, 질병에 대한 단기 · 중기 · 장기적인 범위의 예측 시스템이 필요하다. 예를 들어 이미 관찰했던 말라리아 사례를 보고 앞으로의 사례를 예측할 수 있다. 또 모기가 많아지면 말라리아를 예측할 수도 있다. 폭우로 모기 번식을 예측할 수 있으며, 벌목과 모기의 천적을 죽이는 살충제 사용을 고려해 모기 번식을 예측할 수도 있다.

기후변화로 인해 현재 농업은 작물들에 해를 끼칠 수 있는 변화에 직면해 있다. 예를 들어, 풍속이 세어지면 바나나가 손상되고, 습도가 높아지면 감자 수확이 감소하며, 가뭄은 가루이 개체군을 증가시킨다. 토지이용의 어떤 주요한 변화가 역학의 잠재적 변화라는 점을 인식하면 더 장기적인 범위를 예측할 수 있으며, 동시에 진화론적 연구로 새로운 해충이나 질병에 대한 농작물과 인간의 적응을 앞당길 수 있다. 그러므로 우리에게는 다층적 예측 시스템이 필요하다.

③ 예방

예방에서 유기체나 개체군은 조화로운 방식으로 환경과 접촉한다. 사람들은 위험한 해변에 집을 짓지 않고 아이들은 질병이 발생하지 않아도 예방주사를 맞는다. 교육은 에이즈에 대한 노출을 감소시킨다. 모기 번식지는 제거된다.

④ 광범위한 내성

식물 재배자들은 이를 '수평적 내성'이라고 부른다. 이 경우 시스템은 모든 자극에 내성을 보일 것이기 때문에 탐지와 예측은 필요하지 않다. 예를 들어, 해충 천적의 전체 집단이 있을 때는 그 개체군들을 모두 모니터링하지 않아도 된다. 우리는 살충제로 해충을 제거하는 대신에 그저 말벌에게 꿀이 있도록, 거미에게 짚이 있도록, 명주잠자리에게 그늘이 있도록, 그리고 새와 박쥐에게 둥지가 있도록 확실히 하면 될 뿐이다. 내성은 어떤 유익한 포식동물 하나가 아니라 전체 생태계의 특성이다.

⑤ 혼합전략

마지막으로 혼합전략이 있다. 어떤 방어 수단도 효과를 확신할 수 없기 때문에 우리에게 최선은 복합적인 방어 노선을 결합하는 것이다. 과학과 정치에서 이런 전략은 우리가 틀렸다고 판명될 때를 대비해, 또는 새로운 상황이 현재 성공적인 조치들을 덜 효과적으로 만들 수 있다는 것을 알고 있기 때문에, 우리 노력의 주된 방향이 폭넓게 합의되더라도 언제나 다른 실험의 여지를 남겨두어야만 한다는 것을 보증하도록 우리를 고무한다. 예를 들어, 예방접종은 오늘날 전염병에 대비하는 가장 주된 보건 전략이다. 하지만 우리는 예방접종의 시대가 항생제와 살충제의 시대처럼 우리와 미생물 세계의 관계에서 연속적인 단계 중 하나일 뿐이며, 우리를 보호할 능력이 없어진 후까지도 더 오래 잔존할 수 있음을 생각해야만 한다. 모든 것이 변한다는 것을 진지하게 받아들인다면, 우리는 현재의 가장 성공적인 접근 방법을 넘어서 그 방법이 더는 지금처럼 효과적이지 않을 때에는 우리가 무엇을 해야 할지 생각해봐야 한다.

이제 실용주의자들도 오로지 생산만을 추구함으로써 발생한 해악에 대해 적어도 일부는 인정한다. 하지만 그들은 이것이 진보의 대가이며, 현재 굶주리는 수십억 인구를 먹여 살리기 위해 용인해야만 하는 대가라고 주장한다. 이것은 한 번도 세상의 기아를 신경 써본 적이 없는 농약 회사들이 하는 주장이지만, 또한 가난이라는 가시적인 고통에 압도된 실용주의자들이 하는 주장이기도 하다. 자연보호는 가난한 국가들에게 사치가 아닌가? 그들은 "굶는 아이들이 있는 한 나는 상아부리 딱따구리에 관심을 가질 수 없다"라고 말한다.

마르크스주의자들은 기업적 농업에 대해 두 가지 방법으로 적극적으로 비판해왔다. 우선, 우리는 과학의 이중성을 인식하고 있다. 즉, 과학은 세상에 대한 인간 이해의 일반적 표명의 일부분이자 지배자에 의해 어떤 지식은 필요한 것이 되고 다른 지식은 무시되거나 억압되는 특정한 사회의 생산물이다. 근대 과학의 특성은 지식산업 소유자들의 필요, 과학을 관리하거나 수행하기 위해 모집된 사회집단, 그리고 17세기 이후 과학 공동체의 믿음과 전통에 의해 결정된다. 우리는 이 공동체들이 수용할 수 없는 아이디어를 배제하기 위해서 만든 그들만의 편견과 절차가 있음을 안다. 또한 우리는 과학에서 예기치 못한 일이 벌어지는 것은 불가피하며, 이론은 동위원소처럼 반감기를 가지고 있고, 지금 유행하는 아이디어들은 대체로 지배에 이바지하는 아이디어임을 안다. 이는 세계 과학을 지배하는 아이디어들에 대한 회의적인 시각을 제공하며, 이러한 시각은 우리가 그런 과학의 업적에 눈멀지 않고 맹목적 애국주의에서 탈피해 과학의 업적을 좋은 곳에 사용할 수 있도록 해 준다.

두 번째 비판 방법은 과학과 발전 문제에 대해 좀 더 구체적이다. 근대 과학의 접근 방법 중 확연하게 실패한 것들은 문제를 너무 편협하고 정태적이며 변증법적이지 않게 제기했기 때문에 나왔다. 보건 당국은 만성 질병으로의 '역학적 전환'을 선언한 이후에도 전염병이 세계 보건의 주요 문제로 재출현하는 데 당혹했다. 그들은 생태학, 식물학, 인구학, 사회 환경, 사회관계에서 일어나는 각각의 변화가 역학에서의 잠재적인 변화일 수도 있다는 점을 고려하지 못했다. 또 그들은 병원체와 매개체가 새로운 서식지와 숙주를 침범할 수 있는 진화론적 가능성을 무시했다. 기생이라는 일반적인 적응 방법의 하나인, 동식물 사이에서의 새로운 질병의 출현과 확산에 주의를 기울이지 않은 것이다. 그들은 경제발전이 모든 사람을 부유하게 할 것이며 따라서 질병도 부유한 사람들의 질병이 나타날 것이라고 가정했다. 또한 살충제가 해충을 증가시키며 병원이 감염의 중심이 되고 식량 원조가 굶주림을 더할 수 있다는, 당혹스러운 것들에 준비가 되어 있지 않았다. 마르크스주의자들은 근대 과학에 팽배한 환원주의적이고 정태적인 편견에 도전하면서 복잡한 세상에 대한 전체론적이고 동태적인 접근 방법을 요구했다. 하지만 그 과정에서 이런 비판이 흔히 보이는 신비주의에 빠지지는 않았다. 따라서 우리는 농업생태학 발전의 선두에 서게 되었다.

농업생태학의 주장은 자기 이익만 챙기는 기업의 주장이 사실이 아니며, 더 많은 생산을 기대하며 자연을 수렁에 빠뜨리는 첨단기술산업의 접근 방법은 비생산적이라고 말한다. 반대로 온화하고 사고 집약적이며 복잡한 생산 시스템이 매우 생산적이고 재난에 더 안정적이며, 인도적이면서 지속 가능하고, 사회주의적 발전이라는 일반적 사회 목표와 좀 더 친화성이 있을 것이라고 말한다.

농업생태학

현대 농업생태학은 살충제, 특히 DDT의 대안을 모색하면서 시작되었다. 미국의 농업 대학교에서 해충 관리 교육과정은 연구비와 장학금을 제공하는 기업들에 좌우되었다. 하지만 학생들은 반항했다. 1970년대 DDT에 관한 법적 심리에서 위스콘신 대학 교수들은 이 살충제 사용을 지지하는 증언을 했지만 학생들은 반대 주장을 내세웠다. UC 데이비스와 코넬 대학에서 학생들은 대안적 농업에 대한 교육과정을 요구했다. 모국에서 좌절을 겪은 생태학자들은 혁명적인 쿠바와 니카라과에서 좀 더 자발적인 공동연구를 찾을 수 있었다. 천적을 이용하는 것은 이미 오래전에 잘 알려져 있던 기술이었지만 그것을 주요 전략으로 채택하는 것은 새로운 일이었다.

이 작업의 이론적 기초는 포식 - 피식 관계에 있다. 포식 - 피식 관계는 음의 피드백이다. 즉, 해충의 증가는 포식자에게 더 많은 피식자를 제공하며 그 결과 포식자는 증가하여 더 많은 피식자를 소모해 개체군을 복구한다. 하지만 우리가 이 시스템에 살충제를 적용하면 살충제는 두 종의 곤충을 모두 제거할 것이다. 포식자는 두 가지 방법으로 해를 입는다. 즉, 직접 독살될 뿐 아니라 그 먹잇감도 역시 독살된다. 피식자는 직접 중독으로 해를 입지만 포식자가 제거되어 이득을 얻는다. 그래서 심지어는 수가 증가할 수도 있는 것이다! 다음과 같은 경우에는 그 이상으로 복잡한 문제가 생긴다. 즉, 이 모델에 다른 곤충도 포식하는 포식자가 한 종류 이상 포함되는 경우, 또는 포식자의 반응이 지연되는 경우, 또는 기후가 두 종 모두의 동학에 영향을 미치는 경우, 또는 포식자가 어떤 숙주 식물에서는 피식자를 찾을 수 있으나 다른 식물에서는 찾을 수 없는 경우가 그렇다. 현대의 해충 관리 계획은 한 가지 천적이 아닌 복합적인 방어선을 가진 생태적 커뮤니티 전체를 관리하는 데 달렸다.

내성을 가진 변종의 번식, 이것은 흔히 초식동물이 식물을 먹이로 하지 못하거나 또는 감염이 성공적이지 못하다는 뜻으로 해석된다. 하지만 우리의 목적이 식물이 아닌 수확을 보호하는 것이라는 점을 고려한다면 내성의 정의를 넓힐 수 있을 것이다. 예를 들어, 만약 콩 작물이 골든 모자이크 바이러스(BGMV)에 감염되기 전 몇 주 동안 성장기를 거친다면 감염은 거의 해를 끼치지 못할 것이다. 따라서 내성은 감염에 필요한 시간보다 더 짧을 수 있는 것이다. 만일 우리가 BGMV로 가루이의 출현을 지연시킬 수 있다면, 결정적 시기의 최소한의 단축까지도 '내성'이 되는 것이다. 다른 감염되지 않은 가루이가 바이러스가 번식할 기회를 가진 후에 감염된 식물을 먹는다면, 그 가루이는 전염성을 가지게 된다. 그러므로 감염의 잠복기를 연장하는 어떤 유전자형이 수확하기

전에 발생할 수 있는 2차 감염을 예방할 수도 있다. 이것은 또 다른 종류의 내성이다. 또한 지역적 내성이라는 것도 있다. 가루이 - BGMV 시스템에서 어떤 농작물은 가루이를 부양하지만 감염되지는 않는다. 보통 프리졸(frijol, 강낭콩의 일종 — 옮긴이)과 같은 종은 감염에 쉽게 노출되어 있고 가루이에게 좋은 번식 숙주는 못되지만 먹이 역할을 하면서 가루이가 계속해서 성장할 수 있게 해준다. 그러므로 영역(field)은 먹이 제공, 가루이 번식, 바이러스에 의한 감염을 뒷받침해주는지 여부에 따라 여덟 부류(class) 중 한 가지에 속하게 된다(물론 가루이가 먹이를 제공받지 못한다면 번식을 하거나 바이러스를 전염시키는 것은 불가능하다. 하지만 진화론적 교체를 통해 과거에는 먹이를 제공하지 못했던 곳에서 먹이를 제공받는다면 번식과 전염 가능성도 이에 따라 달라진다). 이와 같이 질병을 통제하는 관점에서 본다면 지역은 여러 종류의 영역으로 이루어진 모자이크이며, 만약 그 지역 안에서 바이러스가 농작물 사이를 오가며 지속적으로 전파될 수 없다면 전체 지역은 BGMV에 내성을 가지게 될 것이다.

농업유전학은 수확을 위한 변종 번식과 환경조건의 내성, 그리고 해충과 질병에 대한 내성에 초점을 맞춘다. 아직 포식자와 해충의 포식 기생자를 배양양산하는 프로그램은 없다. 우리는 지원 종(support species)의 번식을 유전학의 새로운 방향으로 고려해야 한다.

콩과 토마토를 같이 심는 식으로, 초식곤충을 혼란스럽게 만들며 먹이 제공을 감소시키는 농작물의 물리적 배치와 방충제나 덫 작물(trap crop) 이용을 고려할 수 있다. 혼합재배 연구는 쿠바의 멜레나 시(Guira de Melena)에서 식물보호연구소(INSAV: Instituto de Sanidad Vegetal)에 의해 시작되었으며 지금은 효과적인 농작물 배합에 관한 연구문헌이 많이 있다.

해충이 없어도 존재하며 해충이 생겨나자마자 잡아먹지만 해충 증가에는 그 개체군이 잘 반응하지 못하는 일반화된 포식동물이 있다. 여기에는 무척추동물인 개미, 거미, 풀잠자리, 피익류(皮翼類) 동물, 딱정벌레와 새들과 박쥐도 포함된다. 아마도 도입 초기에 우리의 주요 개입은 그들의 서식지를 파괴하지 않는 일일 것이다.

대부분 말벌과 파리로 구성된 해충의 특수화된 포식기생자들은 해충이 존재할 때에만 나타나지만 해충 개체군에 따라 반응해 그 수가 증가할 수 있다. 우리가 필요로 할 때 그것들을 가지기 위해서는 방출 목적으로 생산센터(CREE)에서 사육할 수 있을 것이며 또는 다른 농작물이나 농장, 지역 안의 보호구역에 숙주를 제공할 수도 있을 것이다.

보통 보바리아(Beauvaria)[6]나 곤충의 바이러스성 질병과 같은 진균류 해충의 질병은 그것이 확산될 수 있을 만큼 충분히 밀도가 높을 때 가장 효과적이다. 이 중 일부는 생태계의 자연적인 일부분일 수 있지만 그렇지 않은 것들은 여전히 따로 사육 · 방사되어야만 한다.

만약 해충이 이 모든 방어 방법을 벗어난다면 우리에게는 인도

6 곰팡이의 일종 — 옮긴이.

멀구슬나무(neem)와 같이 무독성 물질을 통해 직접적으로 개입하는 방법이 있을 수 있으며, 그렇지 않으면 곤충이 우리와 환경을 공유한다는 점을 받아들이고 때로는 감사해야 할 것이다.

또 다른 생태학적 농업 방법은 토양의 질을 향상시키는 것이다. 여기서 목표는 식물유체(낙엽)를 재순환시키며 병원균 분출을 억제시키는 진균류와 무척추동물 집단과 더불어 유기물, 질소 고정 박테리아, 균근이 풍부한 안정적이며 복잡한 생태계를 이루는 데 있다. 지렁이와 박테리아, 진균류를 사용하면 토지의 산출력을 향상시킬 수 있으며, 서로 다른 뿌리 구조를 가진 농작물의 선택은 경쟁을 완화시키고 더 깊은 층으로부터 더 많은 미네랄을 동원할 수 있게 한다. 토양 무기물이 풍부하면 수분을 더 많이 함유할 수 있어서 강우량 변동에 덜 취약하고 관개도 덜 필요하다.

이 모든 것은 여전히 한 개 영역(field)의 규모에서 일어난다. 하지만 농업의 생태학적 발전은 또한 더 큰 공간적 차원에서 일어나는 일이다. 미래의 농장은 한 가지 생산물을 만들어내는 전문화된 기업이 아니라 지형과 서로 다른 노동과 투입물이 드는 다양한 농작물의 필요, 그리고 인접한 토지와의 직접적 상호작용에 가장 적합한 패턴에 따라 배열된 서로 다른 토지이용의 모자이크가 될 것이다. 예를 들어, 바나나는 고구마의 해충을 먹고 사는 매우 공격적인 포식자인 사자개미(hormiga leona, Pheidole megacephala) 개체군을 영구적으로 유지하는 데 충분한 그늘을 제공한다. 따라서 바나나를 고구마 옆에 폭 40m 이하의 좁고 긴 땅에 교대로 심으면 개미는 고구마 사이에서 식량을 찾아다닐 수 있고 다른 조치는 필요하지 않을 것이다. 퍼머컬처[7] 운동이 이 흐름에 앞장서고 있다. 모자이크에서 각각의 조각밭은 자기 밭에서 난 수확물에 더해 다른 밭에도 기여한다.

또한 벌채한 나무, 목탄, 과일, 견과, 커피, 꿀 등과 같은 삼림지 농작물은 새, 박쥐, 해충 천적의 은신처이자 과일 꽃가루의 매개체다. 삼림은 수분의 흐름을 조절해 유효한 수분의 변화량을 줄이며 마찰로 풍속을 줄여 농작물을 보호해준다. 삼림의 경계에는 그 높이의 열 배에 달하는 면적에 야생생물이 풍부하고 여러 종류의 농작물에 적합한 특별한 환경이 생성된다. 또 삼림은 농민들에게 그늘을 제공해주며 국가의 휴양지가 된다. 이런 삼림은 나무가 몇 줄 늘어선 것에서부터 수백 헥타르에 이르기까지 그 크기가 다양하다. 잘 조성된 삼림은 그 지역 자연식생에서 생물 다양성의 중요한 부분을 유지할 수 있으며, 일정한 지역을 완전히 보호하는 울타리 기능을 할 수 있다.

목초지는 가축을 기르며, 거름을 제공하고, 잘 관리된다면 부식을 지연시키며, 풀과 콩과(科) 식물 사이의 균형을 유지해 토양을 비옥하게 하며, 농작물 해충의 포식기생자에게 꽃의 꿀을 제공한다.

이와 유사한 분석은 다양한 종류의 농작물과 소규모의 농업용 저수지에도 적용될 수 있다. 농업적 사용 외에도 삼림, 습지대, 저수지는 그곳에 살거나 그곳을 거쳐 가는 야생생물을 부양하여 전국적 생물 다

7 permaculture. 퍼머컬처는 영구적(permanent)이라는 말과 경작(culture)이라는 말의 합성어다. 지속 가능한 주거 환경을 창조하기 위한 계획과 설계를 말한다 — 옮긴이.

양성에 기여할 수 있다.

토지를 모자이크형으로 사용하는 농장은 대규모 계획에 대한 요구와 생태학적 규모의 조각밭에 대한 요구 사이에서 일어나는 갈등에 대한 해답이다. 계획의 단위는 수입이 공유되며 분배되는 경제적 단위이며, 생산의 단위와는 일치하지 않는다. 계획의 단위는 물, 기계, 노동의 필요와 균형을 이룰 만큼 충분히 커야 하는 반면, 생산의 단위는 해충의 이동성, 미기후의 지형, 그리고 식물 상호작용의 범위에 따라 결정된다. 재분배의 단위는 전체 모자이크를 모두 포함하여, 유익하지만 이윤은 낮은 농작물을 재배하는 농민이 불리한 처지가 되지 않도록 해야 한다.

현재 우리는 사업들이 혼합된 모자이크형 구조를 디자인하는 일을 제대로 시작할 만한 지식을 가지고 있다. 한계요인은 아마도 한 번에 너무나 많은 활동을 관리해야 하는 문제에 있을 것이다. 이는 각 문제를 가장 부합하는 지역적 수준에서 해결하면서 동시에 시스템에 포함하는 일련의 의사결정 구조로 해결될 수 있다. 예를 들어, 국가 정책은 어떤 지역이 지역 소비와 수출 모두를 위해 생산하도록 요구할 수 있다. 좀 더 지역적 수준에서는 서로 다른 토지이용이 지역의 요구 조건에 따라 혼합될 수 있다. 두 종류의 농작물과 한정된 양의 물이 있다고 가정해보자. 우리는 각 농작물에 매달 필요한 물의 양을 추정하고는 필요한 수량과 사용 가능한 수량의 편차를 최소화할 수 있는 각 농작물당 토지 비율이 무엇인지 질문할 것이다. 이를 위해 우리는 이 한계 안에서 최적화를 달성하기 위한 수학적 도구와 그 땅에서 현재 일하고 있는 사람들의 구체적 지식을 결합해야만 한다. 물론 현실적으로 우리에게는 한계도 많고 자원 사용과 실천에 대한 자유도도 많을 것이다. 의사결정은 실제 종사자들과 가능한 한 밀접한 상태에서 이루어져야 한다. 뒤의 논의에서도 다루겠지만, 생산자의 폭넓은 자율성은 농업의 효과적인 관리뿐 아니라 보건, 사회 통합, 농어촌 인구의 인구학적 안정과도 밀접한 관계를 가지고 있다. 농어촌 발전에 필수적인 전제조건은 농어촌 인구의 교육 수준과 정치 수준이다.

마지막으로 우리는 농업의 거대한 지리학적 규모를 검토해보아야 한다. 주로 혼합된 사업들로 조직화된 지방에서는 분명히 어느 정도의 지역적 특화 현상이 나타날 것이다. 하지만 지역이 부르주아적 경제학이 추천하는 비교 우위에 따라서 특화되어야 한다는 것은 사실이 아니다. 그랬다가는 자연적 재해와 경제적 재해 모두에 대한 취약성이 증가할 것이다. 오히려 각 지역은 지역 내 소비와 수출 모두를 위한 생산을 혼합해야 하며 적절한 식단을 보장하기 위해 다양한 식물류와 생태학적 범주에 속하는 다양한 기초작물을 혼합해서 재배해야 한다. 이러한 혼합은 단기성 작물과 장기성 작물, 물이 필요한 풀과 가뭄에 잘 견디는 풀, 콩과 식물, 그리고 뿌리가 깊은 국화과 식물과 뿌리가 얕은 국화과 식물을 모두 포함해야 한다.

크게 보아 농업 토지는 자원에 대한 수요, 노동의 유효성, 경관과 기후 보호의 균형을 맞추어주는 국가적 보호지역, 강과 해안선을 따라 있는 지역적 완충물, 그리고 인구 밀집지역을 포함하는 패턴의 일부분이어야 한다. 또 농업의 핵심은 사람들을 먹여 살리는 것이기 때문에 고기, 우유, 곡물, 야채의 생산 수준은 쿠바가 가진 영양에 대한 지식에 의해 좌우되는 우리 식단의 발달에 대한 평가와 관련되어야 한다. 이러한 결과는 오직 주요 국가적 프로젝트의 통합을 통해서만 이루어질 수 있다. 그러한 프로젝트가 전개된다면 국가 전체의 경관이 독특한 모습을 띠게 되어, 센타우리 알파 별[8]에서 온 UFO가 지구 위를 날다가 쿠바를 내려다보며 "저 섬은 사회주의구나!"라고 말할 수 있게 될 것이다.

수렴과 분열

쿠바에서는 현재 우리가 당장의 단기적인 시급성을 넘어섰기 때문에, 서로 다른 혁명적 필요들을 충족하기 위해 고안된 별개의 프로그램들이 일관된 하나의 전체로 수렴하고, 그 사이의 갈등이 감소하며, 상호 향상 가능성이 일어나기 시작했다. 이것이 쿠바의 사회주의적 발전의 특징이다. 잠재적 갈등이 감소하는 이유는 이용 가능한 자원이 더 많이 존재하고, 피드백과 상호 향상이 작용하도록 하는 시간적 지평이 더 길어지고, 연결 관계를 찾고 이해하게 하는 교육과 지각 때문이다. 단기적 관점과 장기적 관점에는 변증법적 사고, 여러 주(州)와 시민단체의 협력이 필요하다. 예를 들어, '모든 이의 건강(health for all)'에 대한

8 남반구 별자리인 센타우르스 자리의 알파(α) 별은 지구에서 가장 가까운 항성계다 — 옮긴이.

책임은 쿠바 보건부(MINSAP: Ministerio de Salud Publica)에 집중되어 있지만 점점 농업, 환경 보호, 과학 연구, 교육, 도시계획, 그 밖에 다른 분야를 책임지는 기관들의 활동이 요구되고 있다. 보건부는 스트레스가 질병 발생에 끼치는 영향과 노령화에 따라 나타나는 노동의 구조조정에 맞닥뜨리게 될 것이며, 그 결과 노조의 의견이 필요하게 될 것이다. 생물 다양성의 보존과 보호를 위한 프로그램은 농업과 연결되어야 한다. 사람들에게 주거를 제공하는 것이 첫째 목적인 도시계획은 도시농업, 물리적 환경, 도시의 기후, 지역의 사회적 통합, 마지막으로 도시와 지방의 물질대사 전체도 고려해야 한다.

물론 모든 사회에서는 전체의 각각 다른 측면이 상호작용한다. 하지만 사회주의 출현 전에는 이런 상호작용이 더 큰 사회적 목표와 연결되지 않은 각 부분의 비교적 자율적이고 고유한 동학에 따라 자연 발생적으로 일어났다. 그 결과는 자연, 토지이용, 질병 스펙트럼과 그 결과의 독특한 관계 패턴이었고, 그러한 관계 속에서 인류 복지에 나타난 영향은 부산물, 즉 부수 효과일 뿐이었다.

이런 사회주의에서의 수렴과 통합은 직접적으로는 발전의 문제점과 기회로부터, 간접적으로는 마르크스주의적 통찰의 의식적 적용으로부터 발생한다. 이것은 생활수준 향상에 대한 요구와 지속 가능성에 대한 요구 사이의 모순의 결과다. 이러한 모순을 해결하는 길은 생활수준 향상을 에너지와 물질적 소비의 끝없는 향상이 아니라 삶의 질 향상을 의미하는 것으로, 즉 집단적인 소비를 강조하는 것으로 받아들이는 것이다. 당면한 생존의 문제를 넘어 물질적 조건이 향상되면 사회의 모든 측면이 상호작용하고 서로를 강화할 수 있는 장기적 방향으로 시 · 공간의 지평이 넓어진다. 동시에 갈수록 의식적으로 되어가는 마르크스주의는 통합 전략과 전체성, 연결 관계를 분명하게 드러내주며, 그런 복잡성에 대면할 수단을 제공해준다.

반면에, 혁명적인 사회가 자본주의로 되돌아가게 되면 그 사회는 여러 부분으로 파편화된다. 소련 경제의 전 분야는 1990년대의 대약탈과 사유화 이전부터 오직 외부 시장을 통해서만 서로 상호작용하는 자본주의적 기업으로서 사회의 나머지 부문들과 대면했다. 소련의 생태학 또한 쇠퇴했다. 1920년대 소련 생태학은 세계 과학의 선두에 서 있었다. '생물권(biosphere)' 개념을 제시했고, 원시 지구의 화학적 진화로 생명체가 탄생했을 가능성을 제기했으며, 토양학과 생물지리학을 낳았다. 하지만 국영기업에서조차 자본주의적 관계가 다시 출현하면서, 생태학은 발전 전략에 적용되지 않고 재원이 회수되면서 약화되기 시작했으며, 결국 바이칼 호 보호계획을 세우는 정도의 고립된 활동으로 축소되었다. 생태학은 지적으로도 시들어가기 시작했다. 환경 보호는 오염행위에 부과되는 벌금으로 일부 살아남았지만 거대 기업들은 그저 벌금을 5개년 계획의 생산비용으로 예산에 포함시키면 그만이었다. 1932년에 소련 학자들이 과학의 사회적 결정요인을 지적하여 국제과학사학회를 깜짝 놀라게 했지만, 1950년대에 과학과 과학기술은 그저 생산요소로 취급되었다. 브레즈네프(Leonid Brezhnev) 정권 막바지에 소련은 침체된 경제를 살리기 위해 정치적으로 중립적인 '과학적이고 과학기술적인 혁명'이라는 아이디어에 의지했다. 현실적 난제와 마르크스주의의 위기에 직면하여 소련 지도자들은 실용주의, 지정학(地政學), 그리고 자유주의적 소비주의에 기반을 둔 정책을 고안하기 위해 전 세계를 포위한 지적 도구를 차용했다. 이것은 자본주의의 복구자들에게는 무장 해제된 미약한 저항에 불과했다.

소련과 쿠바의 대조적인 경험은 발전에서 아이디어의 역할이 무엇인지 보여준다. 마르크스주의에 대한 형식적인 헌신은 발전을 진척시키거나 지체시킬 수는 있더라도 그 자체만으로 발전을 결정짓지는 못한다. 유럽에서의 사회주의 쇠퇴도 마르크스주의를 손상시켰다. 현존하는 모든 것에 대한 활발하고 급진적 비판이던 마르크스주의는 국가적 행사에서나 가끔 언급되는 융통성 없고 독단적인 변명이나 무익한 지연작전으로 격하되었다. 그러나 쿠바에서 현재 나타나는 통합적인 발전 경로는, 마르크스주의가 창조해낸 것은 아니지만 일정 부분 참여했으며 새롭게 등장하고 있는 사회주의적 관계에 의해 고양될 것이다. 특히 쿠바에서 마르크스주의는 실용주의적 '근대화'와 발전에 대한 변증법적 관점 사이의 갈등에서 능동적인 존재였다.

농업노동의 혁신

사람은 깨어 있는 시간 중 3분의 1에서 절반을 일하는 데 쓴다. 따라서 작업환경은 보통 '환경' 문제로 고려되지는 않지만 건강과 삶의 질에 매우 중요하다. 쿠바에서 노동의 변화는 아마도 기업에서 제일 먼저 일어날 것이다. 하지만 농업노동에서의 변화 또한 그리 멀지 않은 일이며, 서로 다른 사회적 필요의 집중을 사회주의적 발전의 특성으로 보는 우리의 관념을 탐구할 기회를 제공할 것이다. 농업노동의 변화는 네 가지 맥락, 즉 농업 생산성, 보건, 인구학, 그리고 사회적 · 정치적 참여에서 집단적인 의제에 속한다.

새롭게 생태학적으로 유도된 농업은 지역의 특수성을 뚜렷하게 반영한다. 조경, 지역 기후, 미기후, 지질학, 토양의 유형, 토지이용의 과거사, 어떤 지역의 식물 분포와 동물 분포와 같은 외형들은 모두 한데 혼합되어 특별한 방법으로 관리되어야 하는 독특한 상황과 그 장소에 적합한 수단으로 대처해야 하는 비상사태 같은 것을 만들어낸다. 쿠바 전 지역에서 수천 명의 농업경제학자를 동원한다고 해도 이 일이 성사될 수는 없다. 직접 생산에 종사하는 사람들이 상황을 평가할 수 있어야 하며, 누구와 상의할지 알아야 하고, 어떤 과정을 따라야 할지 결정해야 하며, 그리고 나서 그것들을 실행에 옮겨야만 한다. 여기에는 육체노동과 정신노동의 결합과 의사결정의 자율성이 필요하다.

산업보건 연구는 심장병과 같은 만성병의 유행이 사회적 작업환경과 매우 관련이 깊음을 보여준다. 로버트 캐러섹(Robert Karasek)과 동료 연구진들은 노동의 도전에서 오는 직업 스트레스는 노동자가 그 도전에 대항할 자율성이 있다면 실제로 건강에 유익하다는 점을 보였다. 하지만 높은 스트레스가 낮은 자율성과 결합할 때 이는 불안과 심장마비를 일으키며, 낮은 수준의 도전과 자율성은 우울증을 일으킨다. 또 하는 일이 도전적이면서 높은 자율성을 향유하는 사람들은 직업 외의 활동에도 참여도가 더 높다. 그들은 사회적 · 문화적 · 정치적이며 오락적인 활동에 더 많이 참여한다. 그리고 이런 현상은 이직 후 한두 달 또는 일 년 이내에 비교적 빠르게 나타난다. 따라서 도전적이며 폭넓은 의사결정 공간을 가진 탄력적이고 다양한 일은 노동자의 건강뿐 아니라 사회 운영에 집단적 참여를 최대화하는 데도 큰 의미가 있다. 나는 이 제안을 쿠바 환경에서 실험해보는 연구 프로젝트를 제안하려 한다. 마지막으로 유의해야 할 점은 알맞은 스트레스 수준과 자율성 수준의 구성은 사람들마다 각자 다르다는 것이다. 경제가 완전고용과 비교적 평등한 임금 수준으로 성장하고 있을 때, 사람들은 편안한 수준의 도전과 자율성을 포함하는 직업 만족도를 위해 적극적으로 그들의 고용을 추구하는 정당을 선택할 것이다.

쿠바의 캄페시노[9]는 이제 교육을 많이 받아서 평생 마체테[10]를 휘두르며 살고 싶어 하지는 않는다. 사람들이 살고 일하는 장소를 결정하는 데 직업 만족도가 주요 요인이 되어감에 따라, 농장일이 그 일을 하는 사람의 충분한 성장을 더 뒷받침해주지 않는다면 도시로의 인구 이동은 갈수록 심해질 것이다.

인구는 노령화하고 있다. 출산율과 사망률이 함께 낮아지면서 평균 연령은 계속 높아질 것이며 격렬한 육체노동에 적합한 연령 집단은 총인구에서 갈수록 적은 부분을 차지하게 될 것이 분명하다. 자본주의

9 campesino. 라틴아메리카의 농장 노동자 — 옮긴이.

10 machete. 중남미 원주민이 벌채에 쓰는 칼 — 옮긴이.

하에서 한 가지 해결책은 더 적은 임금을 받는 노동자들을 더 가난한 국가에서 수입해 오는 것이다. 이런 현상은 유럽과 북미에서 이주노동자들이 환영받는 동시에 인종주의의 맥락에서 박해받는 패턴을 낳았다. 또 다른 해결책은 노동생산성을 증가시키는 것이다. 이는 보통 착취를 강화하고 에너지와 원료에 대한 투자를 늘리는 것을 의미한다. 일부 생산성 향상은 이러한 수단을 필요로 하는 것이 아니라 좀 더 사고 집약적인 노동과 기술의 사용을 요한다. 하지만 조만간 퇴직 연령이 상향 조정되는 문제가 발생할 것이다.

대부분의 사람들이 경험하듯이, 그러한 조치는 매우 부당할 수 있다. 왜냐하면 퇴직은 대다수 노동자에게 해방을 의미하기 때문이다. 미국에서는 너무나 많은 노동자가 65세 이후에도 건강 상태를 훨씬 더 악화시키는 직장에서 계속해서 일을 하도록 강제된다. 바로 연금, 임금, 보건의료에서 손해를 보기 때문이다. 하지만 전문직 종사자들과 지식인들에게 퇴직은 보통 형벌처럼 느껴진다. 미국 대학에서 할 수 있는 한 계속해서 일할 권리를 획득한 것은 일종의 승리였다. 이 두 가지 경우의 차이는 전문직이 높은 수준의 자율성을 향유하며 실험 · 교수 · 학습과 같은 다양한 업무 사이에서 자유롭게 움직이며 일할 수 있다는 데 있다.

그러므로 농업노동의 변화는 생태학적 생산, 건강 개선, 지역주민 유치, 인구학적 변화, 그리고 사회 참여에 대한 요구를 만족시킨다. 농업노동의 변화를 필수적으로 만드는 것은 바로 이런 별개의 사회적 목표들의 수렴이다. 노동자와 계획자의 학력 수준이 높아지고 사회주의 발전에서 수렴의 역할이 인식되면서 이것이 가능해지고 있다.

생태사회적 곤란 증후군

생태사회적 곤란 증후군(Eco-social Distress Syndrome)은 인간과 자연 사이의 중층적이며 광범위한 역기능 관계를 말한다. 여기에는 재생 불가능한 자원을 고갈시키거나 재생 가능한 자원의 과잉 개발하거나 우리의 주요 생명유지장치(농업, 어업, 삼림, 목초)를 손상시키는 것이 포함된다. 이는 아직 그 영향이 연구되지 않은 1만 개의 합성분자로 구성된 역사적으로 새로운 화학권(chemosphere)으로 우리의 환경을 오염시킨다. 이것은 생물권(biosphere)의 생물 다양성을 위협한다. 또한 새로운 전염병을 일으켜 미생물 세계와 우리의 관계를 변화시키며, 우리의 인구학을 변화시키고, 우리를 새로운 상황의 복잡성과 대결하기에는 부적합한 지식과 무지의 패턴 속에 남겨놓는다.

이것은 우리가 5만 년 만에 직면하는 최초의 위기는 아니다. 다른 문명도 사회적 · 환경적 위기에 직면했으며 다음 세 가지 방법 중 하나로 대응했다. 첫째, 다른 장소로 이주하되 기존의 생활방식은 유지하는 방법, 둘째, 생활방식을 바꾸고 같은 장소에서 계속 거주하는 방법, 셋째, 둘 중 한 가지도 실행하지 못해서 지금은 그 존재가 부서진 그릇, 화살촉, 무덤 터로만 남아 있는 경우가 그것이다. 때때로 그들은 생산량의 감소를 침략과 약탈로 보완하기도 했다. 최고의 군사력을 가진 국가의 경제가 기울어가는 것보다 더 위험한 것은 없다.

하지만 현재의 위기는 전 지구적이라는 점에서 이전의 위기와는 다르다. 즉, 지구 저 깊은 곳과 저 높은 대기에까지 뻗어 있고 우리 삶의 다양한 측면에 영향을 미치며 그 영향이 더 오래 지속되고 되돌리기는 더욱 힘들어진다는 점에서, 현재 위기는 우리 종(인간)의 일반적 위기이자 동시에 4~5세기에 걸쳐 자본주의 체제에서 발생했으므로 자본주의 시스템의 특수한 위기라고도 할 수 있다.

이 위기의 한 측면은 생활수준의 향상, 형평, 지속 가능성에 대한 요구가 충돌한다는 데 있다. 현재 부유한 국가들의 소비 패턴이 지속되고 개발도상국들이 유럽·북미 국가들의 에너지, 물질과 토지이용을 좇아가고자 한다면, 지구는 우리를 오랫동안 부양할 수는 없을 것이다. 하지만 이 세 가지 정당한 목표가 충돌한다면, 그것은 우리가 너무 적게 요구했기 때문이다. 그렇다면 생활수준의 향상을 소비주의가 아닌 삶의 질의 관점에서 이해할 경우에만 생존과 평등은 가능해질 것이다.

소비주의에 대한 비판은 부유한 자들의 금욕주의에 근거해서는 안 된다. 우리는 현재 수십억의 인구가 더 많은 재화를 원하고 있다는 것을 지각해야만 한다. 하지만 우리는 그 이유를 분석할 수가 있다.

첫째, 가난한 사람들은 더 나은 의식주와 교통, 그리고 보건의료를 실질적으로 필요로 한다. 이는 국내총생산(또는 현재 탐구되고 있는 더 나은 척도)이 1인당 5,000~1만 달러 정도에 상응하는 수치에 도달할 때라야 가능하다.

둘째, 생존을 위해서는 확장되어야만 하는 자본주의 경제가 만들어낸 생활필수품들이 있다. 공공 또는 개인에게 자동차는 실제로 필수품이 되었다. 이는 부동산 가치에 의해 결정되는 도시 개발이 주거와 업무 지역을 분리해 고밀도 주거지를 만들어냈기 때문이다. 이와 동시에 오염산업들은 건강을 위해 직장에서 거리를 두고 거주하도록 만들었다. 현재 미국에서는 휴대전화를 또 다른 '필수품'으로 만들기 위해 공중전화가 사라지고 있다. 자본주의 기업 간의 경쟁은 속도에 우위를 둔다. 오늘날 전 세계에서 대부분의 비행기 여행과 호텔 숙박시설은 '사업'(회의, 판매 노력, 신속 배송)의 결과다. 반면 대부분의 건축물은 주거용이 아닌 사무용이다.

셋째, 축적된 자본이 초과 생산력을 창출하면서, 판매 노력은 기업 지출이 차지하는 비중을 증가시킨다. 개인주의적이고 경쟁적인 사회에서 사람들은 소유물을 축적함으로써 자존감을 찾으려는 지속적인 압력을 느낀다. 사람들로 하여금 점점 더 많은 종류의 다양한 상품이 필요한 듯이 느끼게 하는 것이 광고의 목적이다.

마지막으로, 부유하며 힘 있는 자들의 소비 패턴은 그 물건의 어떤 본질적 가치를 훨씬 넘어선 위세를 얻는 것처럼 보인다. 바빌로니아가 유대국을 정복하고 유대인 지배계급을 메소포타미아로 끌고 갔을 때, 유대인들은 '세계 자본'의 호화로움에 현혹되었고 그들 중 다수는 70년 후 키루스 황제 치하에서 고향으로 돌아갈 수 있는 기회를 마다했다. 예수 시대에는 로마가 그런 곳이었다. 헤롯은 로마에서 로마의 관습을 배우고 로마 파티에 참석하고 모든 주요 인물들을 만나며 몇 해를 보냈다. 그리고 그는 로마 문명의 환희를 고대 이스라엘에 가져오려고 노력했다. 지금은 미국이 바로 그런 곳이다. 코카콜라부터 야구모자와 CD에 이르기까지 모든 것이 미국산이라는 이유만으로 그럴싸한 가치를 획득한다. 학자들마저도 미국 저널에 연구물을 등재함으로써 검증받으려 한다.

그러므로 소비 패턴이 변하기 위해서는 토지이용과 거주 유형의 변화뿐 아니라 집단성과 상호 간의 보살핌 문화가 필요하다.

일단 이것이 우리의 목표가 되고 나면, 우리는 정치적이자 과학적인 의제를 마주하게 된다. 정치적 의제는 전 세계적으로 수행되고 있으며 널리 알려져 있다. 과학적 의제는 어떤 경작 방식이 충분한 식량을 보장해주고, 물 · 공기 · 토지를 보호하며, 삶의 질을 향상시키는 거주지를 제공하고, 종의 다양성을 보존하는지, 그리고 거주하기 좋은 도시를 설계하는지 질문하도록 만든다. 다양한 사회주의적 목표가 필연적으로 수렴하는 지점이 바로 여기다.

6장

생태학자의 관점으로 본 건강

생태학은 전체성, 복잡성, 상호작용, 맥락, 역동성, 역사성의 과학이다. 생태학은 어떤 상황에서만 일어나는 일들이 있다는 사실을, 원인의 경로는 쌍방향 모두로 흐른다는 사실을, 그리고 무엇인가가 지금 어떤 방식으로 존재하는 이유는 과거에 그런 방식을 습득했기 때문이라는 사실을, 즉 역사가 중요하다는 것을 끊임없이 일깨워준다. 또 다른 학문과 마찬가지로, 다른 학문에서는 모호하다고 여길 수 있는 현상을 분명하게 만들어주는 자신만의 사고방식과 제기해야만 하는 특정 질문, 관례적으로 따라야만 하는 절차가 있다.

이 글에서는 '모든 이의 건강'[1]이라는 목표를 생태학적 관점에서

* 이 글은 Robert Wood Johnson Foundation Investigator Awards in Health Policy Research (with Tamara Awerbuch)가 일부 지원해주었고, Cynthia Lopez와 공동으로 Kansas Health Foundation's Ebert Lectureship으로부터도 도움을 받았다.

1 health for all. 1978년 세계 각국의 보건의료 분야 전문가들이 알마아타에 모여 천명한

살펴보고 이 관점의 정책적 함의를 제시해보려 한다.

'정책'은 모호한 의미를 지니고 있다. 정책이 하나의 전문분야로 부상한 뒤로는 일반적으로 자원 할당에 대해 권고하는 일이나 규제를 부과하는 일을 뜻하고 있다. 정책은 일반적으로 정책 연구의 구매자들, 즉 '의사결정자'라는 중립적인 이름으로 불리는 경제와 정부의 소유자들에게 권고된다. 정책학자들이 제공하는 권고의 타당성은 정책 결정자들이 적어도 원칙적으로 그것을 수용할 수 있느냐에 따라 결정된다. 따라서 그들의 작업은 정책 구매자들과 공유하는 제약과 경계의 맥락에서 이루어지며, 이러한 제약은 너무나 당연하게 여겨지기 때문에 정치적 제약만큼 언제나 가시적인 것은 아니고 '자연스럽게' 보인다. 하지만 공공의 이익, 지역사회, 노조, 배제된 유권자에 초점을 맞추는 더 폭넓은 정책 영역도 존재한다. 딜레마는 바로 여기에 있다. 즉, 우리 사회의 상식적인 제약을 수용한 정책 권고안들은 장기적으로 볼 때 보잘것없고 부적합하지만 핵심 가정에 도전하는 정책안들보다 채택될 가능성이 훨씬 높다는 것이다. 이 글에서 제안하는 정책들은 기존과는 다른 가정에서 다른 제약을 받아들이거나 완화하는 장·단기적 조치를 목표로 한다.

생태학적 관점은 우리 종(인간)과 자연 사이의 관계뿐 아니라 종들 간의 관계와 관련되어 있다. 하지만 여기서 말하는 것이 일반적인

세계보건기구의 선언. 불평등한 세계 보건의료 체계에 대한 반성과 이를 해결하기 위한 전 세계적인 노력의 의지를 담고 있다 — 옮긴이.

우리 종과 환경의 관계는 아니다. 사회마다 자연과 맺는 관계는 각각 다르며 이런 관계가 위기에 직면하게 될 때 생태와 사회적 배치가 모두 극적으로 변화할 수 있다.

동아프리카 사바나에서 종이 생겨나서 세계로 뻗어 나간 수백만 년 동안 우리는 많은 종류의 기후적 · 사회적 변화에 직면했다. 추운 기간과 따뜻한 기간의 반복, 사하라 지역과 남아메리카와 북아메리카 남서부 지역의 알티플라노(altiplano) 고원의 사막화, 유럽의 빙하 소멸과 소빙기 때 추위의 재래, 북아메리카에서의 거대 포유류 멸종와 태평양에서의 대형 조류 멸종, 인구의 압박, 전설과 신화에 그토록 강한 인상을 남겼던 화산 폭발로 인한 거주지 황폐화와 해수면 변화로 인한 홍수 같은 것들이 바로 그런 변화에 해당한다. 사람들이 세계 각지에서 농업과 목축을 발전시킨 이래로 수만 년 동안 우리는 이주와 기술적 발명, 사회적 혁신을 통해 이런 위기에 대처해왔다. 때로는 위기 대처에 실패해서 그 노력이 그저 조각난 도끼머리, 부서진 도기의 파편과 유골을 통해서만 알려져 있는 경우도 있다. 이런 역사 내내 사회에서의 변화는 우리와 자연의 관계를 변화시켰을 뿐 아니라 심지어는 우리의 생물학까지 변화시켰다. 반면에 자연에서의 변화는, 그것이 우리가 유발했건 독립적으로 일어났건 간에, 전체 사회의 총체적인 붕괴에서부터 서로 간의 새로운 관계 방식과 식생 및 기후에 이르기까지 다양한 사회적 반응을 불러일으켰다.

현재의 생태사회적 곤란 증후군은 또 하나의 그러한 위기다. 이것은 자원 고갈, 환경오염, 새로운 질병, 멸종, 기후변화, 인구학적 불균형, 소외, 불평등과 사회적 분열의 증대, 국가적 분쟁,[2] 그리고 우리의 복지와는 무관한 과학기술의 변화처럼 다차원적으로 널리 퍼져 있는 위기다.

이런 위기의 다양한 측면은 한 문제를 완화하려는 노력이 보통은 다른 문제를 악화하는 방식으로 서로 강하게 연결되어 있다. 예를 들어 자동차의 연비 개선은 이동을 좀 더 효율적이게 만들어 사람들이 더 먼 거리에서 출퇴근할 수 있게 하지만 교통량을 증가시킨다. 낮은 등급의 광물질을 찾아내는 새로운 방법은 추출을 위한 에너지 소비와 쓸 수 있는 광물질 톤당 오염량을 증가시켜 광물 원산지 주민들의 생활을 파괴한다. 생산량 증가는 미량원소의 고갈을 가속화한다. 보건 용도로 쓸 새로운 식물 추출물을 위한 탐사 작업은 열대우림을 침범하고 토착민 집단을 세계시장으로 끌어낸다. 출산율 저하는 부양받아야 할 인구 비율을 증가시키며, 가용 노동력과 '경제'가 필요로 하는 소비의 성장을 감소시킨다. 의학의 진보는 매우 유독한 의료 폐기물의 생산을 증가시

2 나는 '인종 분쟁(ethnic conflict)'보다는 '국가적 분쟁(nationalist conflicts)'이라는 용어를 선호한다. 왜냐하면 후자는 정치적 선택이 개입되어 있다는 점을 분명히 나타내주는 반면 전자는 단순히 서로 다른 인종이라는 이유만으로 나타나는 사람들 간의 본질적인 적대라는 의미를 내포하기 때문이다. 불평등과 위계가 일반화되면 이는 흔히 인종이나 혈족 관계의 선을 따라서 사람들을 분리하며, 그 결과 평등과 정의를 위한 투쟁은 인종 집단 간 갈등의 형태를 띠게 된다. 최근에 발칸에서 일어난 분쟁은 집단 간의 근본적인 양립 불가능성를 다시 한 번 뚜렷하게 드러낸 사건이라기보다는, 오히려 국제적 사회주의와 계급 충성이 계급 경계를 가로지르는 맹목적 애국주의(쇼비니즘)로 교체되는 것을 보여준 사건이다.

킨다.

현재의 위기는 전 지구적이며, 양적으로 더 심각하고, 과거 위기들보다 우리 생존의 더 다양한 측면을 포함한다는 점에서 독특하다. 현재의 위기는 자연의 더 여러 면에 침투하고 있으며, 육지와 해양, 그리고 성층권 밖에까지 영향을 미치며, 더 빠르게 전개되는 동시에 더 영속적인 영향력을 가지고 있다는 점에서 그러하다.

또한 현재의 위기는 세계 자본주의라는 맥락에서 일어나고 있다는 점에서 특별하다. 세계 자본주의는 우리가 우리 서로, 그리고 자연적 과정들과 조우하는 규칙의 주요 결정요소다. 그러므로 이 위기는 인류의 위기이자 자본주의의 위기이기도 하다. 다음에서는 건강에 대한 더 폭넓은 생태학적 관점을 적용하고 있는 몇 가지 명제를 기술할 것이다. 이는 '모든 이의 건강'이라는 문제를 제기하는 방식을 어떻게 변화시킬 수 있는지, 그리고 우리가 어디서 해결책을 찾을지 보여줄 것이다.

1. 건강을 추구하는 것은 영구적인 과정이다

건강은 한번 획득하면 영원히 지속될 수 있는 어떤 행복한 최종 상태가 아니다. 건강은 단순히 질병 목록에서 우리의 과학기술이 해결한 질병을 하나씩 제거해가며 나쁜 건강 상태에서 좋은 건강 상태로 진보하는 것이 아니며, 한 인구집단에서 다른 집단으로 옮겨가며 '모든 이의 건강'이라는 목표에 도달하는 것도 아니다. 의학 전통은 질병을 어떤 건강한 상태에서의 이탈이나 정상으로부터의 동요로 보는 반면에, 생태학은 유기체를 변화하는 환경 속에서 끊임없이 변화하는 것으로 본다. 유기체인 우리는 환경과 자신의 내적 역동과 조응하면서, 받아들일 수 있는 상태에서 멀어졌다가 다시 그 상태를 향해 회복해가는 것을 끊임없이 반복한다. 건강한 유기체 또는 개체군이란, 새롭거나 반복되는 상황에 대처할 수 있는 자원, 어려운 시기를 견뎌낼 여력, 그 자원을 필요한 곳에 동원할 수 있는 융통성, 파괴적인 영향을 가능한 한 잘 예견하고 더 최악의 사건을 최소화하는 환경을 만들 통찰력을 가지고 있는 집단을 말한다.

이는 서로 다른 방식이긴 하지만 개인, 공동체, 그리고 개체군에도 적용된다. 물리적이면서 사회적인 우리의 환경은 지속적으로 변화하고 있다. 자연환경, 과학기술 환경, 인구 이동, 작업 관행, 경제적 · 사회적 관계, 토지이용, 도시 개발 또는 기후와 같은 모든 물리적 주변 환경의 변화는 외부 영향에 대한 노출과 그 영향력에 대한 취약성의 양상을 변화시킨다. 그러므로 우리의 환경에서 일어나는 모든 변화는 또한 우리의 생물학, 건강, 그리고 역학의 잠재적인 변화이기도 하다. 그리고 우리 자신의 활동뿐 아니라 외부적 과정으로 인해 환경은 항상 변화하고 있기 때문에 새로운 건강 문제가 끊임없이 일어난다.

우리에게는 이런 문제에 맞설 수단이 있다. 바로 우리의 부유한 사회다. 현재를 유지하고 재생산하는 데 드는 국가적 노력은 줄여야 하며, 대신에 건강, 복지, 자기결정을 위한 물질적 · 지적 · 문화적 가능성을 창조함으로써 미래를 준비하는 노력을 늘려야 할 것이다. 하지만 우리 사회에서 일어나는 일들 대부분은 인간의 필요에 대한 고려 없이 이루어진다. 우리의 건강은 보통 경제의 '부수 효과'이며, 따라서 우리 자신의 행위에서 나오는 유해한 영향을 개선하는 데 드는 노력과 비용이 증가하고 있다. 건강을 보호하고 증진하는 일는 사회와 개인의 영구적인 활동이다.

2. 건강은 보건의료나 전통적인 공중보건보다 더 넓은 영역에서 결정된다

질병은 노출, 전파, 몸의 방어체계와의 충돌, 치료를 위한 개입, 결과 단계로 나뉠 수 있는 연쇄적인 사건을 거쳐 발생한다. 전염병의 경우에는 충돌 단계에 병원체의 군체 형성도 포함된다. 하지만 이 단계들은 각각 그 자체가 복잡한 인과의 결과다. 예를 들어, 노출은 유해 화학물질에의 노출을 의미할 수도 있다. 우리가 유해 화학물질에 노출되는 이유는 그런 물질이 생산되어 환경으로 누출되기 때문이다. 유해 화학물질이 생산되는 이유는 그 물질 또는 그 물질이 개입되는 다른 생산물들을 위한 시장이 존재하기 때문이다. 유해 화학물질이 누출되는 이유는 생산과정에서 그 물질들이 나오기 때문이며, 환경 규제가 그런 생산과정을 허용하기 때문이다. 우리가 유해 화학물질을 직접 접하는 이유는 그 물질들이 우리가 거주하는 곳 가까이에서 누출되기 때문이다 (여기서 얼마나 '가까이'인지는 그 물질의 물리적 성질, 대기나 물에서의 이동,

그리고 그것들을 없애는 물리적 · 생물학적 과정에 좌우된다). 만약 유해 화학물질이 병원체라면, 우리가 그 물질들과 접촉하게 되는 이유는 그 물질들이 식품 생산과 처리, 폐기물 처리, 이전에는 자주 접촉하지 않았던 종들과의 접촉을 통해서 대기와 물로 유입되기 때문이며, 우리가 생태계를 교란시켜 질병을 야기하는 종들을 자연적으로 통제하지 못하고 풀어놓았기 때문이며, 동물들이 사육장이나 도살장, 포장 공장에 밀집되어 있기 때문이다. 그 물질들은 쥐를 통해 우리에게 옮겨지는데, 이는 삼림 벌채, 포식자 제거, 곡물의 단일재배로 쥐의 개체 수가 많아졌기 때문이거나 도시 쓰레기가 잘 수거되지 않아서 쥐들이 쓰레기통 주위에 모여 병균을 교환할 수 있게 되었기 때문이다. 또는 그 물질들이 우리에게까지 도달하는 이유는 철새들이 쉴 수 있는 안전한 연못들이 없어지면서 보통 잘 섞이지 않던 종들이 한 곳에 모이게 되고, 이 과정에서 병원균을 내포한 새와 그렇지 않은 새가 접촉하면서 같은 모기에게 물리고 또 그 모기가 우리를 물었기 때문일 수도 있다.

일단 우리가 병원균이나 화학적인 상해와 충돌하게 되면, 이는 우선 장, 생식관, 폐, 또는 피부를 통과할 수 없기 때문에 우리는 이런 균이 몸에 들어오지 못하게 할 수 있다. 그러나 영양부족 상태이거나 과거에 자극원에 노출된 적이 있거나 보균자라면, 병원균은 이런 표면에 좀 더 쉽게 침투할 수 있다. 우리 몸 안에서 유해물질은 간에서 해독되거나 신장에서 걸러질 수 있으며 림프구와 항체의 공격으로 없어질 수도 있다. 하지만 우리의 해독 메커니즘이 약화되거나, 영양결핍 상태이거나, 신경이나 화학 경로를 통해 퍼져서 우리의 취약성을 증가시키는 오염원 · 병원체 · 스트레스원(정신적 · 신체적 외상, 안전에 대한 끊임없는 위협, 모욕과 희롱, 불안정, 불평등)에 노출되어 면역체계가 약해지면 방어는 실패할 수도 있다. 그리고 마지막으로 우리가 이용 가능한 의료 서비스를 설계하고 적절한 때에 그것을 이용할 수 있는 지식을 가지고 있다 하더라도, 그러한 의학적 치료의 도움을 받을 수도, 받지 못할 수도 있다.

이 모든 경로는 결국 외부로 인도된다. 즉, 우리의 생리적 핵심으로부터 우리 눈앞에 있으면서도 멀리 떨어진 사회적 · 물리적 환경으로, 그리고 거기서부터 무엇이 , 왜, 어떻게, 누구에 의해 생산되는지, 그리고 누가 최종 산물을 가져가는지를 결정하는 정치경제로 인도한다. 우리의 건강은 전체 사회에서 일어나는 사건에 좌우된다.

우리 삶의 유기적 구성에서 그 어느 부분의 변화라도 우리의 건강에 영향을 미칠 수 있다. 그러므로 어떤 변화가 심사숙고해서 계획되었다 해도 먼저 건강영향평가를 실시해야 하며 건강에 미칠 영향을 미리 검토해야 한다. 단기적으로는 보건 당국자들에 의해 부서 간 건강 협의회가 소집되어야 하며, 여기에는 경제 · 사회 정책, 농업, 도시 개발, 환경 규제, 산업디자인, 공원과 야생생물, 교육과 식품 품질을 맡고 있는 관련 기관들이 참여해야 한다. 그리고 그들은 자신의 활동이 건강 문제에 어떤 의미가 있는지, 그리고 자신의 영역에서 벌어지는 일들이 잠재하는 건강 문제의 지표가 될 수 있는지를 고려해야 할 것이다. 주거지역과 직업 집단을 대표하는 비정부 참여자들도 여기에 참여하여 자신들의 경험과 상상력, 관심사를 제공해야 할 것이다. 이런 협의회의 과제는 건강영향평가의 기준을 마련하고 전반적인 정책 문제를 검토하며 보건 전략을 개발하는 것이다. 하지만 결국 우리는 자원(인적 '자원'도 포함해서) 이용에 대한 지속 가능한 생태학적 전략이 오로지 판매를 통해 이윤을 얻는 것만을 목적으로 물건을 생산하는 지배적인 상품 생산 방법과 과연 양립할 수 있는지에 의문을 제기해야만 한다. 자본주의의 확장하려는 성향, 인간 삶의 더 많은 부분을 상품화하려는 의지, 인간을 미래 고용주들의 이익을 위한 인적 자본으로 보는 시각, 그리고 '경제'에 좋은 것과 인간에게 좋은 것을 분리하는 자세 등을 자본주의는 단호하게 명령한다. 이에 대해서 적어도 우리는 과연 인간에게 우호적인 개발 경로는 어떤 모습일까 하는 질문이라도 던져야 한다.

3. 인간생물학은 사회화된 생물학이다: 각 사회는 자신만의 인간생물학을 만들어낸다

우리의 인체와 기능은 우리 종의 진화론적 역사에 뿌리를 두고 있지만, 수천 년 간의 사회적 상호작용과 우리만의 거주지를 만들어내면서 변형되었다. 요컨대, 우리가 꼭 음식을 섭취해야만 하는 것은 식물이 아니라 동물이기 때문이고, 우리가 악어보다 더 많은 양의 음식을 섭취하는 것은 포유동물이며 체온을 유지해야 하기 때문이다. 우리가 설치류나 벌새처럼 하루에 체중의 20~40%를 섭취하지 않고 1~2%를 섭취하는 것은 다소 큰 포유동물이기 때문이다. 하지만 우리가 무엇을 얼마나 자주 섭취하는가, 만족스러운 끼니는 무엇으로 구성되는가, 누구와 함께 식사를 하는가 또는 누구와는 결코 함께 식사하고 싶지 않은가, 누가 메뉴를 결정하는가 또는 설거지를 하는가 등의 문제는 영양의 생화학으로는 추론될 수 없다. 먹을 수 없는 것을 먹을 수 있는 것으로 바꾸고 음식의 저장하는 우리의 과학기술 역량으로 인해 우리의 식단은 식량 유기체의 계절성이나 구성에 직접적으로 의존하지 않아도 된다. 이와 같은 변화는 대부분 건강을 고려하지 않은 채 조건을 변화시키는 무수한 결정에 영향을 미친 '개발' 과정에서 일어났다. 즉, 우리의 건강은 경제적 노력의 부수 효과다.

우리의 호흡은 분명히 산화대사 과정에 기원을 둔다. 하지만 우리가 얼마나 깊고 빠르게 호흡하는지, 그리고 폐 안으로 무엇을 들이 마시고 내쉬는지는 우리의 물리적 · 사회적 주변 환경의 기능이며, 그것에 대한 우리의 감정적 반응이다. 신체의 자세는 단순히 우리 조상이 직립보행을 습득한 데 따른 기계적 결과일 뿐만 아니라, 모든 이가 알고 있듯이 세계에서 우리의 사회적 위치를 반영한다. 그리고 성(sex)은, 비록 역사적으로 생식에서 비롯되었지만, 다윈 적응도(Darwinian fitness)를 극대화하기 위한 진화라고 이해할 수는 없다.

질병이 제거되면 새로운 질병이 생겨나고 예전의 질병이 다시 돌아올 수 있다. 그러므로 건강한 개인이란 항상성 기제의 위계로 환경 변화에 효과적으로 반응할 수 있는 사람을 말한다. 항상성 기제 중 어떤 것들은 혈당이 올라가면 인슐린을 분비하는 것, 더우면 땀이 나는 것, 운동을 하면 호흡이 가빠지는 것과 같이 생리적이다. 그리고 어떤 것들은 배고프면 먹는 것, 지치면 쉬는 것과 같이 행태적이다. 하지만 이런 방어 행동을 취할 수 있는 역량은 우리의 사회적 지위, 지식과 기술에 달렸다. 여전히 다른 회복 기제들은 협력적인 노력 — 우리가 직접적으로 그리고 노동으로 서로에게 제공하는 수천 가지 서로 다른 종류의 서비스 — 에 달렸다.

더 나아가 '환경'은 수동적으로 주어지는 '저 밖에' 있는 것이 아니다. 즉, 모든 유기체는 자기만의 방식으로 자신의 환경을 선택하고 변형하고 정의하고 반응한다.[3]

인간에게 환경은 사회적인 동시에 물리적이다. 우리는 여전히 온도, 습도, 낮의 길이, 고도, 그리고 우리 화학권의 8만 가지 합성분자에 영향을 받는다. 우리는 이루 다 헤아릴 수 없는 수많은 미생물 종의 영원한 표적인 살덩이로 만들어졌다. 미생물들은 대부분 인간의 육체를 식민화하려는 시도에 실패했지만, 그중 몇몇은 우리가 약해지는 순간을 포착하면 큰 손상을 일으킬 수 있다. 우리의 환경에는 우리가 주변 환경과 관계를 맺는 방식, 일별 · 계절별 주기에 대한 우리의 반응 패턴과 같은 우리의 활동이 포함된다. 외부 세계는 피부와 내면상피선을 통해 우리와 접촉하지만 또한 두뇌에서 해석된 감각을 통해 우리에게 다다르기도 한다. 그러므로 지지, 존중, 애정, 물질적 · 경제적 자원, 신체적 · 언어적 폭력, 비난, 협박, 불확실성, 과거 사건들에 대한 기억과 미

3 R. Levins and R. C. Lewontin, *The Dialectical Biologist* (Cambridge, MA: Harvard University Press, 1986).

래 사건들에 대한 기대도 모두 우리 환경의 일부분이다. 그것들의 영향력은 두뇌를 통해 들어와서, 알려진 경로와 아직 알려지지 않은 경로를 따라 우리 신체 전체에 침투한다.

우리는 보통 우리의 생물학이 사회에 의해 변형되는 방식들을 과소평가한다. 우리의 몸집, 자세, 평균수명, 생식이 시작되고 끝나는 나이, 생애 동안 혈압이 변화하는 패턴, 스트레스에 반응하는 코르티코스테로이드[4]의 패턴, 그리고 우리가 시각 정보를 이용해 거리를 판단하는 방법에 이르기까지, 모두가 우리의 생활방식에 민감하게 반응한다. 그러므로 우리는 설령 보편적인 것으로 보인다 할지라도 우리가 관찰하는 어떤 인간의 조건을 '인간 본성'으로 설명하는 데 주의해야 할 것이다. 또한 '허용할 수 있는' 노출 수준의 기준을 세우려 할 때에 우리는 언제나 인간의 다양성에 민감해야만 한다. 더 나아가 우리는 이러한 통찰을 이용해 우리 생활방식의 변화가 어떻게 우리의 생물학을 변화시키는지 적극적으로 탐색해야 할 것이다. 예를 들어, 빛은 우리가 보게 하는 것 외에도 여러 가지 방식으로 우리에게 중요하다. 우리가 경험하는 일조시간은 깨어 있고 쉬는 주기와 기분에 영향을 주며 특히 계절성 우울증(SAD: Seasonal Affect Disorder)에 시달리는 사람에게는 더 큰 영향을 미친다. 유럽과 북미 지역에 전등이 보편화되면서 수면시간은 더 줄어들었으며 이전과는 다른 파장의 스펙트럼에 노출되어 있다. 교대근

4 corticosteroid. 스트레스를 받을 때 신체 내에서 변화를 보이는 부신피질 호르몬—옮긴이.

무와 빠른 항공 여행은 일간 리듬(diurnal rhythm)을 흔들어놓는다. 우리는 또한 여러 종류의 보이지 않는 방사선에 노출되어 있다. 식생활은 분명히 변하고 있으며, 식품을 가공 · 저장 · 운송하기 좋게 하거나 시장을 창출하기 위해 더 질 낮게 변화시키는 과학기술에 구속되어 있다. 역사적으로 최근에, 불과 한 세대 사이에 우리의 키, 몸무게, 사춘기 연령, 갱년기 연령, 그밖에 다른 수치들이 변했다. 이것들이 모두 문제가 되는 것은 아니다. 하지만 우리는 어떤 특정한 환경 변화가 특정한 병리를 유발한다는 의심이 생길 때까지 기다려서는 안 된다. 우리는 우리의 병리가 지난 반세기 동안 어떻게 변화했는지, 그리고 우리 사회 내의 각각 다른 사회적 조건들이 어떻게 우리 인체의 내부 작용에 영향을 미치는지에 대한 체계적인 연구에 착수할 필요가 있다.

사회화된 생물학은 우리의 사회적 위치에 강하게 영향을 받으며, 따라서 영양 상태, 혈압, 스트레스 호르몬 수준, 그리고 기타 생리학적 지표들은 소득, 학력, 계급, 인종주의가 표적으로 삼는 집단에서의 차이에 따라 달라진다. 이런 차이는 건강 결과(health outcome)의 격차에 반영되어 있다. 이러한 결론은 확고부동하다. 즉, 우리가 사회적 위치를 소득, 학력, 계급, 직업, 또는 수도관이나 전화 소유 등에 따라 어떻게 분류하든지 간에 이 결론은 유지된다. 연구 방법이 달라서 완전한 비교가 불가능할지라도 이 결론은 유지된다. 건강 결과가 평균수명에 의해 측정되든지, 완전히 기능할 수 있는 삶의 연수로 측정되든지, 또는 특정 사망 · 장애 · 질병의 원인으로 측정되든지 간에 이 결론은 유지된다. 건강의 사회적 결정요소에 관한 연구는 국가 내부에서나 국가 간에나 모두 가난과 불평등이 콜레스테롤 수치나 건강에 위해(危害)가 되는 행동보다 건강 결과에 대한 더 좋은 예측 척도라는 점을 보여주었다. 부유한 국가에서조차 가난은 단지 구닥다리 비디오플레이어를 소유한다는 뜻이 아니라 수명, 안녕(well-being), 신체 장애를 대가로 하는 것임을 깨닫는 것이 중요하다.[5]

불평등은 누구보다도 먼저 취약 집단에게 영향을 미치지만 그 안에서 발생한 빈곤으로 인한 질병은 가난한 이들의 영역에만 남아 있지 않는다. 로드릭 월리스와 데버러 월리스(Rodrick Wallace and Deborah Wallce)의 연구는 '이너시티',[6] '빈민가(ghetto)', 또는 그 밖에 빈곤이 집중된 지역들이 질병의 온상일 수 있음을 보여주었다. 병원균이 인간 생리에 적응할 수 있고, 설치류 감염원과의 접촉이 가장 빈번하며, 보건의료의 개입이 가장 느린 지역이 바로 취약 인구가 거주하는 곳이다. 하

5 사회 불평등과 건강에 대한 지난 세기의 연구는 매우 방대하다. 자료들은 그것이 계급, 소득, 교육, 인종주의의 표적이 되는 집단의 소속, 직업 분류, 취약 지역 거주 등 어떤 지표로 특정되든지, 불평등이 한 국가 내에서 나쁜 건강 결과와 관련이 있음을 분명히 보여준다. 이러한 결과는 건강 결과가 영아사망률, 기대여명, 특수질병 사망률, 자가보고 이환율 또는 장애율 등 어떠한 지표를 사용하든 마찬가지다. 이러한 결과는 흡연, 식이 형태, 다른 확실한 '생활습관' 변수를 보정한 후에도 마찬가지다. R. Wilkinson, *Unhealthy Societies: the Afflictions of inequality* (London: Routledge, 1996); A. T. Geronimus, J. Bound and T. A. Waidman, "Poverty, time and place.: variation in excess mortality rate across selected US populations 1980~1990," *J. Epi. and Community Health* (1997); in press B. P. Kennedy, I. Kawachi, R. Glass and D. Prothrow-Stith, "Income distribution, socioeconomic status and self-rated health in the United States: multilevel analysis," *BMJ*, 317: 917~921(1998) 참조.

6 inner cities. 대도시 중심부의 저소득층 거주 지역 — 옮긴이.

지만 그곳에서 발생한 질병은 물류와 인구 이동의 주요 경로를 따라 외부로 뻗어 나가 모두에게 영향을 미친다. 그러므로 불평등은 가장 취약한 집단의 문제일 뿐 아니라 사회 전체의 공중보건 문제라 할 수 있다.

사회의 건강 불평등을 해소하려는 모든 시도는 불평등이 건강에 영향을 미치는 여러 가지 경로를 고려해야 한다. 불평등과 건강의 관계는 소득 · 학력 · 계급의 조건 차이와 대부분 일치하지만 또 다른 수준에서는 다른 양상을 보일 수도 있다. 이러한 것들 중 상당수는 쉽게 구분되지만 그렇지 않은 경우에는 더 정교한 연구가 필요하다.

① 적절한 음식, 물, 주거의 만성 결핍. 극빈층에서는 이것들이 굶주림, 영양실조, 노숙으로 나타나는 반면에 차상위층에서는 고지방식과 정크푸드, 오염되거나 수질이 나쁜 물, 과밀하거나 너무 덥거나 추운 주거 환경을 뜻할 수 있다. 그리고 전반적으로 필수품을 얻는 데 이용할 수 있는 자원이 적을수록 필수품을 얻는 데 소요되는 시간은 길어지기 때문에 시간 부족을 뜻할 수도 있다. 적절한 해결책은 개인과 사회의 자원을 재분배하는 것이다. 최소한 우리는 충분한 영양, 안전하고 사용 가능한 물, 그리고 적절한 주거 환경이 경제발전에서 우선시할 인권에 해당된다는 것을 인정할 필요가 있다.

② 저빈도 · 고강도 위협. 이너시티에 사는 모든 거주자가 총격과 폭행의 피해자는 아니며, 모든 피고용인이 해고당하는 것도 아니다. 그렇지만 이런 경험에서 오는 끊임없는 위협은 스트레스 수준을 유지시키며 사람들이 한걸음 뒤로 물러나 자신의 상황을 장기적인 관점에서

볼 수 없도록 방해한다. 폭력은 우리 사회에 깊숙이 파묻혀 있는 위험 요소이며 대부분 가난한 이들의 몫이다.

③ 직장, 학교, 사교에서 작동 중인 고빈도 · 저강도 위협. 이는 우리의 일상생활에 스트레스를 가하는 일반적인 위험이다. 가정과 지역사회에서 우리는 신경에 거슬리는 불쾌한 환경에 노출되어 있으며 희소한 자원은 분쟁을 부추긴다. 이는 인종차별과 감독자와 국가 기관에 의한 공권력 집행으로 더욱 악화된다.

④ 빈곤한 지역이나 작업장에서 오염물에의 노출.

⑤ 스트레스를 주는 작업체계. 물리적인 작업조건, 교대근무, 초과근무나 둘 이상의 직업에 종사하는 장시간 노동, 작업의 과도한 속도, 주어진 자율성과 수단에 비해 과도한 요구 수준 등이 포함된다.

⑥ 모든 스트레스 요인에 대한 취약성의 증가. 예를 들어, "심각한 주산기(周産期) 스트레스 요인(임신과 분만 과정에서의 합병증)은 낮은 사회적 · 경제적 지위에 속한 아동의 신체적 · 심리적 발달을 위태롭게 했지만 높은 지위에 속한 가정에서는 성공적으로 완화되었다".[7]

⑦ 신경계, 면역, 내분비계를 통해 작동하는 낙심과 우울. 우울증은 우리 사회에서 일종의 유행이 될 정도로 만연해졌지만 갈수록 프로작(Prozac)[8]과 같은 화학적 수단으로 치료되고 있다.

7 E. E. Werner, "Children of the garden island," *Scientific American*, Apr(1989), pp. 106~111, C. Power and C. Hertzmant, "Social and biological pathways linking early life and adult disease," *Brit. Med. Bull*, Vol. 53, No. 11(1997), pp. 210~222에서 재인용.

8 대표적인 항우울제 — 옮긴이.

⑧ 단기적 개선을 위한 수단이지만 장기적으로는 유해한 흡연, 과도한 음주와 마약, 또는 분쟁을 해결하려고 폭력의 힘을 빌리는 것.

이 모든 것들은 삶 전체에 작용하며 누적 효과가 있어서 어떤 것들은 어느 정도 쉽게 전환될 수도 있지만 어떤 것들은 영구적인 것처럼 보이기도 한다. 하지만 초기 영향의 영구성은 유해한 효과를 강화하는 양의 피드백으로 인해 과대평가될 수 있다. 나쁜 시력처럼 손쉽게 고칠 수 있는 조건도 학습 능력 부족으로 잘못 해석되면 학습에 대한 권태와 무관심, 미래가 없다는 인식으로 확대될 수 있으며, 결국 나중에는 낮은 수입을 초래하는 초기 학습장애로 굳어질 수 있다.

불평등으로 인한 건강 위험 요소를 치료하기 위해서는 개인, 공동체, 전체 사회를 겨냥한 다양한 수준의 활동이 수반되어야 한다. 단기적으로 이는 다음과 같은 수단을 포함한다.

① 최저생활임금 입법과 누진세를 통해 개인의 임금 불평등을 해소한다.

② 실업이 개인의 생활사(史)와 전체 자본주의 경제에서 경제적 과정의 한 부분임을 인식해야 한다. 또 실업률이 어느 한계 수준 밑으로 내려가면 금리를 높여 ('경제를 냉각시켜서') 실업률을 올리는 조치가 취해진다는 점에서 실업자들은 정당한 보수를 보장해주는 경제적 번영에서 고통스럽고도 중요한 역할을 강요받고 있다는 사실을 인식해야 한다.

③ 사회적 소비의 장려. 수입은 개인적 수입과 우리 삶의 조건을 증진하기 위한 집단적 노력인 사회적 소비를 모두 포함한다. 장기적인 생산성 향상은 사회적 소비를 전체 소비의 일부로서 증가시키는 것을 가능하게 만든다. 여기에는 수입과 관련 없이 누구나 이용할 수 있는 공공 서비스가 포함된다. 이러한 공공 서비스에는 다음과 같은 것들이 있다. 유아보육에서부터 원한다면 누구나 대학교육 또는 상급 직업교육을 (학생에게 주는 시혜나 대출이 아니라 사회적 투자로 간주하는) 무상으로 받을 수 있게 하는 인적 개발 서비스, 전 국민 무상 의료, 깨끗하고 안전한 공동체 형성을 위한 공중보건과 사회보장 노력, 안전하며 건강한 공공 교통, 독창적인 오락활동을 즐길 수 있는 기회 등이다. 반대자들은 이런 제안을 온정주의적인 정부를 지지하는 것으로 잘못 보곤 한다. 하지만 오히려 이런 제안은 공통된 관심사를 함께 설계하며 관리하는 사람들의 집단적 행동을 나타낸다.

④ 지역사회의 건강한 환경. 사전예방 법칙을 용인하는 엄격하게 집행되는 오염 관리, 위해의 증거가 아닌 위해의 조짐을 행동의 계기로 삼는 것, 모든 이에게 보장되는 충분한 물과 폐기물 처리 시설, 인구밀도의 제한과 최소한의 녹지, 적절한 가격의 주거시설이 포함된다.

⑤ 건강한 노동환경. 이는 단순히 오염물질의 규제를 넘어서 근무 일수와 스트레스가 많은 작업 기간과 초과근무에 대한 제한, 노동의 조직화, 그리고 노동 과정의 설계 그 자체가 노동자에게 미치는 영향을 고려하는 것을 말한다. 노동환경은 자본주의 체제에서는 정부·노동자·관리자 사이에서, 그리고 사회주의 체제에서는 노동자와 지역사회

사이에서 상의를 거쳐 재창조되며 협상되어야 한다.

⑥ 인종, 국적, 성(gender), 성적 취향 또는 사람들의 범주에 불이익을 가하는 기타 기준들에 기초한 차별을 방지하기 위한 끊임없는 법적 · 교육적 · 사회적 노력. 하지만 결핍이 있을 때, 집합적이며 공유하는 해결책이 좌절될 때, 그리고 사람들이 집단 밖에서 문제를 해결하려고 들 때면 언제나, 가족 또는 민족의 네트워크는 서로와의 전쟁으로 타락하고 쇼비니즘으로 정당화시키려는 경쟁의 대상이 된다.

지금의 정치적 환경에서는 사람들의 건강에 영향을 미치는 불공평한 상황을 바로잡기 어려울 수도 있다. 그렇다고 해서 보건공동체가 문제를 명백하고 공적으로 인식하는 것까지 면제받는 것은 아니다. 평등을 장려하는 것이 정치적으로 인기 있는 일은 아닐 수도 있지만 우리가 평등을 이루지 못하는 한 모든 이들의 안전과 건강을 보장할 수는 없을 것이다. 실용적 범위 안에서 현재의 고통을 개선하기 위한 우리의 노력도 또한 그러한 경계들에 의문을 제기하는 일에서 우리를 면제해 주지는 않는다. 어쩌면 우리의 열망과 분석 방식은 우리에게 주어진 직업 범위 안에 결코 합쳐질 수 없을지도 모른다.

4. 건강은 각축장이다

건강은 또한 또 다른 의미에서 사회적이며 진화적이다. 즉, 건강에 대한 정의는 다양한 주장이 맞부딪히는 각축장이다. 1975년 알마아타 회의(Alma Ata Conference)는 건강을 모든 면에서의 신체적 · 정신적 · 영적 안녕(well-being)이라고 정의했다. 하지만 여기서는 "무엇이 안녕을 정의하는가?" 하는 것이 문제가 된다. 우리는 사회적인 것뿐 아니라 좀 더 구체적으로 건강에 대한 정의의 대립적인 측면들을 고려한 새로운 정의를 제안하려 한다.

건강이란 삶의 단계에 따라 적절하다고 간주되는 활동을 수행할 수 있는 역량을 말한다.

당연히 우리는 여기서 질문해야 한다. 누가 적절함을 판단하며, 그러한 판단은 누구에게 적용되는가? 누가 누구를 위해 보건의료를 배분하는가? 누가 건강한 조건에 대한 대가를 치루며 누가 이득을 보는가?

건강과 보건의료서비스에는 비용이 든다. 고용주가 보험을 구입하는 작업장에서 보건의료서비스는 임금재,[9] 즉 논쟁과 단체 교섭의 대상이다. 부유한 자들에게 보건의료서비스는 구매된 소비재다. 지역에서 공적으로 제공되는 보건비 지출은 정부 예산에서 나오며 세금 갈등의 대상이다. 그러므로 무엇이 적절한 건강을 구성하는지, 사람들이 할 수 있어야하는 것에는 무엇이 있는지는 인간 유기체의 객관적인 자산이 아닌 사회적 과정의 산물이다. 건강에 대한 정의는 현재 변화하고

9 wage goods. 노동자가 노동력의 가치를 재생산하도록, 즉 일할 수 있는 능력을 유지할 수 있도록 지급되는 재화와 용역 — 옮긴이.

있는데, 이 중 한 요소는 단순한 평균수명 대신 질적 수명을 측정하는 것이다. 힘든 육체노동에 종사하는 사람에게 극심한 피로가 그저 생활의 일부이지만, 중산층은 언제나 너무 심하게 피곤해지지 않게 하는 것이 더 일반적이며 이들에게 건강이란 쾌적한 느낌까지 포함한다.

우리는 건강 목표 중 몇 가지를 합의와 반대의 성격에 따라 분류할 수 있다.

① 상대적으로 무료이며 이익이 될 수도 있는 변화. 이 같은 변화는 건설 현장에서 안전모 착용을 요구하는 것과 같은 안전조치들과 도로 휴게소의 음식 질을 개선하는 것을 포함한다. 스웨덴의 트럭 운전사들은 트럭 식당을 운영하는 사람들에게 이전보다 건강한 식단을 제공하도록 설득할 수 있었다. 오염을 줄이며 자원을 절약하는 과학기술은 어떤 때는 오래된 과학기술보다 더 이익이 되며 사회적 압력과 규제를 통해 도입될 수 있다. 또한 유연한 작업 일정을 채택하는 것도 대단한 지출이 필요하지 않고, 따라서 기존의 경제 · 권력 관계 안에서 실시될 수 있다.

② 특정한 산업에 값비싼 비용을 요구하는 변화. 이는 더 나은 환경 관리, 덜 유독한 오염물질을 생산하는 자원 이용, 안전한 폐기물 처리, 공장에서의 생산 방식 변경 또는 보호장치 설치, 항공 여행에서의 공기 순환률 증가, 또는 더 안전한 결과를 낳는 완제품 디자인 개선 등에 대한 지출이 될 것이다. 기업들은 보통 처음에는 자신들이 초래한 해악을 숨기기 위해 많은 투자를 하고, 그리고는 너무 손실이 크다고 주

장하며 변화를 지체시킨다. 하지만 보통 결국 저항비용이 순응비용을 초과한다고 결단하게 되고, 그때 그들은 자신들의 개선된 상품과 사회적 책임에 대해 떠벌린다. 이런 변화에 대한 요구는 보통 인근 지역 사람들, 직원, 또는 공익 수준에서 가장 해를 많이 입은 사람들에게서 나온다. 공익과 사익 사이에 이해관계가 충돌하기 때문에 싸움은 길고 어려울 수 있으며 승리하리라는 보장도 없다. 어떤 때에는 국민의 건강과 안전에 이익이 될 수 있는 산업들 사이에서도 충돌이 일어난다. 하지만 이런 싸움은 승리할 수 있다.

③ 소유 계급이 비용을 지불하는 조치들. 이는 고용주가 의료보험을 제공할 의무, 상품의 구성성분에 대해 알 권리에 대한 공적인 요구, 소비자가 집단 피해 소송을 제기할 권리, 또는 세금 수입에서 나오는 건강 보호를 위한 모든 국가 프로그램 등을 포함한다. 이런 수단들은 기업 전체의 강한 반발을 불러올 것이다. 그들은 모든 로비 수단을 동원하고 미디어를 통제하며, 선거 자금을 지원하고 반대자들을 파산시키기 위한 소송을 벌이고, 기업에 유리한 연구결과를 내놓을 기술적인 과학자들을 고용하고, 그리고 친기업적인 '풀뿌리' 단체를 고용할 것이다. 우리가 단순히 개개의 기업에서 나아가 전체 산업으로, 더 나아가 기업계 전체에 영향을 주는 조치를 시행하려고 할 때, 이에 대한 반대 또한 더 단호하고 다양하며 비타협적이게 된다. 하지만 이런 경우에도 승리는 가능하다. 최후의 수단으로 소유계급은 불평등을 만들어내는 사회적 구조를 위협하지 않는 한 불평등이 건강에 끼치는 유해한 영향을 개선하기 위한 투자를 하려고 할 것이다. 하지만 최저생활임금, 단결

권, 생산과정에 대한 노동자의 발언권, 포괄적인 환경 보호 또는 보건의료서비스에 대한 권리와 같은 조치를 부과하기 위해서는 더 일관성 있고 안정적인 정치적 동원이 필요하다. 무엇이 어디에서 생산되는지, 시에서 어떻게 토지이용을 규제하는지, 정부 예산으로 이루어지는 연구의 우선순위는 무엇인지, 고용인과 공동체 생산조직에서의 발언권과 소유권을 무효화할 수 있는 정보의 투명성, 그리고 농업과 에너지 정책에 대한 문제 제기에 직면하여, 기업 자본주의는 여러 가지 도전에서 자신의 지배를 방어하기 위해 모든 권한을 동원한다.

다양한 종류의 분쟁 사이의 경계는 유동적이다. 교육이나 지역적 단일 이슈에 대한 운동으로 성취 가능한 것들과 폭넓은 정치운동이나 더 깊은 변화로만 성취할 수 있는 것을 분간하기는 어려울 것이다. 하지만 이를 구별하는 것은 중요하다. 왜냐하면 이는 잠재적 동맹자와 반대자, 그리고 승리를 위한 필수조건을 식별할 수 있도록 도와주며 우리 모두가 같은 목표를 공유하고 있다는 순진한 가정에 빠지지 않을 수 있게 하기 때문이다.

물질적 · 지적 자원이 축적되면서 우리는 생활수준이 향상되기를 바란다. 하지만 생태학적 연구들은 세계의 자원 소비를 증가시켜서는 이를 성취할 수 없다고 말한다. 오히려 이는 삶의 질이 향상된 데 따른 문제로 다뤄야 할 것이다. 이렇게 되면 새로운 권리는 가능해질 수 있다. 건강의 조건이 진화하면서 우리는 질적 삶과 노동환경 개선에 대한 요구도 진화할 것이다. 그러므로 건강의 최종적인 정의란 없으며, 새로운 건강권을 창출하고 정의하고 요구하며 성취하는 지속적인 동학이 있을 뿐이다. 보건의료 전문가들은 건강의 정의를 확장하려는 새로운 요구에 수동적으로 반응함으로써 스스로를 제한하지 말고, 오히려 우리 생활방식의 다양한 측면과 우리의 건강, 안녕의 연결 관계를 드러내고 가능한 것의 경계를 엄밀히 조사해봐야 한다. 객관적인 연구를 부정하지 않으면서도 중립의 허울을 거부하는 공중보건에 대한 책임 속에 기본적인 당파심이 존재한다.

5. 진리는 전체다

생태학은 복잡성, 상호작용, 과정의 과학이다. 그러므로 생태학은 세상을 우리가 다루기 쉬운 조각들로 나누는 데 사용하는 다양한 이분법 — 생물학적 / 사회적, 육체적 / 정신적, 유전적 / 환경적, 개인적 행태 / 사회적 조건, 결정론적 / 우연론적, 심지어 방법론적 구분이라고 할 수 있는 독립 / 종속 변수까지 — 에 대해 회의적이다. 이러한 구분을 사용하는 것은 분석 과정 중에 존재하는 한 단계로서는 유용하지만, 결국은 이들이 중요한 측면에서 상호 배타적인 범주가 아니라는 점이 드러난다. 이러한 양자택일을 피해야 할 뿐 아니라, 통계학적으로 분석해 이런 이분법에 상대적 가중치를 할당하는 것도 그 과정에서 전체를 분리하기 때문에 만족스럽지 못하다고 할 수 있다.

흥미롭고 중요한 문제는 그것들이 어떻게 상호침투하느냐이지, 어떤 데이터가 어떤 일직선에 더 근사하게 들어맞느냐가 아니다. 예를 들어, 심리적 사건들이 자율신경계와 신경전달물질들을 증가시켜 우리의 생리에 영향을 준다는 것과 이것이 우리의 면역체계와 다른 신체 방어체계에 영향을 준다는 것이 갈수록 명백해지고 있다. 정신적 충격은 몇 시간에서 며칠에 이르기까지 단기간의 감염에 대한 취약성에 영향을 미칠 수 있으며, 다음 해의 암 발병률에도 영향을 미칠 수 있고, 요통과 소화불량을 유발할 수도 있다. 다른 한편으로 신체적 상태가 우리의 심리에 영향을 미치기도 한다. 나아가 정신적 충격이 애당초 신체적 상태에서 야기되었을 수도 있으며, 또는 신체적 상태가 특정한 사회적 위치에서 비롯된 행동의 결과일 수도 있다. 이는 우리가 만든 범주들의 경계를 가로질러 마구잡이로 지그재그를 그리며 교차하는 인과관계의 사슬에서도 마찬가지다. 그러므로 인과관계가 정신적인지 육체적인지, 또는 얼마만큼 각각에 기인하는 것인지를 결정하려고 하는 것은 문제를 혼란스럽게 만들 뿐이다.

마찬가지로 유전적 차이는 처음에는 단순한 단백질 합성의 차이 또는 언제 이 단백질이 합성되는지에 대한 측정상의 차이다. 하지만 구불구불한 사건들의 연쇄를 거쳐 그러한 차이는 사람이 어떤 환경에 노출되는지에 영향을 미칠 수 있으며, 그 환경은 어떤 유전적 차이는 하찮고 어떤 유전적 차이는 생명을 위협할 만큼 중요한지를 결정할 수도 있다. 피부 색소 형성과 같이 작지만 가시적인 유전자 표지는 어떤 사람이 어떤 대우를 받는지, 그리고 그런 맥락에서 그 특정한 유전자를 가진 이가 자신을 어떻게 인식하는지를 결정하는 사회적 지표가 될 수 있다. X염색체와 같은 생물학적으로 중요한 표지는 성(sex)을 구별해줄 뿐 아니라 어떤 특정한 맥락에서는 젠더 역할에도 영향을 준다. 산업 과학기술은 어떤 유전자 구조를 병적인 것으로 만들 수 있다. 일련의 유전학적 사건은 또 생화학 합성의 빠진 단계를 끼워 넣거나 해로운 경로를 막는 고의적인 개입으로 수정될 수 있다. 그러므로 환경적 인과관계를 인식하는 것이 유전적 차이가 환경적 영향을 강화하거나 감소시킨다는 점을 부정하는 것이 아닌 것처럼 어떤 것을 유전적이라고 인식하는 것이 그것이 환경에 의해 좌우되지 않는다고 말하는 것은 아니다.

생물학적인 것과 사회적인 것을 나누는 이분법은 건강의 사회적 결정에 대한 연구를 건강의 환경적 결정과 분리하며, 이는 둘 모두에게 손해다. 하지만 이 두 가지는 몇 가지 주요한 측면에서 서로 연결되어 있다.

첫째, 유독 물질에의 환경적 노출은 우리 사회의 산물, 즉 자연 이용과 상품의 생산, 소비 패턴의 산물이다. 예를 들어 제지산업은 삼림과 에너지의 주요 소비자이며 제지 공장은 호수와 강의 주요 오염원 중 하나다. 종이는 포장, 신문인쇄, 일회용 귀저기와 같이 정보 취급과 위생 용도로 사용된다. 신문용지로 사용될 때 종이에는 주로 광고가 함께 인쇄된다. 이 모든 것에서 자원 사용 방법과 폐기물 처리 방법에 대한 결정은 경제적 영역에서 이루어지며 오염에 관한 고려는 부차적인 것일 뿐이다. 즉, 규제는 폐기물 일부가 특정한 강으로 흘러 들어가는 것에 영향을 미칠 수는 있지만 삼림이 모조리 광고로 전환되는 것에는 영향을 미치지 못한다.

둘째, 환경정의 운동이 지적한 바와 같이 우리는 평등하게 오염물질에 노출되는 것이 아니다. 쓰레기장과 소각장은 보통 저소득층과 소수자 거주지에 위치한다.

셋째, 어떤 방식이든지 간에 이미 가난하고 압박받는 사람들은 주어진 유독 물질에 더 취약할 수 있다.

우리가 단일한 질병이나 암 같은 질병 그룹에서 당연한 것으로 여겨지는 원인을 검토해보려 할 때 각 질병에 대한 상세하며 세밀한 조사는 당연히 필수적이다. 하지만 이런 세부 사항에서 뒤로 물러나 전체를 살펴볼 필요도 있다. 예를 들어 살충제와 암의 관계를 생각해보자.

서로 다른 특정 살충제마다 증거는 고르지 않고, 언제나 일정한 것도 아니다. 하지만 디흐(Jan Dich)를 비롯한 연구자들이 암과 관련된 것으로 추정한 37개의 살충제 중 35개는 인간 또는 동물 연구에서 발암물질이라는 (어느 정도 또는 충분한) 증거를 가지고 있었다.[10] 80개의 환자군 - 대조군 연구에서 오직 20개에서만 신뢰구간이 상대위험도 1 밖에 있었지만 그중 70개에서 발암물질임을 암시하는 1보다 높은 상대위험도를 보였다. 154개의 코호트 연구 중 47개에서 1보다 높은 상대위험도를 보였고 8개 사례에서는 상대위험도가 3이상이었다. 신뢰구간은 표본 크기에 따라 결정되기 때문에 이 연구들은 살충제가 발암물질일 가능성을 적게 평가한 것이다. 따라서 소송 또는 규제를 위해서는 각각의 살충제를 개별적으로 평가해야 하지만, 예방 원칙은 암을 유발하는

10 J. Dich, S. H. Zahm, A. Hanberg, and H. O. Adami, "Pesticides and cancer," *Cancer Causes and Control*, 8(1997), pp. 420~443.

것으로 의심되는 대부분의 살충제들이 결과적으로 그렇다고 판명된다는 것, 따라서 현재의 규제적 접근법은 발암물질일 가능성이 있는 것들이 가진 만성적 부담을 우리에게 안겨주며 살충제 전략을 해충 방제의 주요 접근법으로 쓰는 것은 신뢰할 수 없을 뿐 아니라 우리의 건강에 위험하다는 것을 상기시킨다.

하지만 그릇된 이분법이 지닌 가장 심각한 문제는 사회적 결정을 개인의 책임 있는 선택에서 분리하는 것일 것이다.

6. 선택과 책임은 분리될 수 없다

사회 불평등과 나쁜 건강 결과와의 관련성이 인정되었다면 다음으로 던져야 할 질문은 "왜"이다. 지지하는 정치적 입장이 다르면 같은 데이터도 다르게 사용된다. 만약 사회적 위치가 나쁜 건강 상태를 유발한다면, 당연히 사회가 공동으로 그 문제에 대처하는 것이 정당할 것이다. 하지만 만약 나쁜 건강 결과가 건강에 좋지 않은 행동이라고 여겨지는 개인의 선택 때문이라면, 그 책임은 가난하고 병든 이들에게 돌아갈 것이다. 아마도 아이들은 권리나 책임은 없지만 자기 부모의 연장선상에서 취급될 것이다. 후자의 해석을 지지하는 사람들은 가난한 이들 사이에서 해가 되는 행동의 비율이 높고 건강에 해로운 결과 여러 가지가 함께 모여 있다는 점을 지적하며 이런 주장을 내세울 것이다. 가난한 집 유아라고 해서 모두 태어난 해에 사망하는 것은 아니며 이너시티 거주자라고 해서 모두가 흡연자는 아닐 뿐더러 높은 수준의 보상과 평가에 도달하기 위해 가난의 어려움을 극복한 눈에 띄는 사례들도 있다고 말이다. 그들이 그렇게 할 수 있다면 다른 사람들이라고 못할 이유가 있겠는가?

가장 단순한 수준에서, 우리는 제임스 하우스(James House)가 제시한 직접적인 증거를 볼 수 있다. 그에 따르면, 흡연과 같은 위험 행동에서의 차이가 사회적 조건의 차이에 따른 건강 결과의 차이를 설명하지 못한다.

좀 더 깊은 수준에서 우리는 범주의 오류를 볼 수 있다. 의심할 여지없이 사람은 선택이라는 것을 한다. 즉, 선택은 건강에 영향을 미치는 인과관계 사슬에서 연결고리다. 하지만 다음에서 보는 바와 같이, 이 점이 '선택'을 독립적인 원인으로 만들어주는 것은 아니다.

① 우리는 언제나 다른 사람이 제시한 대안들 가운데서 선택을 한다. 식료품을 사는 것만 보더라도 가난한 동네에서 슈퍼마켓이 폐점하고 패스트푸드점이 개점하는 것에 의해, 쇼핑과 음식 준비에 들어가는 시간의 제한에 의해, 음식과 연료 사이에서 결정을 해야 한다는 점에 의해, 직장에서 점심식사 시간이 제한되어 있음으로 인해, 특정한 식사 패턴을 주장하는 광고에 의해, 그리고 가정에서의 노동 분담에 의해 제한을 받는다. 양질의 탁아시설이 없는 경우, 직업을 찾는 것은 현명한 경제적 선택이 아닐 수 있다. 건강에 해로운 움직임이 있는 곳에서는 우리의 역량을 넓혀야만 한다.

② 선택이 극도로 제한되어 있는 빈곤 상태에서는 해로운 선택이 최선의 것이 될 수 있다. 궁핍한 환경에서는 10대 엄마가 20대 엄마보다 더 오래 아이의 성장을 지켜볼 수 있는 확률이 더 높기 때문에 일찍 아이를 갖는 것이 바람직할 수 있다. 흡연이 20년 후에 암을 유발할 수 있지만 오늘 하루를 견뎌내게 해줄 수도 있다. 사람들이 좋은 이유에서 나쁜 선택을 한다는 것이 훌륭한 작업가설일 것이다. 그러므로 우리는 어떤 환경이 이런 나쁜 선택을 적합한 것으로 보이게 하는지 알아내고 그런 조건을 바꾸는 프로그램을 개발해야 할 것이다.

③ 미리 계획하여 현재의 선택이 미래의 결과에 어떤 영향을 미칠지 고려하는 것은 바람직한 일이다. 하지만 이를 위해서는 미래에 투자할 수 있는 자원이 필요하다. 그가 가진 자원이 모두 현재를 영위하는 데 이미 다 소진된다면 미래에 투자할 수 있는 것은 아무것도 없을 것이다.

④ 건강한 선택은 지금의 행동이 몇 달 또는 몇 년 후에 나에게 일어날 일에 영향을 끼칠 것이라는 기대를 가정하고 있다. 하지만 기대는 경험을 통해 형성된다. 기대는 중산층 이상만이 가질 수 있는 특권인 삶에 대한 지배도와 예측 가능성이 존재할 때 발달되는 것이다. 그런 경험이 없다면, 만약 삶이 취업과 거주의 큰 변동에 종속되어 있다면, 또는 경찰의 적의와 서비스 기관과 물가의 변덕에 종속되어 있다면, 당장의 위기보다 장기적 고려가 우선시되어야 한다는 사실은 전혀 명백한 것이 아니다.

⑤ 어떤 원천에서 나온 작은 개별적 차이가 용인 가능한 조건의

극한에서는 큰 영향을 미칠 수 있다(다음에 나오는 슈말하우젠의 법칙 참조).

그러므로 선택은 비(非)선택과 공존한다. 다시 말해, 자유로운 선택은 제한되어 있다.

하지만 분명히 이것만으로는 충분하지 않다. 만약 자유가 제한되어 있다면 제한 내에서도 자유가 있을 것이다. 언제나 개인적으로 또는 집단적으로 상황을 개선시키기 위해 행동할 여지는 있기 마련이다. 만약 우리가 나쁜 건강이 사회적으로 결정될 뿐이라고만 주장한다면, 이는 불운한 사회적 조건에 갇혀 있는 사람들에게는 맥 빠지는 말일 것이다. 이것은 그들을 무력하게 할 뿐 아니라 우울하게 한다. 건강 증진의 주요 방향은 사람들이 사회적 조건에 의해 부과된 장애물을 극복할 수 있도록 스스로 능력을 갖추는 것을 돕는 데 있다.

다른 방향에서, 건강에 영향을 미치는 사회적으로 결정된 조건들을 인식하는 것은 그 조건에서 탈출하거나 그 조건을 변화시키기 위해 행동할 여지를 허락해준다. 그리고 대부분의 정책 입안자들은 탈출이라는 선택지에 좀 더 끌릴 것이다. 이는 직업훈련 프로그램에서 가장 분명하게 나타난다. 사람들이 전문기술직에 적합한 자격을 갖추고 있지 못하다면 그런 직업에 맞는 교육이 그들의 삶을 개선할 것이라는 점은 자명하다. 그리고 열악한 교육을 받아온 집단에게 그런 프로그램은 임금과 취업의 불평등을 상쇄하는 데 도움이 될 수 있다. 하지만 대규모 교육 프로그램이 상황을 근본적으로 바꿀 수는 없을 것이다. 이미 고용 가능성에 비해 노동력 공급이 초과되어 있으며, 주요 상품에 생산력이 과도하게 집중되어 있는 사회에서는 고임금 직종을 없애는 것이 훌륭한(그리고 관대하게 보상되는) 경영 방침으로 여겨진다. 그리고 임금이 상승할 때 생산을 이전하거나 최저임금을 마다하지 않는 이주노동자 수입이 언제나 선택지로 존재하는 사회에서는 임금이 상승하면 개인의 경쟁력 향상은 오직 불충분한 기회를 개편할 뿐이다. 만약 모두가 박사학위를 얻는다면 우리는 무료식당에서 훌륭한 세미나를 열게 될 것이다.

다른 선택지는 불평등과 빈곤의 조건을 변화시키는 것이다. 이것은 분명히 하나의 선택이다. 우리와 다른 국가들의 역사의 다양한 시기에 이 선택지는 빈곤 계층이 선호했던 능동적 선택이었으며, 심지어는 정부조차 이를 선호한 적이 있었다. 불평등, 불의 그리고 빈곤을 정당하거나 불가피한 것으로 받아들이는 것은 하나의 선택이다. 그것이 항상 의식적으로 채택된 것은 아니며 심지어는 선택이라고 인식되지조차 않을 지라도 어쨌거나 그것은일종의 선택이다. 그러므로 선택과 비선택, 자유와 속박은 서로 얽혀 있어 상대적 가중치를 주는 방법으로는 건강 불평등의 원인으로 포착해낼 수 없다.

우리는 딜레마에 빠져 있다. 만약 우리가 개인의 책임과 선택을 강조하며 사람들에게 나쁜 건강에 대한 책임을 묻는다면, 궁핍한 조건 아래서 사람들이 흔히 직면하는 극복하기 어려운 장애를 무시하고 모든 사람이 최대한의 발전을 누릴 수 있는 조건을 만들어주어야 하는 사회적 의무를 기피하는 것이 될 것이다. 하지만 만약 우리가 책임과 선택을 경시하고 사회적 결정을 강조한다면, 자신의 삶을 개선하려는 사람들을 좌절하게 하는 일이 될 것이다.

물리학자 닐스 보어(Neils Bohr)는 이러한 모순을 다룰 수 있는 방법을 제공한다. 각각 실험적 증거로 뒷받침되며 이론적 근거를 가지고 있는, 빛을 입자 또는 파장으로 보는 대안적 설명들에 직면하여, 그는 상보성의 원리를 제안했다. 어떤 상황에서는 빛을 파장으로 취급하는 것이 최선이며, 또 다른 상황에서는 빛을 입자로 보는 것이 최선이다. 그리고 어떤 의미에서 보면 양쪽 모두에 해당할 수 있고 또 어느 쪽도 아닐 수 있다. 우리의 경우에도 역시, 다음과 같이 제의할 수 있다.

당신의 건강은 사회에 의해 결정된다.

모든 이는 자신의 건강에 책임이 있다.

이 둘은 따로 떨어져 있으면 오류가 되지만 함께하면 진실이 된다.

7. 슈말하우젠의 법칙[11]

노출에서 감염을 통해 결과에 이르기까지 사건의 연쇄에서 노출된 상태에 있는 사람들의 내성은 노출만큼이나 중요하다. 내성은 비교적 적은 수의 몇 개 요인에 좌우된다. 장, 생식기관, 호흡기계 표피 세포층의 견고성, 신경계 활동에서 교감신경계와 부교감신경계의 균형, 면역체계의 다양한 요소들, 염증 반응, 해독의 제1단계와 관련한 일련의 효소들, 간에서의 2단계 해독 경로 여섯 가지 정도, 변형된 분자를 분비하는 신장의 효율성이 그것이다. 이에 비해 신체에 대한 상해 요인은 수가 많으며, 이와 관련된 특수한 병리학적 조건도 각각 다르다. 만약 다른 집단의 사람들이 각각 다른 질병을 초래하는 상해 요인에 노출된다면 우리는 각 집단에서 각 노출에 따라 다른 질병이 나타나는 것을 관찰하게 될 것이다. 의학적으로 비슷한 질병들은 함께 발생하는 경향이 있으며, 유발 요인이 다른 질병들은 서로 좀 더 독립적으로 존재한다. 하지만 집단들이 신체의 방어기능을 손상하는 요인에 각각 차별적으로 노출된다면 같은 방어기능으로 처리되는 질병들이 함께 발생하는 경향을 보일 것이다. 이 경우 우리가 관찰할 수 있는 것은 양의 상관관계를

11 우리는 다음과 같은 작업들을 일반화해서 슈말하우젠의 법칙을 설계했다. I. I. Schumalhausen, *Factors of Evolution* (Blakiston, 1949); C. D. Waddington, *The Strategy of the Genes* (New York: MacMillan, 1957); M. Lerner, *Genetic Homeostasis* (Oliver and Boyd, 1953); M. L. Pressick, *Genetic Variation in Insular Populations of Drosophilia. Master's thesis* (University of Puerto Rico, 1968).

가지지만 의학적으로는 관련이 없는 질병들이다. 우리는 그런 상관관계를 캔자스와 쿠바의 데이터에서 관찰해왔다.

슈말하우젠은 소련의 진화 생물학자로 리센코의 세련되지 못한 획득형질유전설이 1948년에 스탈린과 소련 생물학계의 승인을 받은 후에도 그에 반대했던 몇 안 되는 인물 중 하나다. 리센코에 반대하면서도 그는 리센코의 주장을 진지하게 받아들여야 했으며, 따라서 그는 보통 서구 연구자들보다 유기체와 환경의 관계를 깊이 검토했다. 『진화의 요인』(1949)에서 슈말하우젠은 자연선택이란 종을 새로운 조건에 적응하도록 변화시키는 데에 대한 것이 아니라 오히려 순간적인 환경의 동요에 직면하여 인체와 생리를 항상적으로 유지하는 안정화 선택이라고 주장했다. 문제는 이 선택이 자주 마주치는 환경에서 대부분 빠르게 진행된다는 것이다. 따라서 유기체는 정상적이며 일상적인 조건에서 가장 안정된 상태에 있으며, 비일상적 조건에서 가장 큰 변이성을 보인다. 반면에 종의 지리적 · 환경적 범위의 경계선에 가까운 극단적인 상황에서는 안정화 선택이 자주 일어나지 않을 것이므로 환경에서의 작은 차이가 유기체에 큰 변화를 가져올 수 있다.

이런 개인 또는 집단의 특성의 변이성에 대한 관심은 1950년대와 1960년대를 걸쳐 지속됐다. 영국에서 워딩턴은 발달의 안정화 과정을 연구하고 항류성(homeorhesis)[12]과 운하화(canalization)[13]라는 개념을 도

12 워딩턴은 '항상성(homeostasis)'과 구별하기 위해 이 단어를 사용했다. 그리스어로 homeo는 '같다', rhesos는 '흐르다'라는 뜻이다 — 옮긴이.

입했다. 항류성은 어떤 평형상태와 같은 안정화가 아니라 발달상 경로와 같은 안정화를 말한다. 발달은 어떤 방향으로 운하화되어 그 사이에 여러 다른 기회가 있었음에도 동일한 성체를 낳게 된다는 것이다. 미국에서 도브잔스키는 이형접합체가 동형접합체보다 더 잘 운하화되어 있어서 더 넓은 범위의 환경으로 성공적으로 확장해 나갈 수 있기 때문에 더 우월하다고 주장했다. 마이클 러너(Michael Lerner)는 정상적인 환경 조건과 유전적 배경에서는 대체로 같은 유기체를 위해 다양한 유전자형이 선택되지만 극단적이거나 비정상적 조건에서는 잠재적인 유전적 차이가 나타난다고 주장했다. 실제로 파리 개체군 사이에서 초기 성장 시기의 온도충격은 정상 조건에서는 같아 보이지만 다른 패턴의 발달 이상을 만들어내는 데 사용될 수 있다. 우리는 이들과 다른 연구들을 일반화해 슈말하우젠의 법칙을 제안한다. 즉, 만약 유기체가 생존 요건의 어떠한 차원에서라도 그 내성의 경계선에 가까이 위치한다면 그 유기체는 내 · 외적 상황 중 어떤 차원에서든지 일어나는 작은 차이에 더욱 민감할 것이다.

이러한 원리는 수많은 맥락에서 나타난다. 힘멜스타인(David Himmelstein) 등은 혈압과 같은 인간의 생리적인 특성이 노인과 저소득층, 그리고 백인보다는 흑인에게서 더 변이가 큼을 보여주었다.[14] 이들

13 주어진 환경조건에 의해 발생과정이 정해지고 특정 방향으로 과정이 진행하는 형태와 조건을 총합적으로 뜻한다. 다시 말해 발생 운명을 특정한 방향으로 이끄는 조건의 총합을 말한다 — 옮긴이.

14 D. Himmelstein, R. Levins and S. Woolhandler, "Beyond our means: Pattern of variability

은 스트레스가 많은 생활환경이 항상성을 저하시켜 주어진 동요가 더 큰 변이를 야기하며 이러한 패턴은 시간이 흐르면서 더 진전된다고 주장했다. 제로니무스(Geronimus)는 나이를 먹으면서 이루어지는 '노화'가 건강을 약화시킨다고 했다. 레빈스와 연구진들은 미발표된 곡물 연구에서, 극단적인 온도 조건이나 조명 조건에서는 같은 종류의 식물 사이에서뿐 아니라 다른 종류들 사이에서도 성장에 더 큰 변이를 보인다는 것을 발견했다.

슈말하우젠의 법칙은 다음과 같이 몇 가지 맥락에서 건강 결과에 관한 우리의 연구의 관련되어 있다.

① 소외되거나 가난하거나 스트레스를 받는 공동체에서는 아주 사소한 환경의 차이조차도 건강과 안녕(well-being)에 깊은 영향을 미칠 수 있다. 적립카드를 모으고, 쿠폰을 사용하고, 싼 물건과 가게를 찾아내고, 영양 가이드를 읽고 모으는 완벽한 소비자라면 빈곤선에서도 자신의 가족에게 알맞은 음식을 제공할 수 있을 것이다. 하지만 그런 특성이나 시간 또는 그것을 표현할 에너지가 부족한 사람이라면 아이를 영양실조로 만들지도 모른다. 하지만 부유층에서 이런 차이는 독특한 개성의 문제일 것이다. 초만원인 교실에서는 아주 작은 시력의 결함으로 아이가 칠판을 못 보고 지루함을 느끼게 되어 행동 문제 또는 학습

of physical traits", *International Journal of Health Services*, Vol. 20, No. 1(1990), pp. 115~124.

문제가 될 수 있지만, 좀 더 규모가 작은 교실에서는 그저 안경을 쓰면 될 것이다. 결근을 유발하는 작은 병이 일용직 노동자에게는 직업을 잃는 문제가 되겠지만 사무직 노동자는 병가를 낼 수 있고, 전문직 종사자는 재택근무가 가능하며, 병이 오래 지속된다면 동료에게 자신의 일을 맡기고 병가를 내기만 하면 된다.

② 우리는 모두 유해한 오염물에 노출되는 경험을 한다. 하지만 우리의 신체는 그것을 여러 개의 경로로 차단, 변형, 또는 제거할 수 있다. 신체에 e 속도로 들어오는 어떤 물질의 해독 과정에 대한 단순한 수학적 모델은 dK/(d−e)의 평형 단계까지 독성이 축적됨을 보여준다. 여기서 d는 물질을 제거할 수 있는 최대 역량을 뜻하며 K는 특정한 경로에 달린 상수를 말한다. 우선 d에 상응하는 독성 도표는 J 모양일 것임을 알아두어야 한다. d가 감소하면서 처음에는 e 방향으로 천천히 올라가다가 좀 더 급격하게 상승해 d=e에서 무한에 이르게 된다(이것이 의미하는 것은 d가 e와 같거나 작을 때에는 평형이 이루어지지 않는다는 것이다. 따라서 독성은 누적된다).

사회적 지위가 낮은 공동체에서는 흔히 노출의 정도가 심하다(e가 더 크다). 또한 다른 생활 조건들이 해독과정을 저하할 수 있기 때문에 d가 평균보다 작다. 주어진 평균치 d에서, d가 평균 이하라면 평균 이상일 때보다 제거되는 양에 비해 더 많은 독성이 축적되어 평균 독성이 평균에서의 독성보다 더 높을 것이다. 이것은 e의 변화에도 동일하게 적용된다. 그러므로 만약 (모델이) 건강한 집단에서 결정되었거나 d나 e의 평균 가치만을 고려했다면 e의 허용 수준의 기준은 너무 높을 것이다. 평균 함수(이 경우에는 독성)가 평균의 함수보다 높은 것은 함수와 그 변수들이 아래로 볼록한 관계의 결과인 것이다.

이제 암의 기원을 생각해보자. 암 세포를 야기하는 그 어떤 것이라도 대부분은 암으로 귀결되지 않는다. 암 세포가 몸 안에서 하루에 n의 비율로 생긴다고 가정해보자. 그리고 각 세포가 제거될 수 있는 가능성 p를 가진다고 가정하자. 그러면 모든 암 세포가 제거되는 가능성은 p^n이 된다. 이것은 n과 p 두 가지 모두에 의존한다. 이 p에 대한 가능성의 민감도는 np^{n-1}, 또는 n/p에 가능성을 곱한 값이다. 그러므로 암 세포 생산율 n이 높을수록, 또는 신체의 방어 p가 약할수록, 신체방어 측정을 나타내는 p의 차이에 암 가능성은 더 민감해질 것이다. 발암물질에 많이 노출되어 n이 크다면 개인 해독 능력의 작은 차이는 더욱 중요해질 것이다. 그리고 낮은 내성을 가진 집단에서 작은 개인적인 차이 또한 더욱 중요해질 것이다.

③ 슈말하우젠의 법칙은 변이성 자체를 관심 대상으로 만든다. 변이성은 지리상의 지역, 개체군의 하위집단 또는 개별 질병 전반에 걸쳐 연구될 수 있다. 예를 들어 우리는 다양한 조건과 전체 사망률을 볼 때, 캔자스의 카운티들 사이의 변이성이 쿠바 각 주들 사이의 변이성보다 더욱 크다는 점을 발견했다. 캐나다의 서스캐처원(Saskatchewan) 지역과 브라질의 리오그란데두술(Rio Grande do Sul) 지역은 그 둘의 중간 수준이었다. 이런 발견은 우리의 예상과 일치했다. 캔자스는 사적으로 운영되는 의료시스템과 시장을 따라 발전하는 민영경제가 있다는 점에서 쿠바와 다르다. 캐나다와 브라질은 모두 캔자스처럼 민영경제 시스

템이 있지만 공공 지원을 받는 의료시스템이 있다는 점에서 쿠바와 유사하다. 전체적으로 평균율은 비슷하다. 여기서 흥미로운 점은 지리적 분할에 따른 변이성이다. 거의 모든 조건을 검토한 결과 쿠바는 캔자스보다 편차가 작았다. 암과 심장질환은 가장 작은 변이성을 보인 반면 간경변과 당뇨병은 큰 변이성을 보였으며, 특히 캔자스에서 유아사망률은 가장 큰 변이성을 보였다. 어느 정도 비슷한 수준의 변이성은 아마도 질병의 특성을 나타내는 것일 것이다. 불일치가 가장 심한 것은 유아사망률, 저체중 출생, 그리고 간경변이었다. 스웨덴과 함께 쿠바는 세계에서 가장 완벽한 아동 예방접종률을 자랑한다. 경제적 불균형을 반영하는 저체중 출생은 캔자스보다 쿠바에서 더 일반적으로 일어나지만 쿠바에서 좀 더 균일하게 나타난다. 임신부가 출산 전 몇 주 동안 지내는 산모 편의시설, 음식 배급 시스템과 작업장 구내식당을 통한 영양보조 프로그램은 부족한 자원을 훨씬 더 균등하게 공유할 수 있도록 한다. 간경변의 높은 변이성은 흥미롭다. 이것은 어쩌면 캔자스에서는 종교적으로 음주를 금지하는 것이 일반적이라는 사실을, 그리고 그 관련 종파가 일정치 않게 주 전반에 분포되어 있는 점을 반영하는 것일 수 있다. 반면 쿠바에서는 그런 종교적 금욕이 덜 일반적이며 제도화되어 있지 않기 때문에 음주를 더욱 개별적으로 만들어 지리적으로 밀집되어 있지 않을 가능성이 높은 것이다.

1989~1990년에 소련 · 동유럽과의 호의적인 무역협정을 잃게 됨에 따라 쿠바인의 생활 조건은 큰 충격을 받게 되었다. 그러므로 사망률의 일시적인 변이는 큰 의미가 있다. 이 시기 조건의 변화는 주요 사

표 6.1 ⓐ 캔자스와 쿠바의 질병유병률

	캔자스 평균	캔자스 R/M	쿠바 평균	쿠바 R/M
허혈성심장질환 (IHD)	167.80	0.85	159.8	0.34
암	120.40	0.70	111.0	0.36
간경변	4.85	3.28	6.8	1.02
당뇨병	10.78	2.44	18.8	1.84
영아사망률(IMR)	7.81	2.91	7.9	0.60
저체중아율(LBW)	5.87	1.72	7.0	0.56

표 6.1 ⓑ 영아사망률의 평균과 편차

	캔자스	뉴멕시코	리오그란데두술	쿠바
평균	7.81	7.70	18.70	7.90
범위 / 평균	2.91	2.26	1.20	0.60

* 캔자스 데이터는 1989~1993년 카운티 평균, 뉴멕시코 데이터는 1991~1995년 카운티 평균, 브라질의 리오그란데두술 데이터는 18개 보건행정구역의 1995년 데이터, 쿠바 데이터는 14개 주와 1개 특별자치시(special municipality)의 1996년 데이터.

망 원인들(심장병, 암, 뇌혈관 질환, 뇌출혈) 사이에 강한 양의 상관관계를 만들어냈으며 또한 이들과 간경변 사이에 (공간상으로는 아니지만 시간에 따른) 강한 연관을 만들어냈다.

캔자스에서는 독감으로 인한 사망이 암과 심장 질환으로 인한 사망과 양의 상관관계를 나타냈지만 쿠바에서는 그렇지 않았다. 캔자스 주는 매해 전국적으로 독감 예방접종을 한다. 그 적용 범위는 다른 의

표 6.2 연령보정 사망 원인 변이성

	캔자스	뉴멕시코	쿠바
허혈성심장질환	0.85	1.08	0.34
암	0.70	1.44	0.36
간경변	3.28	2.42	1.02
당뇨병	2.44	1.99	1.84
폐렴+독감	-	2.01	1.24

표 6.3 각 지역 행정구역별 발병 초기 사망률

	캔자스	서스캐처원	리오그란데 두술	쿠바
허혈성심장질환	2.20	1.04	-	0.80
암	1.72	0.98	0.67	0.58
뇌졸중	-	2.00	-	0.81
사고	3.45	6.15	-	0.66
폐렴+독감	4.29	2.46	-	1.23

* 캔자스는 카운티(counties), 서스캐처원은 보건행정구역(health districts), 브라질 리오그란데두술은 보건행정구역, 쿠바는 주(provinces).

료서비스의 이용 가능성이 가장 높은 지역, 즉 보편적으로 더 부유한 지역에서 가장 완료율이 높을 것이다. 반면 쿠바에는 연례 독감 예방접종 프로그램이 없기 때문에 의료서비스의 이용 가능성을 경유한 상관관계가 존재하지 않는 것이다.

생태학은 어떤 시스템이든 그 요소 사이의 동등한 상호작용을 강

표 6.4 원인별 연령보정사망률 사이의 상관관계

	캔자스	쿠바
허혈성심장질환 / 암	0.60	0.65
허혈성심장질환 / 호흡기	0.48	0.58
허혈성심장질환 / 간경변	0.47	0.28
허혈성심장질환 / 당뇨	0.44	-
암 / 호흡기	0.49	0.78
암 / 간경변	0.46	0.07
암 / 당뇨	0.65	-
호흡기 / 간경변	0.53	0.78
호흡기 / 당뇨	0.40	-

조해 매우 특별한 경우를 제외하고는 독립변수와 종속변수를 분리할 수 없게 만든다. 역학 연구들이 흔히 결론에 이르지 못하거나 서로 일치하지 못하는 이유 중 하나는 복잡한 상호작용에 초점을 맞추지 못한 데 있다. 이것은 암의 환경적 인과관계에 대한 조사에서 가장 심각하게 드러난다. 한편으로 환경이 주요 결정요인이라는 강한 암시적 증거는 다음과 같이 존재한다.

① 산업 국가의 산업 지역에 집중되어 있는 암의 지리적 분포. 석유화학 산업이 밀집되어 있는 미시시피 하류 지역이나 아트라진(atrazine) 등 살충제가 널리 사용되는 농업 지역에서 발생되는 몇 가지 특정 암

이 그 예다.

② 산업 발달과 연관된 암 발생률의 역사적 변화.

③ 이민자 집단의 거주 지역에 따른 암 발생률의 변화

④ 동물실험 연구. 다른 발암물질에 대한 감수성이 동물 종에 따라 다르지만 인간이 다른 종보다 조직적으로 감염되기 쉽지 않다고 믿을 이유는 없다. 그러므로 인간은 어떤 종 못지않게 발암물질인 화합물에 취약할 가능성이 높다.

앞에서 참조한 디흐 등의 살충제 연구는 어떤 살충제라도 건강에 지장을 주지 않는지 유의해야 한다는 사실을 뒷받침한다.

어디나 존재하는 호혜적 상호작용은 음과 양의 피드백의 경로를 경유하여 건강을 뒷받침해주는 과정에 영향을 미친다. 상호 연결된 피드백 고리에는 많은 복잡한 움직임이 있지만 여기서는 두 가지의 관찰 소견이 유용할 것이다.

첫째, 시스템에 음의 피드백이 있을 때마다 그러한 피드백에 의해 연결된 변수들이 모호한 상호관계를 나타낼 가능성이 있다. 그림 6.1 ⓐ는 단순한 음의 피드백 고리를 보여준다. A와 B는 피식자 유기체 개체군과 포식자, 가격과 생산, 발암물질과 종양 성장 양을 뜻할 수 있다. 만약 변수 A를 경유하여 고리에 변화가 작용한다면 A의 증가는 B를 증가시키며 A의 감소는 B를 감소시킬 것이다. 그러므로 두 변수는 양의 상관관계를 나타낼 것이다. 하지만 외적 사건이 B를 경유하여 작용한다면 B의 증가는 A를 감소시키며 B의 감소는 A를 증가시킬 것이다. 그

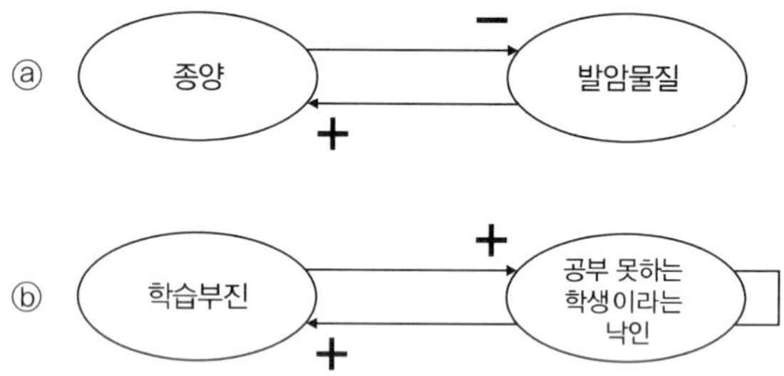

그림 6.1 피드백

ⓐ 혈액 안의 발암물질은 종양을 형성시키지만 종양이 혈액에서 발암물질을 제거하기 때문에 여기서는 음의 피드백이 일어난다. 그러므로 구성원들의 발암물질 노출도가 다르다면 원인은 그림에서 오른쪽에서 왼쪽으로 향하게 되고 발암물질 수준과 종양 형성 사이에는 양의 상관관계가 만들어질 것이다. 하지만 종양 민감도나 종양 발병 시간이 다르다면 원인은 왼쪽에서 오른쪽으로 향하게 되고 음의 상관관계가 만들어질 것이다.

ⓑ 초기의 학습 경험이 나쁜 학생으로 취급받게 만들며 그것이 나쁜 학습으로 강화되기 때문에 양의 피드백은 학습부진이 불가피하다는 착각을 일으키게 한다.

리고 두 변수는 음의 상관관계를 나타낼 것이다. 이 고리에 두 종류 모두의 외적 동요가 작용할 수 있기 때문에 관찰된 상관관계는 양 또는 음일 수 있을 것이며 서로를 무효화시킬 경우 상관관계를 나타내지 않을 수도 있다. 그런 경우는 역학 연구에서 서로 일치하지 않거나 결론에 이르지 못하는 결과를 만들어낼 수 있다.

그림 6.2 ⓑ에서처럼 양의 피드백 고리의 경우, 초기의 변화는 강화된다. 그렇기 때문에 유년시절의 사건들이 돌이킬 수 없는 것처럼 보이는 것이다. 예를 들어 어떤 이유에서든 낮은 시험 점수를 받았다면, 아이를 직업학교나 나쁜 학업 성적으로 이끌어 본래 예측을 더욱 확고히 할 수 있다. 또는 변수가 양의 피드백 고리와 연결되어 있다면, A로

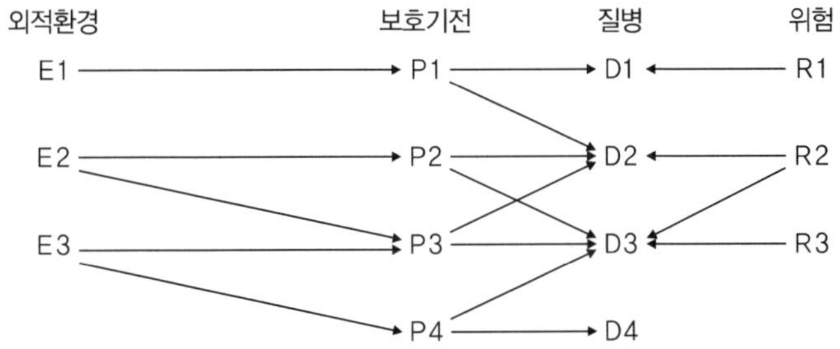

그림 6.2 외적 환경, 보호기전, 질병, 위험 사이의 관계

보호 요인은 보통 복합 질병들에서 개체를 보호하는 반면 특정 위험들(병원균이나 발암물질에 노출)에 대해서는 좀 더 제한적이다. 만약 E1이 다르다면 P1과 P2의 유병률이 서로 다른 촉진요인들을 가지고 있지만 그 사이에 상관관계(correlation)를 형성할 것이다. 만약 E2가 다르다면 D2와 D3의 유병률은 상관관계를 이룰 것이지만 D1은 그렇지 않을 것이다. E3의 변이(variation)가 D2, D3과 D4 질병들과 연결시키는 반면 P4에 작용하는 외적 요인들은 오직 D3과 D4와만 연결될 것이다. 만약 오직 R3만 다르다면 D2와 D3은 상관관계가 없을 것이다. 이런 똑같은 원인 사슬은 다양한 인구집단에 걸쳐 유지될 수 있지만 상당히 다른 상관관계 패턴을 형성할 것이다.

들어가는 투입물이 어떤 종류이든지 B에 우리가 기대한 것과는 반대되는 영향을 미치게 될 것이다. 질소를 호수에 투입함으로 질소 레벨을 내려가게 만들 수 있으며, 살충제 사용은 해충을 증가시킬 수 있고, 항생제는 새로운 병원균을 만들어낼 수 있다. 그러므로 인과 네트워크 내부의 피드백을 고려하지 못하면 건강에 해가 되는 변수들을 확인하기 힘들거나 개입할 수 없게 될 수 있다.

슈말하우젠의 법칙은 또한 개체군 수준에서도 작용한다. 전염성 병인이 침입한 결과는 개체군 안에서의 생식률(R_0), 또는 환자가 회복되기 전, 격리되기 전, 사망하기 전에 얼마나 많은 새로운 전염병 사례를 만들어내는지에 따라 달렸다. 그 결과 R_0는 접촉의 빈도, 전염성 있는 개인과 감염되기 쉬운 개인 사이에서의 전염, 취약성의 정도, 그리고 감염 지속 기간에 의존한다. 이것은 인구 특성이다. 이질적인 집단에서 만약 집단의 일부만이라도 R_o를 1 이상으로 증가시킬 만큼 취약하다면 질병은 늘어나 유행병을 만들어내든지 또는 풍토병 수준에 이르게 할 것이다. 단순한 역학 모델에서는 다음과 같은 식으로 정리된다.

$$R_o = e^{cB/m(1-rm/cB)}$$

여기서 c는 감수성 있는 개인에게 전염될 수 있는 감염률을 뜻하며, B는 출생률(취약 부류로의 편입률), 그리고 r은 감염된 사람의 (회복, 격리, 사망을 통한) 제거율, 그리고 m은 감염되기 쉬운 사람들의 사망률 또는 그들의 취약 감염 부류에서의 제거율을 뜻한다. 그러므로 만약 rm/cB가 1보다 크다면 R_o는 1보다 클 것이다. 이 역치 근처에서 질병의 확산율은 이 변수들의 어떤 변화에도 매우 민감할 것이다. 예를 들어 유행병이 거의 확산될 수 있을 만큼 rm/cB이 0.999라고 가정해보자. 그리고 이제 rm/cB을 0.2에서 1.001로 변화시켜 보자. 그러면 R_o은 1보다 작게 되고 유행병은 발생되지 않을 것이다. 탐지되지 못할 정도의 아주 작은 변화도 역학에서는 큰 영향을 미칠 수 있다. 사회적 조건으로 인한 감염 감수성, c의 인구 이질성 또는 의료서비스의 이용 가능성이나 효과로 인한 r의 이질성은 전체 인구에 대한 결과를 바꿀 수도 있다.

우리 연구는 변수의 상호 결정을 고려하는 모델을 이용해야 하며 역학을 지배하는 '독립변수와 종속 변수' 이분법에 한정되지 않아야 한다. 사회적 · 물리적 위치에서 이미 압박 받고 있는 집단은 거의 모든 변수에 더 취약하다는 것을, 그리고 탐지되기에는 너무나 작은 변화도 건강 결과에 큰 영향을 미칠 수 있음을 인지해야만 한다.

8. 취약성

병원균에 대한 광범위한 연구에 비해 사람과 개체군들의 질병에 대한 취약성 분석은 아직 초보적인 단계에 머물러 있다. 전염병 역학에 대한 전통적인 미생물학적 접근법은 미생물의 인식과 숙주에 대한 접근 방지 또는 감염 후의 효과적인 치료에 치중되어왔다. 하지만 모든 노출이 감염을 야기하는 것은 아니며, 모든 감염이 질병을 야기하는 것도 아니고, 새로운 개체군에 유입된 병원균이 거의 다 유행병이 되는 것도 아니다. 또한 독성물질에 노출된다고 해서 모두가 독성에 감염되는 것은 아니다.

미생물과 화학 분자 형태로 잠재하는 병원체 수는 매우 많다. 그 다양함에 비해 우리 신체의 방어 경로의 수는 상대적으로 한정되어 있다. 환경과의 모든 경계면에 차단막(소화 · 호흡 · 생식 기관과 혈액 · 뇌 관문, 면역체계와 그 구성물, 염증과 응고 반응, 신경계 조정, 다양한 해독 경로)이 존재한다. 임상적으로는 분명히 관련되어 있지 않은 질병들 사이에 상관관계가 관찰되는 것은 질병 각각의 독특한 요인들과 질병들이 공유하고 있는 요인들 사이의 관계 탓이다. 질병 발생 과정에서 외적 사건은 인과 네트워크의 어떠한 지점에서도 개입할 수 있다. 그림 6.2에서 우리는 병원균에의 노출과 이에 대한 방어를 가설적으로 구성한 트리(tree) 구조를 검토해보았다. 노출 또는 저항의 공통 원인에 작용하는 요인들은 질병 사이의 상관관계를 만들어낼 것이다. 더 말단 방향으로 작용하는 요인들은 그 촉진제 자체가 공통 상황과 연관되어 있지 않은 한, 통계학적으로 독립적인 질병을 야기할 것이다. 질병들 간의 상관관계 패턴에 대한 연구는 이와 같은 현상을 조사하는 유용한 도구가 될 수 있다. 하지만 이는 또한 연구 결과들 사이의 불일치를 초래하기도 한다. 왜냐하면 모델 외부 요인에 의해 어떤 변수가 가장 강하게 영향을 받느냐에 따라 같은 원인 트리가 다른 통계치를 보이기 때문이다.

개인 또는 집단의 질병에 대한 내성은 항상적인 특성이 아니다. 이는 여러 개의 서로 다른 시공간적 척도 위에서의 공간과 시간에 따라 다양하다. 스트레스를 받는 일 이후 코르티솔(cortisol)과 같은 스트레스 호르몬은 증가했다가 스트레스가 해소되거나 처리가 되면 감소한다. 코르티솔의 최고치는 몇 분 또는 몇 시간 동안 지속될 수 있고 상승기에는 감염에 대한 내성이 감소한다. 하지만 코르티솔 최고치가 다시 스트레스가 없는 수준으로 돌아가는 속도는 사람에 따라 다르다. 인간이나 동물이나 모두 좀 더 취약한 사회적 상황(예를 들어 계층)에 속해 있는 개체는 좀 더 안정된 상황에 있는 개체보다 휴식 상태가 좋지 않은 경우가 많고, 스트레스원에서 회복하는 속도가 느리다.[15] 문제는 이런 차이가 건강에 어떤 영향을 미치는가에 있다. 감염의 경우에 우리는 정기적으로 많은 종류의 미생물에 노출되며 대부분은 어떤 증상도 유발하지 않고 제거된다. 결과는 본래 감염원의 크기와 인체의 방어능력에 달렸다. 그러면 면역체계가 몇 시간 동안 억제되어 있다고 가정해보자. 이는 바이러스 또는 박테리아가 여러 번의 번식 과정을 거칠 수 있게 한다. 면역체계가 다시 활동할 준비가 되었을 때쯤에는 이미 병원균이 완전히 기능하는 면역체계의 방어능력보다 더 성장했을 수도 있다. 하지만 성공적인 감염을 위해 요구되는 병원균의 최소 개체 수는 질병마다 다르다. 대장균의 경우는 적게는 10개 또는 100개의 세포만 있어도 질병을 야기한다고 주장되어왔다. 이러한 병원균은 몇 시간의 면역 억제만으로도 단일 침투 세포가 효과적인 감염을 일으킬 만큼 증가하게 할 수 있다. 하지만 프로토존(protozones)과 같은 다른 요인들은 느리게 번식하기도 하고, 장내 기생충 감염과 같은 경우 전혀 번식하지 않기도 한다. 이런 경우에 몇 시간의 호기는 별 차이를 만들지 않을 수 있다. 마찬가지로 화학물질은 그것들이 해를 입히는 세포에 침투하기 전에 순환에 들어가 간을 몇 번에 걸쳐 통과할 수도 있다. 만약 간을 통과할 때 해독 기전을 피한다면 이는 신체의 다른 부위를 손상시킬 수 있다. 마지막으로 암세포는 낮지만 일정한 비율로 모든 사람에게서 생산되지만 우리의 정상적인 방어체계는 이를 제거한다. 암세포가 스스로 자리를 잡고 종양을 만들어낼 때까지 간섭 없이 어느 정도 시간을 필요로 하는지는 정확하지 않다.

15 M. O. Rezendfes et al., "Adolescent social class identification: behavioral and biological indicators," submitted to the *Journal of Behavioral Medicine*.

번식에 동일한 정도의 기회를 필요로 하는 질병들은, 만약 그러한 기회의 정도가 서로 다른 빈도로 서로 다른 개체군에서 나타난다면, 통계적으로 연관성을 가지게 될 것이다.

하지만 그림 6.1 ⓐ의 사건 사슬은 실제로는 일방향적이지 않다. 방어 기전은 그것이 사용됨에 따라 자극되는 동시에 서서히 손상된다. 유해물질을 해독하는 분자는 그 과정 중에 모두 소모된다. 감염 물질에 의해 그 생산이 유발되는 항체조차 모두 소모되며 항체 생산은 그것을 만들어내는 분자 자원을 필요로 한다. 이는 하나의 도전에 대한 반응이 다른 도전에 대한 반응과 경쟁하게 될 수 있다는 뜻이다. 특히 영양부족 또는 다른 손상으로 전체적 자원 수준이 낮은 경우는 더욱 그러하다. 그림 6.1 ⓑ는 이런 과정들이 고려되면 어떤 일이 벌어지는지 보여준다.

인구집단의 건강에 관한 연구는 한 번에 질병 하나씩만 연구하거나 전염성, 자기면역성, 만성, 영양학상 질병과 같이 빤한 질병 부류에 국한해서는 안 된다. 취약성과 관계된 생태학적 역학은 전 인구의 건강과 질병 패턴 전체를 조망해야 하며, 건강 개선을 위한 전략은 차별적 취약성이라는 요인을 강조해야 한다. 이런 요인은 대부분 사회적이다.

9. 지식 창조와 사용 결정의 민주화

우리가 우리의 건강에 영향을 끼치는 수많은 요인의 놀라운 상호

관련성을 인식하게 되면 이 복잡성을 다루려는 모든 시도가 극도로 위압적인 것으로 보일 수 있다. 지역마다 주변 환경과의 대사작용은 각각 다르며, 이러한 주변 환경은 질병 매개체와 병원소 개체군의 동학, 거주자의 스트레스 패턴, 그리고 스트레스원에 대한 대처를 위해 필요한 자원을 결정한다. 각각의 작업환경은 모두에게 공통되는 일반적인 핵심 생리학 지식만으로는 해결될 수 없는 그것만의 독특한 사회적 관계의 네트워크를 가지고 있으며, 그 속에 노동자들의 생리학이 내포되어 있다. 그러므로 갈수록 연구의 한 편에서는 각각의 특수한 상황의 독특성이 증가하고 있다는 점과 모든 경우에 단일한 규칙을 적용하는 것의 어리석음을 강조한다. 하지만 동시에 과학은 넓은 범위의 꽤 상이한 상황에서도 규칙성을 발견하며 이는 그러한 상황 모두에서 문제를 해결하는 공통된 접근 방법을 가능하게 한다.

일반적인 것과 특수한 것이라는 양극단에서 우리는 지식 창조의 민주화는 무엇인지 토론하게 된다. 한편으로 각 공동체와 각 개인은 자신의 상황에 대해서는 세계 최고의 권위자이며 그 문제에 대한 해결책에 가장 큰 이해관계를 가지고 있다. 그들은 일반적인 원리로는 추론할 수 없는 그것만의 경험을 간직한 상세하며 깊이 있는 지식을 가지고 있으며, 이러한 풍부한 세부 사항에 근거한 해석은 일반화 과정에서는 실종된다. 여성 건강 운동, 환경정의 운동, 같은 질병을 가진 환자들의 경험 공유 운동, 그리고 공동체에 기반을 두고 건강 문제를 인식하고 해결하는 운동, 이 모든 운동은 연구의 의제를 재조명하며 내용을 풍부하게 하는 데 중요한 역할을 했다. 여성 암 네트워크와 캠브리지에 기반을 둔 여성 공동체 암 프로젝트는 발암물질의 산업으로 발생하는 발암물질에 대한 주의를 환기시켰다. 하천 감시 네트워크(River Watch Network)는 오염물질이 야생생물과 수질에 끼치는 영향을 모니터링한다.[16] 수질문제에 대해 지방 당국과 (미)환경보호국(EPA)이 무관심하다고 생각한 6학년 아이들이 이를 조사하기 위해 직접 '클리블랜드 6학년 화학자(Cleveland Sixth Grade Chemists)'라는 모임을 조직한 사례도 있다. 유독성 폐기물 처리를 위한 슈퍼펀드 프로그램[17]은 러브 캐널(Love Canal)과 워번(Wobern) 같은 지역의 주민들이 조직한 것으로 지역 암 클러스터에 대한 관심을 요청하며 그것이 대중적으로 인식될 때까지 자신들의 경험을 일반화했다.

다른 한편으로 이런 특수성은 비전문가 그룹의 역량을 넘어선 연구와 실험에서 나오는 비교 지식과 과학 이론(이런 것들이 그들에게는 현실로부터 너무나 멀리 떨어진 것처럼 보일 수 있다)을 결여하고 있다. 구체적인 현실에 몰두해 있는 비전문가의 상세하고 깊고 특수한 지식 및 분석과 특수한 지식에서 일정한 거리를 요구하는 일반적 과학적 원칙을 통합해야만 효과적인 지식이 될 수 있다.

즉, 효과적인 지식이 되려면 적어도 두 개 집단의 지식을 통합하는 것이 필요하다. 이는 오직 사람들이 그들의 상황과 맥락에 대한 깊

16 C. Lopez and G. Dates, "The efforts of community volunteers in assessing watershed ecosystem health," in D. Rapport et al.(eds.), *Ecosystem Health* (Blackwell, 1998).

17 Superfund Program. 공해 방지 사업을 위한 대형 자금 — 옮긴이.

은 성찰을 통해 정보와 자신감을 갖추는 역량 강화 과정을 통해서만 이루어질 수 있다. 또한 그 속에서만 전문가와 비전문가는 상호 존중하는 기반 위에 동등한 존재로서 만날 수 있고, 정부와 학계, 그리고 특히 환경문제를 부정하는 기득권을 가진 기업들의 실험실 밖에서 전문가들이 공동체 집단과 제휴하도록 고무될 수 있다. 다시 말해, 사람들이 모두 건강해지려면 전체의 집단적인 지성을 동원할 필요가 있다.

10. 성찰성

건강과 관련된 지식이 생산되는 방식으로 인해 우리는 실제 자연의 속성과는 다른 지식과 무지의 패턴을 가지게 되었다. 이는 분자 수준과 뇌의 작용에 대한 지식 분야에서 놀라울 만한 발전을 이뤄내는 데 기여했지만 전염병 부활, 환경 독성의 세계화, 계급과 인종에 따라 불평등한 건강 결과 분배, 그리고 실험실 수준에서 미세한 것에 대한 정교화는 증가하면서 전체 기업의 비합리성은 늘어나는 상황과 같은 재난에 여전히 우리를 무방비 상태로 방치했다.

연구가 더욱 값비싸지면서 시장성 높은 제품을 생산하려는 장기적 목적을 가진 제약회사가 지원하는 연구비 비율은 갈수록 늘어나고 있다. 그러므로 폭력 예방을 위해 폭력을 야기하는 조건을 개선하기보다는 약물치료를 통해 해결하려는 관심이 더 많고, 심리사회적 치료보다는 향정신제 치료를 더 선호하며, 해충의 천적 집단을 관리하기보다는 살충제를 선호하는 것이다. 이런 편향된 지원의 결과로 교육에서는 어느 한쪽 분야만 강조하게 되었고, 과학자들 사이에서는 전체를 이해하기보다는 매우 작은 것에 대한 연구를 선호하는 문화가 공통적으로 형성되었다.

우리와 같이 보건학 분야에 종사하는 사람들이나 이런 과학의 결과를 인간의 삶을 향상시키는 데 적용하고자 하는 사람들에게 다음과 같은 질문을 던지는 것은 필수적이다. 현재의 지식과 무지의 패턴은 어떻게 발생하게 되었는가? 무엇이 연구 방식과 연구에서 우선시해야 할 것에 대한 현재와 같은 합의를 만들어냈는가? 시장성 있는 건강 상품을 찾기 위한 노력이 자원 분배와, 더욱 중요하게는 연구자들의 지적 지평에 어떤 영향을 미치는가? 우리가 가지고 있는 지식 창조의 패턴과 얼마나 다른 대안이 존재하는가?

이런 고려 사항들은 우리가 우리 연구의 세부 사항에서 뒤로 물러나 전체를 관찰하고, 과학의 참여자이자 관찰자로서 일하며, 우리가 지금 우연히 있는 이곳의 사회적 · 역사적 우연성을 인지할 것을 요구한다.

이렇게 과학적 궤도가 사회적으로 형성됨을 인식한다고 해서 불가지론적인 상대주의에 빠져버리는 것은 아니다. 과학의 불확실성이 우리가 축적해온 강력한 통찰들을 부정하는 것은 아니다. 반(反)과학 논객들이 그토록 소중하게 여기는 과학자들의 의견 차이조차도 모든 생각이 똑같이 타당하다는 것을 의미하지는 않는다. 우리는 여전히 상대적으로 참인 것과 아주 그릇된 것을 구별할 수 있다.

당장의 건강 문제를 시급히 해결해야 하지만, 우리는 또한 과학 외부와 내부 모두에 존재하고 있는 과학적 과업에 대해서 비판적인 관점을 제공해줄 수 있는 '과학의 과학'을 만들어나가기 위해서 역사학자, 사회학자, 과학철학자와도 함께 일해야 한다.

결론

여기에서 논의된 건강에 대한 생태학적 접근법은 광범위한 내용을 담고 있다. 이는 일반적으로 건강에 포함되는 것보다 훨씬 폭넓은 지적 틀을 가지고 있다. 이는 미생물과 의료 행위의 공진화(共進化),[18] 작업 설계, 오염원과 스트레스원 사이의 상호작용, 사회적 · 경제적 불평등, 연구 전략, 개인과 집단의 취약성, 질병의 지리학, 식단의 변화, 건강과 관련된 행위에 대한 사회적 영향, 그리고 도시계획과 같은 다양한 주제에 대한 고려를 요구한다. 이는 또한 공중보건의 일반적인 영역을 넘어서 농업생산 기술과 산업 생산기술, 인종차별과의 투쟁, 소득 불평등 감소, 야생생물 모니터링, 과학의 민주화, 그리고 아이들과 노인에 대한 데이케어[19]를 조직하는 일과 같은 문제들을 포함하는 정책적 조치

18 예전에는 박테리아를 박멸하는 것이 의술의 목적이었지만, 그것이 사실상 불가능하므로 이제는 최선의 공존 형태를 모색하는 방향으로 변화하고 있다. 이처럼 미생물과 의술이 함께 진화하는 현상을 말한다 — 옮긴이.

에 대한 옹호를 내포한다. 어떤 제안은 폭넓게 공유할 수 있는 사회적 목표일 수 있고, 어떤 제안은 분쟁의 초점이 될 것이다. 어떤 제안은 당장 실행 가능할 것이고, 어떤 제안은 가치와 우선순위의 장기적 변화를 전제한다. 그리고 어떤 제안은 오직 권력 관계와 경제의 소유권에 근본적인 변화가 있어야만 실행될 수 있다.

그러나 장기적 접근이 필요하다는 이유로 당장 필요한 조치의 긴급함을 부정해서는 안 된다. 자원 분배나 직장에서의 보건 요구와 경영진의 특권 사이의 필연적 갈등이 역학적 감시체계를 개선하기 위한 협동적인 노력을 부정하는 것은 아니다. 백신에만 의존하는 방식에 대한 대안을 모색하는 것이 예방접종률 향상을 방해해서는 안 된다. 의료 행위의 부적절함에 대한 비판은 모든 사람이 의료서비스를 받아야 할 필요성과 공존한다. 기관들과 유권자들 사이의 어느 정도의 노동 분업과 함께 우리는 국가적 목표를 둘러싼 중요한 결정 사항에 건강 의제를 통합해야만 한다. 그렇지 않으면 우리의 복지는 다른 이유로 결정된 사항들의 부수 효과로 남게 될 것이다.

19 daycare. 미취학 아동 · 고령자 · 신체장애자 등을 주간 동안 돌보는 것 — 옮긴이.

7장

자본주의는 질병인가?

__미국 보건의료의 위기

유럽과 북미를 중심으로 한 이른바 '서양'의 과학적 전통은 우리가 이제는 과학 연구에서 핵심 질문이라고 생각하는 문제, 이를테면 "이것은 무엇으로 이루어졌는가?", "이것은 어떻게 작동하는가?" 등을 다룰 때는 큰 성공을 거두었다. 몇 세기에 걸쳐 우리는 이런 질문에 더 정교하게 대답하는 방식을 발전시켜왔다. 우리는 사물을 자르고 세분하고 염색한 다음, 그것이 무엇으로 구성되었는지 답할 수 있다. 우리는 이와 같이 상대적으로 단순한 영역에서는 커다란 성과를 거두었지만 좀 더 복잡한 체계를 다루는 데는 참담한 실패를 계속해오고 있다. 이러한 실패는 특히 건강과 관련된 문제에서 잘 드러난다. 지난 세기에

* 뉴욕 브레히트 포럼(Brecht Forum)에서 한 강연을 바탕으로 2000년 9월 *Monthly Review*에 실린 글이다.

건강의 패턴이 어떻게 변화했는지를 살펴보면 찬사를 보낼 만한 내용과 실망할 만한 내용을 모두 발견할 수 있다. 20세기 초 이후 인간의 기대수명은 30년가량 증가했으며 전통적으로 치명적인 질병 중 일부는 발병률이 낮아지거나 거의 사라졌다. 천연두는 박멸된 듯하고, 한센병(나병)은 매우 희귀해졌으며, 소아마비는 세계 대부분의 지역에서 거의 사라졌다. 과학기술은 발전을 거듭해 이제 우리는 매우 유사한 병원균들까지 손쉽게 구별해 매우 정교한 진단을 내릴 수 있게 되었다.

하지만 빈부격차가 심해지면서 수많은 발전된 기술은 전 세계 대부분의 사람들에게 무용지물이 되어버렸다. 새로운 질병이 등장하고 완전히 사라졌다고 믿었던 질병이 재출현하면서 보건 당국은 당혹감에 휩싸였다. 1970년대에 전염병은 이제 더 이상 연구의 영역이 아니라는 이야기를 심심찮게 들을 수 있었다. 원칙적으로 감염의 시대는 끝났고, 미래의 보건 문제는 퇴행성 질병, 노화, 유전적 질병이 될 것이라고 여겨졌다. 하지만 이제 우리는 이것이 터무니없는 착오였다는 것을 알고 있다. 공중보건기관들은 말라리아, 콜레라, 결핵, 뎅기열과 같은 전통적 질병이 다시 나타나는 데 적절하게 대처할 수 없었다. 게다가 이들은 새로운 전염병의 출현에 경악했다. 이 중에서 가장 위협적인 것은 에이즈(AIDS)이지만, 레지오넬라, 에볼라(Ebola) 바이러스, 독성쇼크증후군, 다중약물내성결핵 등 다른 전염성 질환도 위협적이다. 전염병이 사라지지 않았을 뿐 아니라 과거의 질병은 독성이 더 강해져서 돌아왔고 또 완전히 새로운 질병도 함께 출현했다.

왜 이런 일이 일어났을까? 왜 보건당국은 당혹감을 감추지 못하고 있을까? 왜 보건전문가들은 전염병이 사라질 것이라고 생각했으며, 이는 왜 오류였을까? 사실 지난 150년 동안 유럽과 북미에서 전염성 질환은 극적으로 감소했다. 가장 단순한 형태의 예견 중 하나가 바로 지금까지의 방식이 앞으로도 계속 유지되리라는 것이다. 보건전문가들은 우리가 전염성 질환에 대항하는 새로운 기술을 지속적으로 개발하고 있기 때문에 전염병이 사라질 것이라고 주장했다. 최근에 우리는 사람을 사망에 이르게 하는 원인균을 이틀 안에 실험실에서 찾아내 늦지 않게 처방을 내릴 수 있을 정도로 신속한 진단기술을 가지게 되었다. 박테리아를 배양하는 데 몇 주를 소비하는 대신 이제 우리는 유전자(DNA)를 이용해 증상이 유사한 병원체들을 구분할 수 있다. 더욱 중요한 것은 우리가 모기나 진드기 같은 질병 매개체들을 제거할 수 있는 살충제뿐 아니라 항균 약물, 의약품, 백신 등을 개발했다는 점이다. 우리는 미생물들이 돌연변이와 자연선택을 통해 반복적인 위협을 가한다는 사실도 알게 되었다. 우리는 미생물이 어떻게 변하든지 이에 대항하는 더 새로운 무기를 개발하는 동안에 질병을 일으키는 메커니즘이 동일한 상태로 있을 것이라고 가정했다. 이것은 우리와 세균 사이의 전쟁이며, 우리의 무기가 더 강하고 훨씬 효과적일 것이기 때문에 이 전쟁에서 우리가 승리할 것이라고 확신했다. 낙관적 전망을 가지게 된 또 다른 이유는, 경제발전이 빈곤을 없애고 풍요를 실현하며 모든 사람이 모든 새로운 기술을 보편적으로 사용할 수 있게 될 것이라는 데 있었다(이는 세계은행과 국제통화기금이 했던 주장이다). 마지막으로, 인구통계학자들은 대부분의 전염성 질환이 아동에게 치명적인 데 반해 노인들에게는 그렇지 않으므로 인구의 고령화가 진행되면서 그러한 질병에 걸릴 가능성이 있는 인구의 비율도 감소할 것이라고 생각했다. 이들은 아동이 쉽게 감염되는 것은 과거의 노출을 통해 만들어진 면역력을 가지고 있지 않기 때문이고 성인은 이미 노출된 경험이 있기 때문에 질병에 대한 민감성을 줄일 수 있다고 생각했다. 하지만 이 가설은 한 가지 사실을 간과하고 있었다. 즉, 아동의 수가 감소하면, 성인의 면역 수준도 하락해 질병에 걸릴 가능성이 높아진다는 점이다. 실제로 유행성이하선염과 같은 일부 질병은 아동보다 성인에게서 더 심각하다.

역학(疫瘧)의 가정에서 어떤 오류가 있었던 것일까? 우리는 의학과 관련 과학에서의 역사적 고정관념이 위험할 정도로 (또한 이데올로기적으로) 제한적임을 인지할 필요가 있다. 공중보건학적 예측에 참여했던 사람들은 거의 모두 지리적으로나 시간적으로 협소한 시각을 가지고 있었다. 일반적으로 이들은 인간의 역사 전체가 아니라, 한 세기에서 두 세기만을 살펴보았다. 그들이 좀 더 넓은 시간대를 살펴보았다면, 사회관계, 인구, 식량의 종류, 그리고 토지의 활용 등에서 큰 변화가 있었을 때 질병이 만연했다는 사실을 눈치 챌 수 있었을 것이다. 우리가 자연과 우리의 관계를 변화시킬 때 우리는 전염성 질환의 역학과 전염기회도 함께 변화시키는 것이다.

유럽의 흑사병

흑사병은 로마 제국이 쇠퇴해가던 6세기 무렵, 유스티니아누스 치하의 유럽에서 처음으로 창궐했다. 당시 유럽은 사회 붕괴와 생산의 감소로 고통 받고 있었다. 고대 도시의 위생시설은 파괴되었으며, 그러한 상황에서 흑사병이 유입되자 순식간에 전체 주민을 휩쓸면서 이 지역을 황폐화시켰다. 흑사병은 봉건제의 위기가 심화되던 14세기에 다시 출현했고, 병이 널리 확산되기도 전에 수많은 사망자가 발생하여 인구가 격감했다. 14세기 흑사병의 발생에 대한 주류 역사적 설명은 1338년 흑해를 통해 상륙한 선원들이 아시아에서 흑사병을 옮겨왔고, 곧바로 다시 서쪽으로 유입되어 로마, 파리, 런던에 이르렀다는 것이다. 다시 말해 흑사병이 확산된 것은 다른 곳에서 질병이 유입되었기 때문이라는 것이다. 그러나 흑사병은 이전에도 몇 차례 유럽으로 유입된 적이 있지만 14세기에 그랬던 것처럼 확산되지는 않았다. 즉, 흑사병의 유입 자체가 주요 원인이라기보다는 사람들이 질병에 취약해지고 쥐를 통제할 수 있는 사회 기반이 무너져서 쥐가 옮기는 질병에 인간 생태계가 적절하게 대응할 수 없게 되었을 때만 흑사병이 창궐했던 것이다.

생태학적 제안

다른 질병들을 살펴보면, 우리는 그것들이 역사적 변화와 환경에 따라 성장하고 쇠퇴한다는 것을 알 수 있다. 따라서 우리는 나라가 발전함에 따라 전염성 질환도 사라질 것이라는 역학적 전환의 교리 대신에 생태학적 제안을 채택할 필요가 있다. 생태학적 제안은 인구밀도, 주거 유형, 생산수단과 같은 생활방식의 주요 변화에 따라 병원균과 그 숙주, 그리고 질병의 매개체와 우리의 관계 역시 함께 변화한다는 주장이다. 남미와 아프리카, 기타 여러 지역에서 출현하고 있는 새로운 출혈열은 대부분 특정 곡물생산을 위한 토지 개간으로 인해 사람이 평소에 접하기 힘들었던 설치류와의 접촉이 증가하게 된 것과 관련이 있어 보인다. 곡물은 설치류의 식량이기도 하다. 설치류는 씨앗과 풀을 먹고 살아간다. 숲을 없애고 그 자리에 곡물을 심으면서 설치류의 천적인 코요테, 재규어, 뱀, 올빼미도 사라졌다. 그 결과 설치류의 먹잇감이 되는 식량은 증가하고 설치류의 사망률은 하락해 설치류의 개체 수는 증가한다. 이제 이 질병 매개체(설치류)는 사회적 동물이 되어 보금자리를 틀고 군락을 형성한다. 다음 세대의 젊은 성체 설치류는 또 다른 거주지를 찾아 나서게 되고, 보통 창고나 가정집을 떠돌면서 질병의 전파를 촉진한다.

또 다른 인간 활동인 관개는 특히 간질병을 옮기는 달팽이와 말라리아, 뎅기열, 황열병을 퍼뜨리는 모기의 번식과 관련이 있다. 이집트의 아스완(Aswan) 댐 건설 후에 그랬던 것처럼, 관개가 많아지면 모기의 서식지가 형성된다. 과거에는 가끔씩 발병했던 리프트 계곡열이 이제는 시시때때로 발병한다. 제3세계에서 거대 도시들이 발달한 것도 역시 뎅기열이 확산될 수 있는 환경을 제공했다. 이를 전파하는 모기(이집트

숲모기)는 황열을 옮기는 모기와 동일하다. 이 모기는 도시 외곽에서의 생활에 적응했다. 이 모기 종은 숲에서 다른 종류의 모기와 경쟁할 때는 열세를 보이지만 황무지, 웅덩이, 물통, 폐타이어와 같이 버려진 곳, 즉 열대지방의 거대 도시에서 인간이 만든 특별한 환경에서는 쉽게 번식할 수 있다. 방콕, 리우데자네이루, 멕시코시티 등 인구가 1,000만~2,000만에 이르는 거대 도시가 발달하면서 열대지방의 도시화가 진행되자 뎅기열과 황열은 특히 위협적인 질병이 되었다. 인구 규모가 커지면서 질병이 발병할 새로운 기회도 함께 생겨난다. 예를 들어, 어떤 사회에서 홍역이 지속적으로 발생하기 위해서는 수십만 명 규모의 인구가 필요하다. 이보다 숫자가 적으면 홍역은 모든 인구를 감염시킬 수 있고 그것을 견뎌낸 사람들은 내성을 가지게 된다. 하지만 그 질병을 유지할 만큼 새로운 유아의 수가 충분하게 많지 않다면 그 질병은 사라질 것이고 다시 유입되어야 한다. 25만 명의 인구 규모에서는 내성이 없는 신생아가 충분히 존재하기 때문에 그 질병이 유지될 수 있다. 그렇다면 이렇게 생각해보자. 최소 25만 명의 인구에서 유지되는 질병이 있다면 1,000만~2,000만 명의 인구에서는 어떤 질병이 등장할 수 있을까? 그러므로 생활조건이 변화할 때 질병의 기회 역시 변화한다는 것은 명백하다.

공중보건학계가 지닌 또 다른 근시안적 사고는 의사가 인간의 질병에만 관심을 두고 야생동물이나 가축, 또는 식물의 질병에 대해서는 크게 주의를 기울이지 않은 데서 비롯되었다. 여기에 주목했다면 그들은 모든 유기체가 질병을 운반한다는 현실과 마주쳤을 것이다. 질병은 기생체가 유기체에 침입함으로써 발생한다. 감염이 발생할 때 증상이 나타날 수도 있고 그렇지 않을 수도 있다. 그러나 모든 유기체는 기생체와 상대하고, 기생체의 관점에서 보면 유기체에 침입하는 것은 물이나 흙에서의 경쟁으로부터 탈출하는 방법이다. 예를 들어 레지오넬라병을 일으키는 박테리아는 물에서 산다. 그것은 세계 도처에서 발견되지만, 생존경쟁에서 밀리기 때문에 아주 흔한 것은 아니다. 레지오넬라균은 까다로운 식생조건을 필요로 하기 때문에 평소에는 인간과 접촉할 일이 없다. 하지만 이 박테리아에는 두 가지 강점이 있다. 즉, 고온에서 견딜 수 있고, 염소(chlorine)에 내성이 있다. 레지오넬라균은 아메바 속에 숨어 염소를 이겨낸다. 컨벤션센터, 호텔, 트럭 휴게소의 물은 뜨거울 뿐 아니라 염소처리를 거친다. 고급 호텔에는 작은 물방울을 뿌려대는 샤워기가 있으며, 이 박테리아는 물방울을 타고 폐의 가장 깊숙한 곳까지 성공적으로 이동할 수 있다. 결국 우리가 레지오넬라균에게 가장 이상적인 환경을 제공한 셈이다. 더욱이 염소와 고온은 레지오넬라균의 경쟁자를 죽일 뿐 아니라 파이프의 안쪽 벽에 달라붙은 죽은 경쟁자의 찌꺼기는 레지오넬라균이 좋아하는 식량의 풍부한 보고가 된다.

다른 유기체를 살펴보면 기생체와 숙주 사이에 끊임없이 더 유리한 위치를 차지하기 위한 전략이 구사되는 것을 발견할 수 있다. 흔한 종일수록 기생체가 새롭게 침입하는 대상이 되기 쉽다. 인간이라는 종은 아주 흔하기 때문에 좋은 침입 기회를 제공한다. 질병의 유형을 살펴보면, 콜레라와 같은 질병은 동반구에서 페루와 중미를 거치면서 전미 대륙으로 확산되었음을 알 수 있다. 하지만 야생생물의 질병뿐 아니라 오렌지 나무의 질병, 콩과 토마토의 바이러스 등도 이와 유사한 경로를 따라 확산되었다. 이런 사실에서 확인할 수 있는 것은 인간에게만 독특한 상황이 아니라 모든 동식물에게 나타나는 기생체와 숙주의 '항상적 공진화'다. 이와 같은 관점에서 인간의 질병을 본다면 우리는 잠재적 위험을 더 잘 이해할 수 있을 것이다.

질병의 전파

어떤 종류의 곤충이 인간에게 바이러스를 퍼뜨리는가? 대부분은 모기나 파리이고, 진드기, 벼룩, 이 등이 다음 그룹에 속하는 곤충들이다. 그 밖에도 수십만 종의 곤충이 있지만, 인간에게 바이러스 질병을 퍼뜨리는 곤충은 대부분 이 두 그룹이다. 딱정벌레가 퍼뜨리는 질병은 거의 없으며, 내가 아는 한 나비나 잠자리가 일으키는 질병은 없다. 왜 그럴까? 이것들이 질병의 매개체가 될 수 있는 환경이 존재할까? 식물들 사이에서 바이러스를 가장 많이 유포시키는 것은 전혀 다른 곤충인 진딧물이다. 하지만 이 두 곤충은 비슷한 입 구조를 가지고 있고, 숙주에게서 액체를 빨아 먹으면서 살아간다. 모기는 피를, 진딧물은 수액을 빨아 먹는 것이 다를 뿐이다. 빨대로 액체를 빨아보았다면, 잠시 진공상태가 만들어지고 계속 빨기 위해서는 가끔 액체를 되돌려주어야 한다는 사실을 알고 있을 것이다. 이와 마찬가지로 모기와 진드기의 침샘은 피나 수액을 빨아 먹으면서 숙주에게 액체를 되돌려주는데, 바로 이때 바이러스를 옮기는 것이다. 이 때문에 우리는 바이러스를 연구할 때 모기나 진드기 등의 침샘을 살펴본다. 특정 질병의 특수한 세부 사항에서 한 걸음 뒤로 물러서서 좀 더 큰 그림을 그리려고 노력하면, 이와 같은 일반적 사실들이 보이기 시작할 것이다. 그러나 아직 우리는 큰 그림을 보지 못하고 있다.

진화와 사회에 대한 연구의 실패

또 다른 종류의 과학적 협소함 — 실제로는 우리 스스로가 만들어낸 지적 속박 — 은 진화에 대한 연구의 실패다. 진화는 유기체가 환경의 도전에 대응한다는 사실을 분명히 보여준다. 예를 들어 그 도전이 항생제라면 유기체는 그 항생제에 적응하는 방식으로 대응할 것이다. 우리는 농업 분야에서 곤충이 살충제에 내성을 갖게 된 사례를 수백 가지는 알고 있고, 의학에서는 점점 더 많은 미생물이 그것을 공격하는 항생제에 내성을 갖게 되었다는 사실을 잘 알고 있다. 심지어 어떤 병원균은 항생제를 사용하기도 전에 그것에 대한 내성을 갖기도 한다! 이런 일은 항생제가 새로운 상표로 시장에 출시되지만 사실은 이전의 것과 크게 다르지 않을 때에 일어난다. 겉보기에 다르게 보일지 모르지만 박테리아의 입장에서 그것이 같은 방식으로 작용한다면 (박테리아는) 같은 방어기제를 통해 그것에 대처할 수 있다. 따라서 병원균을 살펴보는 것만으로는 부족하다. 즉, 우리는 무엇이 개체군을 취약하게 만드는지를 알아야 한다. 지금까지의 통상적인 공중보건 관련 연구는 세계사, 다른 종들, 진화론과 생태학, 그리고 사회과학에 주목하는 데 실패했다. 건강을 위협하는 대부분의 요소에 대해 가난한 사람들이 더 취약하다는 사실이 점점 더 많은 문헌을 통해 속속 밝혀지고 있다. 그러나 미국에서는 아직도 계급적 차이를 인정하지 않는다. 연구자들은 소득이나 어머니의 교육 수준, 또는 사회적 · 경제적 지위의 차이까지는 검토한다. 하지만 계급이 기대수명, 노인 장애, 또는 심장마비 빈도의 가장 정확한 예측인자임에도 미국의 역학은 계급을 다루지 않는다. 예를 들어 관상동맥질환을 예측하기 위해서는 콜레스테롤보다 계급 지위를 측정하는 것이 더 낫다.

다른 설명들

왜 우리는 이 나라에서 공중보건의 연구와 실천을 절름발이로 만드는 지적 눈가리개를 쓰고 있을까? 첫째, 오랜 기간에 걸친 다양한 지적 편향이 있어왔기 때문이다. 예를 들어 미국의 실용주의를 보자. 미국인들은 자신의 실용성을 자랑스럽게 여긴다. '이론'은 거의 입에 담을 수 없는 말이다. 우리가 병든 이들과 죽어가는 아이들의 긴급함에 압도될 때 진화에 대해 질문하는 것은 사치가 된다. 이와 같이 긴급함에 대한 압도적인 감각은 의사들이 토마토의 질병을 살펴보지 않고, 다른 종류의 모기들 간 경쟁을 연구하지 않을 뿐 아니라 역사적 요소를 전혀 고려하지 않는 이유 중 하나다. 응용임상 실험과 역학적 연구를 시행해야 한다는 긴급함에 사로잡혀 불가피하게 시야가 좁아져 버렸다.

둘째, 환원주의라는 서구의 과학적 전통 때문이다. 환원주의는 어떤 문제를 이해할 때 그 문제를 가장 작은 요소들로 환원한 뒤 요소들을 한 번에 하나씩 바꾸어가는 방식이다. "이것은 무엇으로 구성되어 있는가?"라고 질문할 때, 이 방법은 매우 성공적이다. 이 경우에 우리는 그것을 다른 것들과 격리하고 유기체에서 일부를 떼어내 성분분석기에 집어넣거나 현미경으로 들여다볼 수 있다. 사실 사물이 무엇으로 구성되는지를 확인하는 데 우리는 놀랄만한 성공을 거두어왔다. 이것이 우리가 모든 과학 영역에서 작은 현상과 사건에 대해서는 — 비합리적이긴 하지만 — 점점 더 정교해지고 있는 이유다. 하지만 개별적인 응급처치에는 이렇게 성공적이면서도, 말라리아를 예방하고 그것의 재출현을 예상하거나 전체 인구의 건강문제에 대해서 광범위하게 대처하는 데는 이토록 무능력한 모습을 보이는 까닭은 도대체 무엇일까? 그 단적인 예로, 우리는 수확량을 늘리기 위해 질소를 효율적으로 이용하는 밀 재배에는 크게 성공했지만, 농촌의 기아를 줄이는 데에는 그다지 성공하지 못하고 있다.

네 가지 가설

현대 과학에서 전형적인 실패는 복잡성에 대한 연구를 거부해온 것이다. 성공은 고립된 요소에 초점을 맞출 수 있는 작은 것들에 대해서만 이루어진 성공이었다. 미국은 다른 어떤 나라보다 보건의료서비스에 많은 돈을 쓰고 있지만, 산업화된 국가 중에서 가장 성과가 저조한 나라에 속한다. 확실히 유럽보다 뒤지며, 건강에 대한 일반적 지표들에서 대부분 일본보다 뒤쳐진다. 이것이 미국 공중보건 당국자의 고민거리 중 하나다. 그들은 미국이 다른 나라에 비해 훨씬 많은 금액을 투여하는데도 가시적 성과는 왜 이렇게 적은지 질문한다.

여기에 그에 대한 네 가지 가설이 있다.

첫째, 미국 국민은 더 많은 돈을 쓸 뿐이지 실제로 더 많은 보건의료서비스를 받는 것은 아니다. 우리가 알고 있듯이 미국 보건의료 비용의 20% 정도가 광고비 같은 관리비이다. 제약산업의 이윤율은 전 산업의 평균 이윤율보다 높고, 제약회사의 상당수가 미국에 있다. 의사의 연봉은 상당히 높으며 입원비도 비싸다. 그 결과 환자 일인당 '투자'는 실로 막대하다.

둘째, 미국 국민이 더 많은 보건의료서비스를 제공받는다 하더라도 그것이 항상 양질의 서비스를 의미하지 않는다. 미국 국민이 다른 나라에 비해 자기공명영상법(MRI), 컴퓨터단층촬영(CT), 투석기구를 더 많이 소유하고 있기 때문에 이것은 역설적으로 보인다. 그렇다면 왜 미국 국민의 건강이 더 좋지 못할까? 의학적 결정이 항상 의학적 이유에서 내려지는 것은 아니다. 예를 들어, 심장 수술을 할 때 어떤 종류의 기술을 사용할지, 어떤 식으로 개입할지를 결정하는 데는 수많은 요인이 작용하며, 이런 점들은 국가 간 의료서비스 과정의 차이를 야기한다. 미국은 유럽보다 인공심박기를 훨씬 빈번하게 이식하고 제왕절개술이나 자궁적출술도 더 자주 시행한다. 병원은 의사와 환자를 유인하기 위해 비싼 기계들을 사들인다. 그런데 문제는 이것들을 사들이고 난 뒤에는 사용해야 한다는 점이다. MRI 기계가 놀고 있으면 안 되기 때문에 병원은 오직 투자 대비 환수를 위해서라도 의사가 그것을 사용하도록 압력을 가한다. 또 다른 점은 외과의사의 '평균 타율'을 높게 유지하기 위해 (1년에 수백 회에 이르는) 충분한 수술을 시행해 고도의 숙련도를 유지해야 한다는 것이다. 서너 달에 겨우 한 차례 정도만 심장이식을 하는 외딴 병원은 환자가 찾기에는 안전한 장소가 아니다. 현명한 환자라면 당연히 최신 기술을 갖추고 높이 평가받는 심장병원을 찾을 것이다. 그러나 이러한 명성을 얻기 위해서는 숙련도가 유지되어야 한다. 따라서 외과의와 기계를 지속적으로 가동할 필요가 있다. 이러한 서비스를 받는 것도 역시 비싸기 때문에, 수술비를 받기 위해서라도 항상 바쁜 상태를 유지할 필요가 있다. 하지만 모두가 그렇게 값비싼 장비를 갖고 있는 것이 합리적일까? 병원 관리자는 바로 근처에 있는 병원도 그런 고가의 장비를 갖추고 있기 때문에 당연하다고 대답할 것이다. 만일 매스 종합병원이 베스 이스라엘 병원과 경쟁하고 있고 또 둘 다 마운트시나이 병원과 경쟁하고 있다면, 이 병원들은 모두 최첨단 기계를 필요로 할 것이다.[1] 그리고 의사가 아니라 회계사에게 의학적 결정을 내리게 해서 서비스를 효율적으로 할당하게 하는 건강유지기구(Health Maintenance Organization: HMO)[2]가 있다. 이 두 가지 접근 방식은 모두 이윤의 극대화를 의미한다. 그 결과 경우에 따라 사람들은 진료를 지나치게 받기도 하고 모자라게 받기도 한다. 하지만 진료를 많이 받건 적게 받건 건강은 돈을 벌어야 한다는 강박관념이 만들어낸 부수 효과일 뿐이다. 제도의 비합리성은 과잉 진료를 받는 부자에게도 마찬가지로 영향을 미친다. 미국에서는 매년 거의 20만 명이 부적절한 시술 때문에 사망한다. 그보다 더 많은 사람이 과도하게 광고하는 처방의약품, 비처방의약품(over-the-counter: OTC),[3] 기타 의약품 등의 오용으로 인해 사망한다.

세 번째 가설은 ≪먼슬리 리뷰(Monthly Review)≫[4] 독자들에게는 자세한 설명이 불필요한 것으로, 보건의료체제가 불평등의 토대 위에 세워져 있다는 것이다. 극히 일부 사람들만이 필요한 보건의료서비스를 이용하거나 이에 접근할 수 있고, 반면에 미국 국민 대다수는 그렇지 못하다.

마지막으로 네 번째 가설은 우리가 병든 사회의 손상을 바로잡기 위해 점점 더 많은 투자를 하는데도 병든 사회를 만들어왔다는 것이다. 미국 국민은 더 많은 오염에 노출되고, 또 스트레스가 심해져서 역설적으로 심장수술 기술을 선보일 수 있는 기회에 더 많이 노출되어 있다.

1 매스 종합병원(Mass General), 베스 이스라엘(Beth Israel) 병원, 마운트시나이(Mount Sinai) 병원은 보스턴, 뉴욕 등지에 위치한 미국의 대표적인 유명 대형병원들이다 — 옮긴이.

2 건강유지기구는 일종의 민영 의료보험 조직이다. 미국에서 증가하고 있는 의료보험 유형으로, 일반적으로 사전에 1인당 연간 보상액을 정액으로 결정해놓고 있는 경우가 많아서 경영자는 최소한의 서비스를 제공함으로써 최대의 이익을 얻으려는 경향이 나타난다 — 옮긴이.

3 의사의 처방 없이도 환자가 자유롭게 구입할 수 있는 의약품 — 옮긴이.

4 이 글이 실린, 매월 발행되는 진보잡지 — 옮긴이.

또한 점점 더 많은 사람을 불행하게 만들어 정신의학과 항정신성 의약품에 더 많은 돈을 쏟아붓게 만들었다. 보편적인 의료보장제도가 붕괴해 전 인구가 초기 자본주의적 질병에 노출된 현재 러시아의 보건의료 상황은 이를 매우 명백하게 보여준다. 러시아는 전염병, 디프테리아, 백일해 유행의 만연과 현대에는 보기 힘든 수명 감소(64세에서 59세로) 현상을 경험했다. 미국 사회는 스스로 공중보건에 가한 손상을 수리하기 위해 그 어느 때보다도 더 많은 지출을 요구하는 병든 사회다.

위기에 대한 대응

보건의료의 이러한 상태가 간과된 것은 아니었다. 사실 보건의료에 대한 불만은 날이 갈수록 증가하면서 널리 확산되고 있다. 그리고 이제까지 이런 상황에 대해 다음과 같이 수많은 대응이 있었다.

생태계 건강

문제를 인식한 생태학자들은 그들이 생태계 건강이라고 부르는 접근법을 도출했다. 그들은 다양한 원인(오염물질, 오염된 음식과 물, 심한 스트레스, 일상적 생활리듬의 변화 등)으로 생태계가 스트레스를 받고 있음을 강조했다. 예를 들어 전등이 보편화되면서 우리의 수면시간은 줄어들고 따라서 생리기능에 변화가 생기게 되었다. 인간생물학을 사회화된 생물학으로서 검토해본다면, 인간생물학의 상수로 간주되던 것이 사실상 그렇지 않다는 것을 알 수 있다. 자연적 노화과정의 일부로 혈압이 상승한다는 생각은 오랫동안 상식으로 간주되어왔다. 그러나 칼라하리(Kalahari) 사막의 으쿵 부시맨(!Kung Bushmen)은 사춘기까지만 혈압이 상승하고 이후에는 하락한다는 사실이 밝혀졌다. 혈압의 패턴은 우리가 어떤 종류의 사회에 사느냐에 따라 달라진다. 우리는 이러한 현상을 사회적 위치에 따라 다양한 스트레스 반응 호르몬의 패턴 속에서 찾아볼 수 있다. 최근 하버드 대학에서 학교 성적이 비슷한 10대 집단들 사이에서 스트레스에 대한 반응을 연구했다. 연구는 스트레스 종류와 관계없이 상층 계급의 자녀들은 코르티솔이 순간 증가했다가 바로 감소하는 반면에, 노동자 계급의 자녀들은 코르티솔이 지속적으로 증가함을 보여줬다. 노동자 계급 청소년들의 생리기능은 자신의 지위에 대한 인정 여부와 상관없이 사회적 위치에 따라 달라졌다. 아무리 계급적 지위를 부정하도록 교육받아도 몸은 그 사람의 계급적 지위를 분명히 알고 있다. 따라서 인간생리학은 사회화된 생리학이며, 사회적 위치의 차이는 환경과의 관계에서 차이를 만들어낸다. 이러한 지식은 생태계 건강이라는 개념으로 귀결되었고, 전체 생태계의 건강을 어떻게 평가할 것인가 하는 문제에 답하기 위해 환경주의자와 공중보건관계자가 서로 협력하게 했다.

환경정의 운동

이 운동은 소각로나 독성폐기물 하치장이 흑인 거주 지역에 집중적으로 설치되어 있다는 사실이 확인되면서 시작되었다. 소수자 거주

지역은 부동산 가격이 낮기 때문에 저렴한 비용으로 소각로를 설치할 수 있다. 또한 권력자들이 만든 설치 제한 지역에 관한 규정이 그곳에는 매우 느슨하게 적용된다. 이런 점에서 오염물질과 산업폐기물에 의한 건강의 위험은 억압의 또 다른 측면이 된다. 모든 사람이 오염물질 노출에 동일하게 영향을 받지는 않는다. 예를 들어 분사기로 모래를 쏘아 빌딩을 청소하는 일로 생계를 유지하는 사람처럼 직업적으로 위험에 노출된 사람은 책상에서 회계장부를 작성하는 사람과 오염물질에 노출되는 양상이 매우 다르다. 환경과 관련된 상해에 노출되는 정도도 계급과 억압 조건에 따라 달라진다. 환경정의 운동은 이러한 문제에 대한 대응으로 오염물질의 대규모 투기에 맞서 싸우면서 산업사회의 위험을 균등화하려고 한다.

건강의 사회적 결정론

이 접근법은 역학자들 사이에서 확산되어왔으며, 부분적으로는 자본주의 자체가 건강을 악화시킬 수 있다는 19세기 피르호(Rudolf Virchow)와 엥겔스(Friedrich Engels)의 지적에 대한 재발견에 뿌리를 둔다. 보수주의자들과 반동적 평론가들이 이제 더는 실질적 빈곤이 존재하지 않는다고 주장할 때, 건강의 사회적 결정론을 명심하는 것이 중요하다. 그들은 이제 어떤 사람이 얼마나 더 많은 돈을 벌고 더 큰 대형 컬러텔레비전을 살 수 있는지가 문제이지, 가난한 사람들에게 텔레비전이 없는 것은 아니라고 주장한다. 또한 빈곤한 가족은 자동차가 좀 더 구식이고 부자만큼 자주 레스토랑에서 외식을 하지 못하는 것일 뿐이라고 말한다. 하지만 "근본적으로 더 이상 빈곤은 존재하지 않는다"라는 우파 지식인들의 생각과 같은 이런 식의 불평등이 실제 진실을 부정할 수는 없다. 물론 그 해답은 흑인이 인종적 억압 때문에 백인보다 10년 정도 수명이 짧다는 것을 보여주는 수많은 연구에서 쉽게 찾을 수 있다. 가난하고 억압받는 소수자는 상대적으로 더 특권화한 집단에 비해 보건의료체제에 대한 접근에 성공할 가능성이 25% 정도 더 낮다. 동시에 관상동맥질환, 모든 형태의 암, 비만, 아동의 발육 부진, 계획되지 않은 임신, 모성사망률 등으로 인한 사망률 또는 다른 위험한 결과가 발생할 확률이 빈곤의 수준에 비례해서 증가한다.

건강의 사회적 결정론에 관심을 갖는 이들 중에는 리처드 윌킨슨(Richard Wilkinson) 같은 영국 학자가 있는데, 그는 영국 공무원의 직급에 따른 기대수명의 차이를 살펴보았다. 윌킨슨은 아주 절박한 처지의 사람들이 아니라 상대적으로 좀 더 나은 생활조건을 가진 집단(공무원)에서조차 사회적 위치에 따라 기대수명에 차이가 발생한다는 사실을 확인했다. 그는 사회적 위계나 사회적 차별만으로도 건강이 악화될 수 있으며, 이것은 극빈층에 국한되지 않는다는 사실을 밝혀냈다. 이는 서로 대립적인 두 가지 방식으로 해석될 수 있는데, 두 가지 모두 어느 정도 설득력이 있다. 하나는 가난의 수준보다 오히려 불평등 자체가 사람들을 병들게 한다고 해석하는 것이다. 또 다른 하나는 문자 그대로 모든 것이 우리 머리 안에 있다고, 즉 생각하기 나름이라고 해석하는 것이다. 후자를 지지하는 데 인용되는 비비원숭이 연구는 곡예단 내 높은 서열에 있는 원숭이일수록 더 건강하다는 것을 보여준다. 서열이 높은 비비원숭이는 동맥이 더 깨끗하고 스트레스에 대해 상층계급의 사람에서 보이는 것처럼 반응한다. 즉, 스트레스를 받으면 코르티솔 수준은 순간 상승했다가 바로 다시 내려간다. 반면 서열이 낮은 비비원숭이는 스트레스의 효과가 더 오래가는 경향이 있으며 수명도 더 짧다. 그러나 사람이 인위적으로 그 사회적 위계를 바꾸어 놓으면, 몇 달 안에 비비원숭이의 생리기능은 새롭게 부여된 사회적 지위에 걸맞는 특징을 보인다. 이러한 사실로부터 어떤 이들은 이 모두가 인간이 자신의 사회적 지위를 어떻게 인식하느냐에 달렸다고 주장한다. 따라서 인간은 자신의 지위에 잘 적응하도록 교육받아야 하고, 어쨌든 우리가 우리 자신의 현실을 창조한다는 것이다. "우리가 우리 자신의 현실을 창조한다"라는 말은 대부분의 (내적) 성장과 치유 운동이 표방하고 있는 공통된 문구다. 여기서 중요한 것은 당신의 임금이 낮고 가난하다는 것이 아니라 당신이 그것에 대해 혐오감을 느끼는 것이 문제라는 것이다. 그래서 우리는 각성제를 개발해왔다. 말하자면 우울증의 치료는 우울하게 만드는 상황을 제거하는 것이 아니라 그러한 상황에서 기분이 나아지게 돕는 것이다.

건강의 사회적 결정론을 바라보는 또 다른 방식은 단순히 건강을 소득을 높이면 해결되는 부적절한 저소득의 결과가 아니라 고도로 계층화된 계급사회의 결과로 보는 것이다. 후자를 강조하는 사람들은 단순히 절대적 박탈이 건강에 나쁘다고 주장하는 것보다 자신의 입장이 더 래디컬(radical)하다고 생각한다. 왜냐하면 절대적 박탈을 강조하는 입장에서 주장할 수 있는 처방은 단순히 소득을 증가시키는 것 이상이 될 수 없기 때문이다. 대신에 이들은 계급 불평등을 제거해야 한다고 말한다. 동일한 연구에서 정반대의 결론이 나올 수 있기 때문에, 우리는 불평등이 매우 다양한 방식으로 건강에 영향을 끼친다는 점을 유념할 필요가 있다. 빈곤을 생각할 때 부자들은 빈곤화의 바탕에 깔린 구조를 고려하지 않고 단순히 조금 덜 가진 것으로만 이해한다. 하지만 무엇보다 빈곤은 사람들에게 실제로 음식을 충분히 먹지 못하거나 불량 음식을 먹어야 하는 만성적 박탈의 형태로 영향을 미친다. 습기 차고 곰팡이가 핀 아파트의 아이들은 건조한 아파트의 아이들보다 건강하지 못하다. 그밖에도 만성적 박탈은 그 자체가 다양한 방식으로 건강을 위협한다.

'저빈도 · 고강도 위협'이라고 부르는 것이 있다. 이것은 모든 사람에게 일어나지는 않지만 언젠가는 일어날 수도 있기 때문에 안녕감(感)에 대한 항상적 위협을 겪는 상황을 의미한다. 시카고학파의 우파 경제학자인 로버트 포겔(Robert Fogel)은 『고난의 시간: 흑인 노예의 경제학(Time on the Cross: The Economics of Negro Slavery)』에서 대부분의 노예들이 채찍질을 당하지 않았다고 지적한다. 포겔은 더 나아가 노예제는 『톰 아저씨의 오두막(Uncle Tom's Cabin)』을 읽으면서 상상하는 그런 것이 아니고, 거기에는 어떤 경제적 합리성이 있었다고 주장한다. 하지만 그는 노예들에 대한 육체적 학대가 항상적 위협이었다는 점을 말하지 않았다. 설령 대부분의 노예가 채찍질을 당하지 않았을지 몰라도 그들은 모두 구타를 목격했거나 알고 있었다. 마찬가지로 빈곤 지역에 사는 어린이 대부분이 총격을 당하는 것은 아니지만 상점에 가거나 외출할 때 그들에게 총격은 항상적 위협이다. 이런 것들이 바로 빈도는 낮지만 강도는 매우 높은 위협을 보여주는 사례들이다.

또한 '고빈도 · 저강도 위협'도 있다. 예를 들어 미국 흑인 사회에서 흔히 볼 수 있는 일상적 괴롭힘이 그것이다. 이로 인해 흑인들은 지속적으로 전략적 결정을 내릴 것을 강요받는다. 내가 너무 천천히 걷고 있어서 경찰이 내가 어슬렁거린다고 생각하지 않을까? 아니면 내가 너무 빨리 걷고 있어서 범죄 현장에서 도망친다고 생각하지는 않을까? 밤에 실험실에서 공부하려고 학교에 가면 나를 도둑으로 생각해 경찰이 제지하지는 않을까? 나는 푸에르토리코 상주대표였던 라모스 안토니니(Ramos Antonini)가 워싱턴에 있는 자기 사무실로 가는 도중 경찰에게 제지당했던 일을 기억한다. 자신이 하원의원이고 푸에르토리코 상주대표라고 말하자 경찰들은 비웃었다고 한다. 안토니니는 흑인이었다.

신경전달물질 관련 연구를 통해 사회적 경험이 반드시 뇌에서만 일어나는 것은 아니라는 사실이 밝혀졌다. 대뇌는 사회적 경험을 모아서 그것을 신경체계의 경로들을 통해 신경전달물질에 전달한다. 신경전달물질은 백혈구 세포의 면역체계 구성물과 화학적으로 유사하다. 어떻게 보면 우리는 몸 전체로 생각하고 몸 전체로 느끼기 때문에, 몸 전체가 이러한 유형의 만성적 조건들, 즉 저빈도의 위협이나 고빈도의 위협을 수반하는 사회적 경험의 장소다. 박탈의 경험은 많은 차원을 포함하지만, 가난을 단지 소득의 양적 차이로만 바라보는 통계학자들은 흔히 이런 사실을 간과하고 있다.

만인을 위한 보건의료 운동

이 단체는 전 국민 의료보험제도를 옹호하고 미국과 캐나다의 제도를 비교했다. 많은 진보적 의사들이 이 운동에서 활동하고 있다.

대체의학

대체건강운동(alternative health movement)은 주로 개인의 건강 문제를 다룬다. 식이요법, 운동, 동종요법, 지압요법, 자연요법 등을 강조하는데, 이것들은 사람들이 기존의 의학체계가 적절하게 다루지 못했다고 여기는 영역이다. 이 운동은 목표 집단을 설정하고, 마법 탄환식으로 진행하는 전통적 대중요법 대신 건강에 대한 전체론적 접근을 취하고 있다. 이것은 매우 위급한 상황보다는 장기적 · 만성적 상태를 치료하는 데 특히 효과적인 것으로 보인다. 예를 들어 방사선 치료와 화학요법이 필요한 암환자에게 대체요법은 부작용을 줄이는 데 도움이 된다. 현대 의학의 전략은 암조직이 일반 조직에 비해 더 취약하기 때문에 방사능 치료나 화학요법이 환자보다는 암조직을 먼저 죽일 것이라고 기대해 그것을 파괴할 수 있다는 것이다. 대체의학적 치료가 사용하는 접근 방식은 암조직을 직접 공격하는 것이 아니라 신체 방어능력을 높이는 것이다. 따라서 두 접근은 상호보완적이다. 대체의학은 아주 매력적이고 강력하지만, 그것도 자신의 생활을 통제할 수 있고 대체 보건의료의 자원과 기술을 이용할 수 있는 사람들에게만 일차적인 호소력을 가진다. 이것은 대중운동은 아니다. 대체의학이 옹호하는 전체론은 말초적이다. 사회적 전체론은 아닌 것이다. 그렇더라도 대체의학은 기존의 보건의료에 대해 문제를 제기하지 않고 단순히 모든 이들을 위한 보건의료만을 요구하는 운동에 대한 강력한 해독제다.

래디컬 비판

의학에 대한 래디컬한 비판은 사람들을 아프게 만드는 것과 사람들이 제공받는 보건의료의 종류와 질을 다루어야 한다. 건강에 대한 마르크스주의적 접근은 생태계 건강, 환경정의 운동, 건강의 사회적 결정론, 만인을 위한 보건의료, 대체의학의 통찰력을 결합해야 한다. 보건의료 문제에 대한 나의 접근법 중 한 측면은 생태학자로서의 경력에서 나온 것이다. 나는 지리적 위치, 직업 집단, 연령 집단, 사회적으로 정의된 기타 범주들에 따른 건강의 변이성을 연구했다. 내 질문은 보건의료의 결과가 미국의 주에 따라, 캔자스 주 내 지역에 따라, 쿠바 내 지역에 따라, 브라질이나 캐나다 내 지역에 따라 얼마나 달라지는가 하는 것이었다. 연구 결과 아주 흥미로운 패턴이 나타났다. 나와 동료들은 보건의료의 질을 반영하는 각 지역에서의 유아사망률을 검토하면서, 그 평균과 각 지역마다 그 비율이 어떻게 다른지, 그 편차를 최악에서부터 최상까지 살펴보았다. 우리의 분석에 따르면 미국의 유아사망률은 쿠바와 비슷하고 캔자스는 미국 평균보다 조금 높았다. 한편 브라질의 리오그란데두술에서는 유아사망률이 훨씬 높아서 제3세계 유아사망률의 전형적인 양상이 나타났다. 쿠바가 높게 나온 것은 그리 놀라운 일이 아니다.

하지만 동일한 자료를 유아사망률의 최곳값과 최젓값에 이르는 범위의 관점에서 보았을 때, 즉 주어진 집단 내에서의 변이성이라는 효과적인 공정성의 척도를 통해 살펴볼 때 훨씬 더 많은 사실이 드러났다. 캔자스 주 내 각 카운티들의 편차가 가장 크게 나타난 반면, 미국 내 주들 간의 편차는 다소 작게 나타났다. 리오그란데두술 지역 간의 편차는 훨씬 더 작았으며, 쿠바에서 편차가 가장 작았다. 사망 원인에 대해서도 동일한 결과가 나타났다. 우리는 평균뿐 아니라 격차, 즉 최곳값과 최젓값의 차이를 평균으로 나눈 값도 살펴보았다. 그 값이 캔자스에서는 0.85였으나 쿠바에서는 0.34였다. 캔자스와 쿠바의 암 발생률은 비슷하게 나타났지만 그 편차는 쿠바보다 캔자스에서 더 높게 나타났다. 캐나다의 자료를 조사했을 때, 서스캐처원 주는 캔자스와 쿠바의 중간 정도였다.

우리가 이 지역들을 선택한 이유는 브라질, 캐나다, 캔자스 모두 자본주의 경제구조를 가지고 있기 때문이다. 이 지역에서 투자는 경제적 상황을 평등하게 하려는 사회적 필요성보다 이윤의 극대화에 기초해서 결정된다. 다른 한편 서스캐처원과 리오그란데두술는 쿠바와 함께 전국적으로 공정하고 동등한 서비스를 제공하는 국영 의료체계를 가지고 있다. 캐나다와 브라질 지역은 더 훌륭하고 공정한 보건의료체제의 장점을 지니고 있지만, 쿠바와 달리 자본주의적 약점도 지니고 있어서 결과적으로 중간 정도의 변이성을 보인다.

이러한 방법은 서로 다른 질병을 가지고 비교할 때에도 적용할 수 있다. 우리가 대답하고자 하는 문제는 변이성이 주와 같은 큰 지리적 지역들 사이에서 더 크게 나타나는가, 아니면 카운티와 같은 작은 지역들 사이에서 더 크게 나타나는가 하는 것이다. 어느 쪽이든 나름대로 합당한 이유가 있다. 예를 들어 날씨와 같은 요인은 주와 같이 큰 지역의 데이터에 영향을 줄 수 있다. 그러나 날씨가 유일한 변수는 아니며, 다른 변수들은 작은 지리적 단위 간에 큰 차이를 보일 수 있으나 넓은 지역을 설정해서 얻은 평균에서는 이러한 차이가 포착되지 않을 수 있다. 예를 들어 캔자스 위치타(Wichita) 시의 근린지역들과 같이 좀 더 작은 지역을 살펴보면 유아사망률이 크게는 세 배 가까이 차이가 나는 것을 알 수 있다. 우리는 또한 캔자스의 대부분의 카운티에서는 실업률이 9~10%이지만 위치타의 북동부에서는 30%에 이른다는 점도 알 수 있다. 왜 그럴까? 그것은 근린지역이 환경을 무작위로 나눈 조각이 아니기 때문이다. 그것들은 구조화되어 있다. 부유한 지역에서는 위치타의 북동부 지역처럼 그들을 위해 봉사할 수 있는 가난한 이웃을 필요로 한다. 그래서 여러 지역에 걸친 데이터를 분석할 때마다 우리는 사회적 조건에서 지역 간 변이가 크다는 것을 알 수 있으며, 그 결과 보건의료의 양과 질에서도 큰 차이를 나타냄을 알 수 있다. 이것은 의학 지식 및 자원의 제약을 감안하더라도 분명 필연적이지 않은 변이다.

또 다른 흥미로운 사례는 멕시코에서 볼 수 있다. 이 연구는 몇몇 마을에 대해서 수행되었는데, 멕시코식 생활에서 주변화되어 있는 정도에 따라 마을에 등급을 매겨보았다. 상수도 보급 유무, 스페인어를 사용하는 사람의 비율 등과 같은 변수들이 조사되었다. 분석 결과 주변화된 공동체일수록 건강지표가 나쁘게 나타났다. 그러나 예상 외로 그 자료는 멕시코 경제 체계에 통합된 마을들에서는 찾아볼 수 없는 엄청난 격차가 가난한 마을들 사이에 존재한다는 사실 또한 보여주었다.

어떤 공동체나 개별 유기체가 어떤 이유(저임금이나 매우 혹독한 기후와 같은 이유)로 스트레스를 받을 때, 다른 불균형에도 극도로 민감해진다는 것은 공중보건 분야에서 아직 인식하지 못한 생태학적 원리다. 소득이 극히 적으면 계절에 따른 온도 변화가 아주 중요해진다. 예를 들어 늦가을과 초겨울에 불충분한 난방을 보충하기 위해 집에서 사용하는 등유 난로, 오븐, 또는 그 밖의 위험한 물건들로 인한 화재 때문에 수많은 사람이 응급실을 찾게 된다. 이들에게는 작은 온도 차이가 건강에 큰 영향을 주지만 풍족한 사람들에게는 그렇지 않다. 식량과의 관계에서도 마찬가지다. 실업 상태에 있거나 물가가 상승하면, 사람들은 식량과 그 밖의 경비를 줄이게 되고 이것이 영양 상태에 직접적인 영향을 미친다. 모든 할인쿠폰을 수집하고 슈퍼마켓 광고를 세밀하게 조사할 정도로 당신의 구매 솜씨가 뛰어나다면, 당신은 농업부가 지정한 빈곤수준 장바구니[5]로 연명할 수 있을 것이다. 이를 고안한 사람들은 당신이 할인판매를 찾는 데 천재적인 소질을 가지고 있다고 간주한다. 하지만 그 정도 솜씨를 가지고 있지 않거나 할인광고를 찾았지만 가격

5 poverty level basket. 정부가 지원의 기준으로 삼는 최저생계비. 생계에 필요한 최소한의 물품들을 정하고 그것들의 가격을 모두 합한 금액으로 정하므로 '장바구니'라는 단어를 사용한다 — 옮긴이.

을 비교하면서 구매를 하는 데 2시간을 보낼 수 없다고 가정해보자. 아니면 지역 슈퍼마켓을 소유한 전국적 체인이 기대했던 수익이 나지 않아 철수해버리고, 이와 함께 양질의 식료품을 구입할 기회마저 함께 사라져버린 지역에 살고 있다고 가정해보자. 또 점심식사로 유기농식품을 선호하지만 30분 정도밖에 여유가 없어서 자동판매기를 이용할 수밖에 없다고 가정해보자. 이러한 상황에서는 어디에서 일하는지, 얼마만큼의 에너지를 가지고 있는지, 보모를 둘 형편이 되는지 등의 개인적 차이가 건강에 큰 영향을 미칠 수 있다.

선택에 대한 환상

불건강(不健康)은 대체로 가난한 지역에 집중된다. 보수주의자들은 다음과 같이 말할 것이다. "글쎄, 당연히 가난이 좋을 리는 없지만, 그렇다고 모든 아이들이 나쁘게 되는 것은 아니다. 내가 성공했는데 당신이라고 못할 이유가 있는가? 그런 마을에서 태어나서 나중에 회사의 최고경영자가 된 사람도 있다." 여기서 그들이 놓치고 있는 것은 '취약성의 증가'라는 개념이다. 겉으로는 미세한 경험의 차이가 주변화된 사람들의 건강에는 큰 영향을 미칠 수 있다는 것이다. 약간 근시인 어떤 여학생이 키가 크다는 이유로 교실 뒤편에 앉게 되었다고 가정해보자. 과중한 업무를 떠안은 교사는 그 학생이 칠판을 볼 수 없다는 사실에 관심을 두지 않는다. 학생은 불안해하며 앞자리 아이와 싸우기 시작한다.

결국 갑자기 그 학생은 '학습장애'가 있는 아이가 되고, 위대한 시인이 되었을지도 모를 그 학생은 직업학교로 전학을 가게 된다. 그렇지만 학급당 학생 수가 더 적고 교사가 관심을 기울일 수 있는, 좀 더 부유한 공동체에서라면 이 아이의 문제는 안경 하나로 간단히 해결할 수 있었을 것이다. 개인적 차이는 개인적 성장 경험이나, 심지어 유전자에 이르기까지 어떤 것으로부터도 만들어질 수 있다. 그러나 유전자가 유전형질의 원인이라 할지라도 그것은 특정 상황에서만 문제를 야기한다. 예를 들어 유독가스를 배출하는 공장에서는 암 발생률이 높은데, 여전히 암에 걸릴 가능성이 가장 높은 사람은 특정한 화학물질을 효과적으로 처리할 수 없는 폐를 가진 사람일 것이다. 이것은 유전적 변수이며 유전적 질병이지만, 오직 그 유독 가스에 노출될 때에만 발생한다. 암은 유전자만으로 발생하는 것이 아니고 환경에 의해서도 야기된다.

사소한 생물학적 차이가 인생의 중요한 분기점이 될 수 있다. 이것을 가장 잘 보여주는 사례가 바로 색소침착이다. 아프리카계 미국인과 유럽계 미국인 사이에서 멜라닌의 차이는 유전학이나 생리학의 관점에서 볼 때 아주 사소한 것이다. 그것은 단지 색소가 피부에 침전되는 방식의 차이일 뿐이다. 하지만 이 차이가 10년의 삶을 빼앗아갈 수도 있다. 그렇다면 과연 이것은 그토록 치명적인 유전자인가? 이것은 당신을 더 쉽게 체포할 수 있도록 색소의 분비를 높이는 유전자인가? 권위 있는 유전학자들은 가족사 연구를 통해 만약 당신의 삼촌이 체포된 적이 있다면 당신이 체포될 확률도 역시 높다고 판단할 것이다. 여기서의 결론은 범죄의 원인이 유전적이라는 것이다. 이렇게 기계적인 방식으로 유전학적 규칙을 따라가다 보면 범죄가 유전된다는 것을 입증할 수 있을 것이다. 이것은 흑인이 나쁜 유전자를 가지고 있어서 결핵에 더 잘 걸린다는 통념만큼이나 그럴듯해 보인다. 유전학은 사회적 조건에 대한 대안적 설명이 아니다. 그것은 원인적 요인들을 찾는 데서 단지 하나의 구성요소에 불과하다. 생물학적 · 유전적 · 환경적 · 사회적 요인들 사이에는 밀접한 상호 의존성이 있다.

행위(behavior)는 공중보건 관계자들이 가난한 지역의 건강이 부유한 지역과 격차를 보이는 이유가 흡연, 운동, 다이어트와 같은 행위와 큰 연관성을 가진다고 주장하면서 개입하려고 하는 영역 중 하나다. 가난한 사람과 부유한 사람 사이에 건강의 격차가 크다는 사실을 인정할 수밖에 없게 된 보수주의자들은 이제 다음과 같이 말하기 시작한다. "그래, 그것은 가난한 사람들이 현명하지 못한 결정을 하기 때문이다. 그러므로 이에 대한 적절한 처방은 교육이다. 우리는 어머니가 더 많은 교육을 받을수록 아이들의 행실이 더 좋아진다는 것을 알고 있으며, 따라서 이제 필요한 것은 자신의 조건에서 최선의 행동을 할 수 있도록 가르치는 교육 프로그램이다." 실제로 어떤 일부 보건교육 프로그램은 가치가 있다. 예를 들어, 공장 내 안전교육은 사람들이 위험한 작업조건에 잘 대처하게 도와준다. 그러나 이러한 선택의 문제를 좀 더 주의 깊게 검토해보자. 이 쟁점을 다루는 사람들과 질병관리본부는 인간이 선택할 수 있는 것은 단지 일부분에 불과하며 나머지 대부분은 환경에 의해 부과된 것이라고 이야기한다. 그들은 우리에게 부과된 불리함 중에서 불공정하거나 제거할 수 있는 것과 우리가 자유롭게 선택했기 때문에 단지 자신만을 탓할 수 있는 것을 구별하라고 권한다. 선택 대 환경, 유전 대 경험, 생물학적인 것 대 사회적인 것과 같이 상호 배타적인 것들 사이에서 선택에 직면하게 된 마르크스주의자는 그 범주 자체를 비판적으로 검토해야 함을 안다. 선택은 또한 선택의 여지가 없음을 의미하기도 한다. 선택은 항상 누군가가 당신에게 제시한 선택지 중에서 이루어진다. 우리는 이것을 선거나 쇼핑을 통해 잘 알고 있다. 음식을 고르지만 사실은 기업이 만들기로 선택한 생산물 중에서만 선택하는 것이다. 선택은 선택의 부재, 즉 비(非)선택에 의해서 더욱 뚜렷해진다. 선택할 수 있는 기회도 마찬가지다. 선택하는 일에는 항상 전제조건이 있기 마련이다. 생활조건이 극히 열악하고 억압적이라면, 다른 상황에서는 현명하지 못한 선택이 차악(次惡)의 선택일 수도 있는 것이다.

대부분의 사람들과 마찬가지로 공중보건 관계자들도 10대 임신을 심각하게 우려한다. 일반적으로 10대에 임신하는 것은 좋은 생각이 아니다. 10대 어머니는 경험이 부족해 아이를 키우는 데 어려움을 겪을 수 있으며 아기가 저체중일 가능성이 높다. 그런데도 미국 흑인 여성에게서는 10대에 낳은 아기가 20대에 출산한 아기보다 평균적으로 더 건강한 것으로 나타났다. 왜 그럴까? 그것은 아기를 가진다면 차라리 일찍 가지는 게 나을 정도로 인종차별적 환경이 건강을 잠식하기 때문이다. 단순히 "10대의 임신은 위험하다"라고 말할 때 이런 사실은 잘 드러나지 않는다. 10대의 임신을 공중보건 분야의 쟁점으로 만들려고 하기 전에 문제를 좀 더 넓은 사회적 맥락 속에서 바라볼 필요가 있다.

또 다른 예로 흡연을 들 수 있다. 흡연은 업무에 대한 자유도가 낮을수록 증가한다. 인생에서 별다른 선택권을 가지지 못한 사람들이라 할지라도 적어도 흡연은 선택할 수 있다. 어떤 직업에서는 흡연이 잠시 휴식을 위해 밖으로 나갈 수 있는 몇 안 되는 합법적인 수단 중 하나다. 그런 선택을 하는 사람들은, "그래, 담배가 20년 후에 암을 유발할 수도 있겠지만, 분명한 것은 오늘 나를 살아 있게 해 준다는 것"이라고 말한다. 사람들이 택하는 건강에 해로운 선택은 비합리적인 선택이 아니다. 우리는 그것을 열악한 조건에서 최선을 다하려는 강요된 합리성으로 보아야 한다. 얼핏 볼 때 지혜롭지 못한 많은 결정이 상황을 고려하면 그 사람에게는 상대적 합리성이 있는 결정이다. 따라서 단순히 그들을 교육한다고 해서 행위가 바뀌지는 않을 것이다. 그러므로 그러한 선택을 하게 하는 맥락을 바꾸어야 한다.

우리가 시간을 인식하는 방식에서 선택의 또 다른 차원을 발견할 수 있다. 건강에 대한 결정을 내릴 때 우리는 현재의 어떤 행동이 나중에 어떤 영향을 가져올 것이라고 가정한다. 이는 아주 분명해 보이지만 모든 사람이 경험할 수 있는 것은 아니다. 사실 사람들은 대부분 자기 자신의 삶을 통제할 수 있는 종류나 질의 자유, 즉 "20년 후에 암에 걸리지 않기 위해 오늘 담배를 끊겠어"라고 말할 수 있는 자유를 경험하지 못한다. 모든 사람이 자신의 삶을 1년의 시간 척도에 따라 질서 있게 조직할 수 있는 것은 아니다. 푸에르토리코의 산후안(San Juan) 시 도심부에서는 어떤 경우, 이틀 동안 하루에 23시간씩 배에서 짐을 부리고 3일 동안 잠을 잔 뒤에 사촌이 시골 장례식에 가는 바람에 뜻하지 않게 식당에서 이틀을 연이어 일해야 하는 식의 생활 패턴이 이루어지곤 한다. 나중에 어떤 일이 일어날지에 대해 오늘 확실한 계획을 세울 수 없을 때 시간의 구조는 달라진다.

이에 반해 대학 생활은 시간이 조직되는 방식에서 주목할 만하다. 학생들은 학습 과정을 선택할 수 있고 이를 통해 2~3년 후 자신의 진로를 준비할 수 있다. 시간 단위를 더 줄여보면, 교수들은 월·수·금, 또는 화·목요일을 선택하는 식으로 편하게 강의 계획을 세울 수 있다. 의사들은 언제 환자를 진찰하고 언제 도서관에 있을지, 또 언제 세미나에 갈지 결정할 수 있다. 따라서 어떤 이들은 예측 가능한 방식으로 실제 자신의 삶을 구조화할 수 있다. 물론 이 역시 절대적인 예측은 아니다. 교통사고와 같이 예측할 수 없는 일이 벌어질 수도 있다. 그러나 기본적으로 자신의 생활과 경험에 더 많은 통제력을 가질수록 공중보건 전문가들이 권하는 종류의 결정을 내리는 것이 더 의미 있게 되고, 이에 따라 선택의 가능성이 더 커진다. 따라서 의사결정과 선택에 대해 이야기하는 사람들에게 해줄 대답은 다음과 같다. 첫째, 무엇보다도 선택의 폭을 넓혀야 한다. 둘째, 그러한 선택을 할 수 있는 수단을 제공해야 한다. 셋째, 물론 사람들이 의미 있는 선택을 내리려면 자신의 능력을 발휘할 수 있도록 하는, 자기 생활에 대한 통제 능력이 필요하다. 이러한 과정들을 진행해가면서 우리는 공중보건에 관한 사고방식을 지배하고 그것을 사전에 결정된 사회적 경계 안에 가두는 그릇된 이분법에 직접 도전해야 한다.

무엇을 할 수 있는가?

최근에 참석했던 모임에서 다음과 같은 딜레마를 제기하는 논문을 한 편 받아 읽었다. 모든 시민들이 투표할 수 있는 민주주의 체제하에서 살고 있는데도 왜 우리는 건강에 부정적인 영향을 미치는 불평등을 양산하는 정책들을 허락하는가? 어떻게 이것을 설명할 수 있는가? 농업을 향상시키려는 계획이 있지만, 그 계획은 기아를 증가시킨다. 병원을 건설하지만, 그것은 새로운 질병이 전파하는 중심이 된다. 홍수를 통제하는 토목사업에 투자하지만, 그것이 오히려 홍수 피해를 증가시킨다. 무엇이 잘못되었는가? 우리가 충분히 현명하지 못한 것이라고 대답할 수 있다. 아니면 그 문제들이 너무 복잡해서, 또는 우리가 이기적이어서, 또는 우리가 어떤 결함을 가지고 있어서 그렇다고 대답할 수 있다. 아니면 기아의 제거, 건강의 향상, 불평등의 해소에 실패한 이후에 현실을 받아들이고 그것이 사실상 불가능하다는 결론을 내려야 할지도 모른다고 대답할 수 있다. 아니면 인간은 자연과 분별 있는 관계 속에서 협력적인 삶을 영위할 수 없는 종일지도 모른다고 대답할 수도 있을 것이다.

하지만 우리는 이와 같이 지나치게 비관적인 어떤 결론도 거부해야 한다. 투쟁의 역사는 오래되었고 그것이 아무런 성과도 이루지 못했던 것은 아니다. 그러나 또한 투쟁은 어렵다. 예를 들어, 민주주의와 시혜적인 정부가 문제를 해결할 것이라는 환상에 의존하는 것은 쉬운 일이다. 그러나 그러한 민주주의 제도하에서 만들어지는 정책들을 살펴보면, 겉으로는 생활의 개선을 목표로 하는 것처럼 보이는 정책들이 실제로는 숨겨진 부차적 조건들로 인해 언제나 제대로 실현되지 않는다는 사실을 알게 된다. 예컨대, 내 생각에 클린턴(Bill Clinton) 대통령은 시민들이 의료보장을 받지 못하기보다는 보장받기를 원할 것이다. 그러나 그것은 보험 산업의 수익성이 보호되어야 한다는 부차적 조건에 종속되고 만다. 아마도 클린턴은 약값이 좀 더 저렴해지기를 원했겠지만, 그것은 제약산업이 계속 높은 이윤을 얻는 경우에 한에서만 그렇다. 미국은 농민들이 토지를 보유하는 것을 원할 수 있겠지만, 농장 소유자들의 토지를 빼앗지 않는 경우에 한에서만 그렇다. 프로그램이 실패하는 이유는 무능력, 무지, 또는 어리석음 때문이 아니라 그것들이 권력자들의 이익에 의해 제약되어 있기 때문이다. 우리는 가끔 프로그램의 일부는 성공적으로 수행되고 다른 부분은 그렇지 않은 사례를 발견한다. 도심에 건립된 기업 지구는 실제로 투자를 동반하지만 빈곤 개선에는 아무런 영향을 미치지 않는다. 왜냐하면 혜택이 밑으로 확산될 것이라는 가정이 환상이기 때문이다. 투자에 대한 적절한 수익 환수가 개발자의 목표다. 그것만 달성되면 다른 어떤 것도 중요하지 않다.

이러한 숨겨진 제약, 즉 체계적 장애들이 작동하는 방식을 이해하는 좋은 방법은 다른 지역의 보건의료서비스 전달 방식을 살펴보는 것이다. 미국 보건의료는 이 국가의 무제한적 자본주의를 배경으로 한다. 우리는 이 시스템의 전망과 문제점을 오랫동안 기술해왔다. 하지만 역사적으로 유럽에서는 사민주의자들이 불평등을 일종의 장애물로 인식하는 다른 접근법을 채택했다. 예를 들어, 그들은 실업을 원기왕성한 시장의 불가피한 부산물이 아니라 사회문제로 다루어왔다. 시의회는 실업자 센터를 재정적으로 지원하고 실업자에게 실업수당을 비롯한 여러 가지 수혜 프로그램에 대한 권리를 조언하는 상담자를 배치해 실업문제를 관리한다. 심지어 이 센터는 가족의 소득에 아무런 도움을 주지 못해 느끼는 우울함을 도닥여줄 지지집단을 만들 수도 있다. 지방 정부는 또 다른 사회문제들의 해결을 천명할 수 있다. 런던에는 어린 산모들의 사회적 고립을 막기 위한 프로그램이 있는데, 여기서 만나 그들은 서로의 경험을 공유하고 서로 돕는다. 물론 이 수단들 중 어떤 것도 수익성에 영향을 주거나 시장(market)에 도전하지는 않는다. 그래서 의회가 고용을 창출할 수는 없다. 유럽 사민주의 정부들이 준비한 가장 원대한 프로그램들조차도 어떤 방식으로든 자본주의적 질서에 도전하지 않는다. 그들은 단지 (누진소득세나 관대한 실업보험 등을 통해서) 좀 더 평등한 사회를 구현하기위해 노력할 뿐이다. 스웨덴에서 운수 노동자들은 트럭 운전사들의 심장병을 줄이기 위해 음식의 개선을 요구했다. 그들은 도로 주변 휴게소 매점에서 파는 음식의 질을 개선하기 위해 조직을 결성했고 식당과 매점의 소유주들과 협력해 음식을 개선했다. 다른 곳에서는 노동조합이 교대근무, 노동시간, 노동조건을 변경하기 위해 단체협약을 체결했다. 이 노동조합은 건강 문제가 계급 관계의 또 다른 측면이라는 점을 인식한 것이다.

어떤 경우에는 상대적으로 큰 투자비용 없이 직장 내 건강을 증진할 수 있다. 건설 현장에서 노동자들의 안전모 착용을 주지시키는 표지판 설치를 반대하는 고용주는 없다. 그러나 업무 조직을 다시 바꾸거나 지출에 대한 이야기를 시작할 때에는 좀 더 까다로워진다. 건강 증진을 위한 정부 프로그램을 통해 세금의 일부가 지출된다면, 기업가 계급이 반대할 가능성이 있다. 그리고 새로운 지출이 발생한 후에 자신들의 경쟁력이 약화되었다고 생각한다면, 이들의 반대(예를 들어 건강과 안전에 대한 규제의 철폐와 같은 것)는 정치적 성격을 띠게 될 것이다. 지출이 노동조합의 요구로 개별 고용주에게서 발생한다면 저항은 훨씬 더 커질 것이다. 그들은 경쟁력 약화를 이유로 들어 작업장을 폐쇄하고 다른 곳으로 옮기겠다고 위협할 것이다. 만일 노동조합의 요구가 노동의 조직화 자체와 연관된 것이라면, 경영자 측은 노동자들이 계급적 특권의 핵심을 침해한다고 여길 것이다. 이러한 상황에서는 강력하고 잘 조직된 노동운동만이 변화를 강제할 수 있을 것이다.

어떤 이슈가 지배계급의 근본적인 이익과 직접 충돌하는지, 아니면 단지 한 계급의 상대적인 혜택과 연관되어 있는지, 그리고 어떤 이슈가 상대적으로 중립적인지 하는 관점에서 보건의료 정책을 살펴보면, 어떤 종류의 정책이 실현 가능한지 예측할 수 있다. 이는 "사회가 모든 사람의 건강을 증진하려고 노력한다"라는 주장에 숨겨진 거짓을 드러낸다. 우리는 보건의료를 좀 더 복잡하게 볼 필요가 있다. 건강은 한 사회에서 임금재의 한 부분이며, 노동력 가치의 일부이고, 따라서 계급투쟁에서 항상 등장하는 쟁점이다. 그러나 동시에 건강은 '소비재'다. 특히 건강 증진을 구매할 능력이 있는 부유층에게는 더욱 그렇다. 그들은 수질을 개선하기보다 정수기를 구입하며, 대기의 질을 개선하기보다 거실에 공기 청정기를 들여놓는다. 건강은 또한 병원, 건강유지기구

(HMO), 제약회사 등을 포함한 의료산업을 통해 투자하는 '상품'이기도 하다. 그들은 지불능력의 한도가 허락하는 한 넓은 시장에 보건의료를 판매하려고 하며, 심지어 그것을 필요로 하지 않는 사람에게까지 판매를 시도한다. 모든 공격적인 사업 전략이 그렇듯이 의료산업도 대중의 환심을 사기 위해 공적 관계를 만들어간다. 베트남전쟁과 말레이 폭동 기간에 동남아시아 지역에 세워졌던 진료소들은 이러한 목적을 달성하기 위한 것이었다. 의사들은 위대한 희생 속에 정글에 병원을 세우고 열악한 조건에서 낮은 보수를 받는다. 그러면서 스스로를 진료가 필요한 사람들에게 도움을 주는 사람으로 여기고 좀 더 의식적으로는 공산주의를 막기 위해 노력하고 있다고 생각했다. 그것은 19세기 제국주의를 정당화했던 '백인의 책무'[6]의 또 다른 환생이었다.

좋은 건강이 삶의 위치에 따라 필수적이고 적절한 활동 수행이 가능한 능력에 달렸다면, 그 위치가 어떻게 결정되는지가 중요하다. 어떤 것이 필수적이고 바람직한 활동인지 스스로 결정할 수 있는 사람은 이미 결정된 것을 그저 수용하는 사람과는 명백히 구별된다. 이 차이는 고용주가 자기 피고용인들의 의료보험 문제를 협상할 때 명백해진다. 고용주는 피고용인들에게 어떤 것이 필요한지를 생각하기보다 복지급

6 The White Man's Burden. 영국의 작가 러디어드 키플링(Rudyard Kipling)이 1899년에 발표한 시의 제목. 이 시는 19세기 말 제국주의자들의 정서를 잘 보여주는 작품이다. 서구인들에게는 '야만족인 비서구인'을 문명개화로 이끌어야 할 역사적인 소명이 있다고 믿은 키플링은 훗날 루스벨트 대통령에게 이 시를 헌정했고 미국의 필리핀 식민지화에 박수를 보냈다(≪한국일보≫ 2008년 2월4일 자 기사 참조) — 옮긴이.

여 비용을 항상 우선시한다. 따라서 건강은 항상 계급투쟁에서 논쟁의 지점이 된다. 의학적 · 과학적 연구도 마찬가지다. 모든 과학적 연구가 그러하듯 지식과 무지는 연구 산업을 소유하고 지식 생산의 결과를 주문하는 사람들에 의해 결정된다. 어떤 종류의 연구를 수행해야 하는가를 둘러싼 논쟁에도 계급투쟁이 존재한다. 보건의료 분야에 관한 연구는 점점 더 제약산업과 전자산업에 지배되고 있다.

어떻게 자료를 분석할지, 질병에 대해 어떻게 생각할지, 역학적 · 역사적 · 사회적 질문들을 어떻게 폭넓게 바라볼 수 있을지 등에 대한 지적 관심이 있다. 또한 보건의료서비스와 정책과 관련된 쟁점도 있다. 그러나 이것들은 모두 앞으로 우리의 투쟁의 장이 되어야 할 하나의 통합된 체계의 부분들이다. 우리는 환경문제에 대해 우리가 했던 것처럼 건강을 보편적인 이슈로 끌어올려야 한다. 건강문제들은 계급투쟁의 다양한 측면을 가지고 있으며, 따라서 투쟁 없이 이를 해결할 수 없다.

8장

열한 번째 테제로 살아가기

“철학자들은 세계를 단지 여러 가지로 ‘해석’해왔을 뿐이다.
그러나 중요한 것은 세계를 ‘변화’시키는 일이다.”
— 카를 마르크스, 포이어바흐에 관한 열한 번째 테제

어린 시절 나는 항상 어른이 되면 과학자이자 공산주의자가 되어 있을 것이라고 생각했다. 운동과 학문을 결합하는 일은 내게 별 문제가 되지 않았다. 오히려 이를 분리하려 했다면 그 점이 문제가 되었을 것이다.

내가 글을 깨치기 전부터 할아버지는 내게 『나쁜 주교 브라운의 청소년을 위한 과학과 역사(Bad Bishop Brown’s Science and History for Girls and Boys)』[1]를 읽어주었다. 할아버지는 사회주의 노동자라면 적어

* 이 글의 개념화와 편집에 도움을 준 로사리오 모랄레스(Rosario Morales)에게 감사한다.

도 우주론, 진화론, 역사에 대해서는 잘 알고 있어야 한다고 믿었다. 나는 한 번도 사물의 존재 방식을 알려주는 과학과 우리가 직접 발을 담그고 활동하고 있는 역사를 분리해 생각해본 적이 없다. 우리 가족은 5세대 전부터 종교 조직과 절연한 채 지내왔지만 아버지는 금요일 저녁마다 나를 앉혀놓고 성경 공부를 시켰다. 종교가 우리의 주변 문화에서 중요한 부분을 차지하며 많은 사람에게 매우 중요한 역할을 할 뿐 아니라 조건의 변화 속에서 어떻게 아이디어들이 발전해왔는지에 관한 흥미로운 이야기를 제공해주기 때문이었다. 아버지는 모든 무신론자는 신자만큼이나 종교에 대해 잘 알고 있어야 한다고 생각했다.

초등학교에 입학하던 날, 할머니는 학교에서 가르쳐줄 수 있는 것은 모두 다 배우되 모두 믿지는 말라고 당부했다. 할머니는 1930년대 독일의 '인종주의 과학'과 미국에서도 대중적이었던 우생학 및 남성우월주의에 대한 정당화를 너무나 잘 알고 있었다. 할머니의 그런 태도는 과학이 권력과 이익을 위해 사용된다는 인식과 지배자에 대한 노동자의 일반적인 불신에서 기인한 것이었다. 할머니의 조언 덕분에 나는 대학에 몸담고 있으면서도 의식적으로 대학의 편에 서지 않으려는 학문적 입장을 견지하게 되었다.

나는 노동절(5월 1일)에는 등교하지 않는, 브루클린의 좌파 동네

1 존 몽고메리 브라운(John Montgomery Brown)은 미주리 시노드(Missouri Synod)의 루터교 사제였으며, 공산주의자가 되었다는 이유로 파문당했다. 1930년대에 계간지 ≪이단(Heresy)≫을 발행했다.

에서 자랐다. 그곳에서 나는 12살 때 처음으로 공화당원을 만났다. 브라이튼 해변 길가에서는 언제나 과학 · 정치 · 문화에 관한 이슈가 단골 대화 주제였다. 정치적 책임은 당연한 것으로 여겨졌고, 그 책임을 어떻게 행동으로 옮길 것인지가 치열하게 토론되었다.

청소년기에 소련 과학자인 리센코(T. D. Lysenko)의 작업에 매료되면서부터 나는 유전학에 관심을 가지게 되었다. 철학적 원리로부터 생물학적 결론에 도달하려는 그의 노력은 완전히 그릇된 것으로 드러났다. 하지만 그 시대의 유전학에 관한 리센코의 비판은 내가 워딩턴(C. D. Waddington), 슈말하우젠(I. I. Schmalhausen) 같은 과학자들의 연구에 관심을 갖게 했다. 이들은 당시 냉전 분위기에 휩쓸려 리센코의 작업을 무조건 무시하지는 않았고, 유기체와 환경의 상호작용에 관한 좀 더 깊이 있는 관점을 만들어냄으로써 리센코의 도전에 대응했다.

1951년에 나의 아내 로사리오 모랄레스는 자신의 모국인 푸에르토리코를 내게 소개해주었고, 그곳에서 보낸 11년의 시간은 내 정치관에 라틴아메리카적 관점을 더해주었다. 최근 남아메리카 좌파의 여러 승리는 지금과 같은 냉혹한 시기에도 낙관론의 원천이 되고 있다. 푸에르토리코에서 FBI의 감시 때문에 나는 원했던 직업을 가지기 어려웠고, 결국 그 섬의 서부 산악지대에서 채소 농사로 생계를 꾸리게 되었다.

코넬 대학 농과대학 학부생 시절, 나는 미국의 주요 농업 문제는 잉여 농산물의 처리에 있다고 배웠다. 하지만 푸에르토리코의 가난한 지역에서 농부로 살면서 나는 사람들의 삶에 영향을 미치는 농업의 중요성을 깨달았다. 건강을 해치고 수명을 줄이며 기회를 차단하고 개인의 성장을 무의미하게 만드는 가난의 현실과, 지방의 가난한 자들 사이에서 일어나는 성차별의 특정한 방식을 경험을 통해 깨달았다. 커피 농장에서 직접 노동조합을 조직하는 일은 연구와 결합되었다. 아내와 나는 푸에르토리코 공산당의 농업 프로그램을 기획했는데, 거기서 우리는 다소 서투른 경제적 · 사회적 분석과 생태학적 생산 방법, 다각화, 자연보호, 협동조합에 대한 최초의 통찰을 결합했다.

쿠바의 집단유전학 발전을 돕고 쿠바 혁명을 보기 위해 나는 1964년에 처음으로 쿠바에 갔다. 그 후 수년간 생태학적 농업과 정당하고 평등하며 지속 가능한 생태학적 경제발전을 위한 쿠바의 지속적인 투쟁에 동참했다. 사회주의 전통에서 막대한 영향력을 가진 진보주의자들은 개발도상국이 단 하나의 근대화 경로를 좇아 선진국을 따라잡아야만 한다고 생각했다. 그런 사고는 첨단기술을 이용하는 기업적 영농에 대한 비판을 '이상주의적'이며, 실제 존재하지도 않았던 목가적 전원의 전성기에 대한 도시 감성주의적 향수라며 무시해버렸다. 하지만 각 사회마다 자신들만의 자연과 관계하는 방법, 토지이용 패턴, 적절한 과학기술, 효율성 기준이 존재한다는 다른 견해도 있었다. 1970년대 쿠바에서는 이런 논쟁이 한창이었으며 1980년대에 ― 아직 생태학적 모델이 실행되기까지는 긴 과정이 남아 있었지만 ― 생태학적 모델은 기본적으로 승리를 거두었다. 소련 붕괴 후 경제 위기 시기였던 '특별 기간'에 첨단기술을 개발할 원료를 얻을 수 없게 되자 신념으로 일하는 생태학자들이 필요에 의해 일하는 생태학자들을 충원하게 되었다. 이것은 오직 신념을 따르는 생태학자들이 이미 그 길을 만들어놓았기 때문에 가능한 것이었다.

나는 변증법적 유물론을 10대 초반에 영국 마르크스주의자인 홀데인(J. B. S. Haldane), 버널(J. D. Bernal), 니덤(J. Needham) 등의 글을 통해, 그리고 다음에는 마르크스와 엥겔스를 통해 알게 되었다. 변증법적 유물론은 지적으로 그리고 미학적으로 금방 내 마음을 사로잡았다. 그 이후 변증법적인 관점으로 본 자연과 사회는 내 연구의 주요 주제가 되었다. 그때나 지금이나 나는 전체성, 연계와 맥락, 변화, 역사성, 모순, 불규칙성, 불균형, 현상 수준들의 복합성, 만연해 있는 환원주의에 대한 참신한 대항세력에 대한 변증법적 강조를 즐기고 있다.

한 예로, 초파리를 실험실이 아닌 자연에서 연구해보라고 아내가 제의한 후 나는 푸에르토리코에 있는 집 근처에서 초파리 연구를 시작했다. 나의 의문은 초파리 종이 어떻게 환경의 시간적·공간적 변화에 대처하는지에 있었다. 나는 서로 다른 초파리 종들이 비슷한 환경의 도전에 대응하는 다양한 방법을 연구하기 시작했다. 하루를 꼬박 걸려 구아니카(Guánica)의 사막과 산맥 꼭대기에 있는 우리 농장 주위의 열대우림에서 초파리를 수집할 수 있었다. 이 초파리들에 관한 연구를 통해 어떤 종들은 생리적으로 2~3일 안에 높은 온도에 적응하며 고도 3,000피트 언덕에서 열의 내성에 비교적 작은 유전학적 차이를 보인다는 것을 밝혀냈다. 또 다른 종들은 서식지마다 서로 다른 유전적 소집단을 가지고 있었다. 여전히 다른 종들은 가능한 환경 범위 중 한 부분 안에서만 서식하며 적응했다. 사막 종 중 하나는 열대우림에서 온 초파리보다 열을 더 잘 이겨내지는 못했지만 선선하며 습한 마이크로사이트를 찾아 오전 8시 이후엔 그곳에 숨는 것을 훨씬 더 잘했다. 이러한 발견을 통해 순경사 선택(co-gradient selection)에서는 환경의 직접적인 영향이 개체군 사이의 유전학적 차이를 강화하며, 역경사 선택(counter-gradient selection)에서는 유전학적 차이가 환경의 직접적 영향을 상쇄한다는 것을 개념화할 수 있었다. 나의 분류에 따르면, 높은 온도는 건조한 조건과 관련되어 있기 때문에 자연선택은 구아니카 파리의 크기가 커지게 작용하는 반면, 발달에 미치는 온도의 영향은 파리를 작아지게 만들었다. 그 결과 해수면 사막과 열대 다우림에서 수집한 파리들은 각자의 서식지에서는 거의 같은 크기를 보였지만 구아니카 파리는 열대우림 파리와 같은 온도에서 사육됐을 때 크기가 더 크다는 것이 드러났다.

이 연구에서 나는 현상이 각자의 법칙을 가지지만 또한 서로 연결된 채 다른 수준들에서 일어난다고 주장해 생물학에 만연한 환원주의적 편견에 이의를 제기했다. 나의 편견은 변증법적이었다. 즉, 나는 생리적 · 행태적 · 유전적 수준에서의 적응이 서로 상호작용한다고 보았다. 과정, 변이성, 변화에 대한 선호가 내 논문의 의제를 설정했다.

문제는 환경이 언제나 동일하지 않은 상황에서 종들이 어떻게 환경에 적응하느냐에 있었다. 처음 논문 작업을 시작했을 무렵에는 유기체가 대립적인 요구에 직면했을 때 — 예를 들어 환경이 어떤 때는 작은 크기를 선호하고 어떤 때는 큰 크기를 선호할 때 — 일종의 절충안으로 어느 정도 중간적인 상태를 채택할 것이라는 경솔한 가정을 함으로써 혼란을 겪었다. 하지만 이것은 서로 대립적인 관점이 존재한다면 참은 그 중간 어딘가에 있다는 진부한 자유주의적 사고를 생각 없이 적용한 것이었다. 내 박사논문에서 적응 장치들을 연구한 것은 중간 지점이 언제 진정한 최적 조건이 되는지, 또 언제 최악의 선택이 되는지를 조사하려는 노력이었다. 이에 대해 간략히 답해보자면, 대안들이 서로 많이 다르지 않은 경우에는 중간 지점이 실제로 최적이라고 할 수 있지만, 대안들이 종의 내성 범위에 비해 서로 많이 다른 경우에는 어떤 하나의 극단이나 극단들의 혼합이 결론으로 더 바람직하다는 것이다.

집단유전학 내에서의 자연선택에 대한 연구는 거의 언제나 일정한 환경을 가정한다. 하지만 나는 환경의 변덕스러움에 관심이 있었다. 나는 '환경 변이'가 진화론적 생태학의 많은 문제에 해답이 될 것이며, 유기체는 높은 온도나 알칼리성 토지와 같은 특정한 환경적 특성뿐 아니라 변이성, 불확실성, 부조화 상태, 환경의 서로 다른 측면들 사이의 상관관계와 같은 환경 패턴에 적응한다고 주장했다. 더 나아가 이런 환경 패턴은 유기체 외부에 단순히 주어진 것으로 존재하는 것이 아니라 유기체가 각자의 환경을 선택하고 변형시키며 정의한다고 주장했다.

연구마다 각각 특수한 문제(진화론적 생태학, 농업, 최근에는 보건)를 다루었지만 내 관심사의 핵심은 언제나 복잡계의 동학을 이해하는 것이었다. 또한 정치적 책임은 내가 연구의 (특히 사회적) 관련성에 문제를 제기하도록 한다. 브레히트(B. Bretcht)[2]는 시에서 "나무에 관해 이야기하는 것이 / 그 많은 범죄행위에 관해 침묵하는 것을 의미하기에 / 거

2 독일의 극작가이자 시인(1898~1956) — 옮긴이.

의 범죄처럼 취급받는 시대"에 살고 있다고 말했다. 물론 브레히트는 나무에 관해 잘못 생각했다. 오늘날 나무에 관해 이야기할 때 우리는 불의를 무시하고 있지 않다. 하지만 인류의 고통에 무관심한 학문은 부도덕하다는 점에서 그는 옳았다.

가난과 억압은 생명과 건강을 손상시키고, 시야를 좁히며, 잠재적 재능을 꽃피우기도 전에 잘라버린다. 가난하고 억압받는 자들의 투쟁에 대한 책임과 변이성에 대한 관심이 결합되어 나는 주로 사람들의 생리적 · 사회적 취약성에 중점을 두게 되었다.

나는 영양결핍, 오염, 미(未)보장, 부적절한 보건의료로 인해 신체가 스트레스를 받은 후 회복하는 능력에 대해 연구해왔다. 지속적인 스트레스는 억압받는 집단의 신체에서 안정화 기제를 약화시켜 그들에게 일어나는 모든 일과 그들 환경에서 일어나는 작은 변화에 취약하게 만든다. 이들 집단에서는 편안한 삶을 살고 있는 집단의 좀 더 균일한 결과와 비교했을 때, 혈압, 체질량지수, 기대수명 수치에서 더 큰 변이성이 나타난다.

가난의 영향을 연구할 때 각각 다른 인구 모집단에서 분리된 질병의 유행을 조사하는 것만으로는 충분치 않다. 특정한 병원균이나 오염물질이 특정한 질병을 촉진시킬 수는 있지만, 사회적 조건은 취약성을 더욱 확산시켜 의학적으로 연관성이 없는 질병들도 연결시킨다. 예를 들어, 영양결핍이나 감염, 오염은 장의 보호막을 뚫을 수 있다. 하지만 어떤 이유로든지 장의 보호막이 일단 뚫리면 그것은 또 다른 오염물질, 세균, 알레르기원의 침입 지점(locus)이 된다. 그래서 영양 문제, 전염성 질환, 스트레스, 독성은 겉으로 보기에는 관련이 없어 보이는 다양한 질병을 유발한다.

1960년대 이후의 일반적 견해는 경제발전과 함께 전염성 질환이 없어지리라는 것이었다. 1990년대에 나는 그런 생각을 거부하는 '신종 질환과 재출현 질환을 연구하는 하버드 그룹(Harvard Group on New and Resurgent Diseases)'의 조직을 도왔다. 우리의 주장은 변화하는 서식지(삼림 벌채, 관개 프로젝트, 전쟁과 기근에 의한 인구 이동)에 대한 매개체의 빠른 적응, 그리고 이와 마찬가지로 살충제와 항생제에 대한 병원균의 빠른 적응과 관련된 것으로, 일부분은 생태학적인 것이었다. 하지만 우리는 또한 의학 연구가 식물병리학과 수의학적 연구로부터 물리적 · 제도적 · 지적으로 고립된 것에 대해서도 비판했다. 의학이 그렇게 고립되어 있지 않았다면 말라리아, 콜레라, 에이즈뿐 아니라 아프리카 돼지 콜레라(african swine fever), 고양이 백혈병(feline leukemia), 감귤나무의 트리스테자(tristeza), 콩의 골든 모자이크 바이러스 같은 것들의 폭넓은 급증 패턴을 좀 더 일찍 보여줄 수 있었을 것이다. 토지이용의 변화, 경제발전, 인간의 주거와 인구 변화와 더불어 경제적 불평등이 증가하면서 역학적 변화도 일어날 것이다. 동식물 병원체와 인간 병원체에 대항하는 항생제, 예방접종, 살충제의 효력에 대한 믿음은 적응 진화론의 관점에서 보면 순진한 것이다. 그리고 경제발전이 나머지 국가들에 풍요를 가져다주고 전염성 질환을 제거해줄 것이라는 발전주의자의 기대는 여러 사건에 의해 그릇된 것으로 증명되고 있다.

전염성 질환의 재출현은 더욱 일반적인 위기, 즉 생태사회적 곤란 증후군의 한 조짐에 불과하다. 생태사회적 곤란 증후군은 우리 종 내부와 종과 자연 사이의 기능장애적 관계들에 다층적 위기가 만연해 있음을 의미한다. 이는 하나의 작용과 반작용 네트워크 안에 질병의 패턴, 생산과 재생산의 관계, 인구학, 천연자원의 고갈과 무자비한 파괴, 토지이용의 변화와 거주, 전 지구적 기후변화를 포함한다. 이것은 과거의 위기보다 더욱 뿌리 깊고, 더 높은 대기와 더 깊은 대지까지 미치며 우주 공간까지 더 넓게 퍼지고, 더욱 오래 지속되며, 우리 삶의 더 많은 부분에 침투한다. 이는 인간의 일반적 위기인 동시에 세계 자본주의의 특수한 위기이기도 하다. 따라서 그것은 나의 과학과 정치학 모두에서 최대 관심사다.

전 세계적인 이 증후군의 복잡성이 불가항력적인 것으로 보이지만, 그렇다고 해서 그 복잡성을 한 번에 하나씩 다루기 위해 체계를 분해함으로써 복잡성을 회피하려 하면 재난을 몰고 올 수 있다. 과학기술의 결정적인 실패들은 너무 협소한 방식으로 문제를 제기한 데서 기인한다. 해충의 진화와 곤충 생태학을 고려하지 않은 채 녹색혁명을 제의한 학자들은 살충제가 해충을 통제할 것이라고 기대했지만 해충 문제가 살충제 사용과 함께 오히려 증가했다는 사실에 놀라워했다. 마찬가지로 항생제는 새로운 병원체를 만들어냈고, 경제발전은 굶주림을, 홍수조절은 홍수를 증가시켰다. 문제는 그 문제의 풍부한 복잡성 안에서 해결되어야만 한다. 그렇기 때문에 복잡성 연구는 그 자체가 이론적 문제일 뿐 아니라 시급한 실천적 문제가 된다.

이런 관심사들이 나의 정치적 활동을 특징지었다. 좌파 내에서 나의 과제는 우리와 우리 외 자연의 관계가 인간 해방을 위한 전 지구적 투쟁과 분리될 수 없다고 주장하는 것이었다. 한편, 생태학 운동에서 나의 과제는 초기 환경론의 '자연의 조화'라는 이상주의에 도전하며 지속적으로 현재의 기능장애를 야기한 사회적 관계들을 인식해야 한다고 주장하는 것이었다. 다른 한편, 나의 정치관은 나의 과학적 윤리를 결정했다. 나는 불의를 증진하거나 정당화하거나 용인하는 모든 이론은 그릇된 것이라고 생각한다.

지적 삶의 구조에 대한 좌파적 비판은 대학과 재단 문화에 대한 대항세력이다. 1960년대와 1970년대의 반전운동은 대학을 계급 지배의 조직으로 간주하고, 지식인 집단 자체를 실천적 관심의 대상일 뿐 아니라 이론적 관심의 대상으로 만들었다. 1967년에 MIT에서 대학 내의 군사 연구에 대한 저항의 일환으로 연구 파업을 통해 시작된 기관인 '사람을 위한 과학(Science for the People)'에 나 또한 참여했다. 나는 그 모임의 일원으로서 녹색혁명과 유전적 결정론에 도전하는 데 함께했다. 또한 반전운동을 위해 전쟁범죄(특히 고엽제 사용)를 조사하러 베트남으로 갔으며, 현지에서 '베트남을 위한 과학(Science for Vietnam)'이라는 기관을 조직했다. 우리는 베트남 농민들에게 선천적 기형을 일으키는 에이전트 오렌지[3]의 사용을 고발했다. 에이전트 오렌지는 최악의 화학제초제 중 하나였다.

3 Agent Orange. 월남전에서 미군이 쓴 고엽제를 말한다. 용기의 줄무늬가 오렌지색인 데서 유래한 이름이다 — 옮긴이.

푸에르토리코 독립운동은 '구조개혁'과 제국에 대한 완곡어법을 선전하는 대학에서 내가 유용하게 사용할 수 있는 반제국주의적 의식을 심어주었다. 아내의 날카로운 노동계급 페미니즘은 일반적인 엘리트주의와 성차별주의에 대한 비판의 지속적인 원천이다. 쿠바와의 정기적인 작업은 내게 경쟁적이고 개인주의적이고 착취적인 사회에 대안이 존재한다는 것을 생생하게 일깨워준다.

특히 소외된 지역사회의 지역 조직 그리고 여성 건강 운동은 학계가 무시하고 싶어 하는 이슈들을 제기하고 있다. 워본(Woborn)[4]의 어머니들은 작은 동네 안에서 너무나 많은 아이가 백혈병에 걸린다는 것을 알아챘다. 수백 개의 환경정의 그룹은 유독성 폐기물이 흑인과 라틴계 동네에 집중되어 있다는 점에 주목했다. 대학 실험실에서는 질병을 일으키는 유전자를 찾는 데 열중하고 있는 반면에, '여성 커뮤니티 암 프로젝트(Women's Community Cancer project)'와 그 밖의 프로젝트들은 암과 다른 질병들의 환경적 원인을 강조하고 있다. 그들의 이런 시도는 나에게 이론과 행동 모두를 위한 대안적 의제를 고집하도록 고무한다.

대학 내에서 나는 제도 그리고 동료들과 협력 및 충돌이 결합된 모순적인 관계를 유지하고 있다. 우리는 건강 불평등(disparities)과 끊임없는 가난에 대한 관심을 공유할 수는 있다. 하지만 분자 특허를 위해 기업이 지원해주는 연구와 제국의 목표를 증진하는 AID(Agency for Inter-

4 미국 매사추세츠 주에 위치한 도시 – 옮긴이.

national Development)[5] 같은 정부기관에 관해서는 갈등을 빚는다.

나는 한번도 학계에서 흔히 말하는 '성공적인 경력'을 동경해본 적이 없다. 나는 과학 커뮤니티의 형식적 보상이나 인정 체계를 통해서 나 자신을 증명받으려 하지 않는다. 또한 내가 속한 전문가 집단이 가지고 있는 공통 가정들을 공유하지 않으려고 노력한다. 이런 점들이 나에게 폭넓은 선택의 자유를 가져다준다. 따라서 내가 국립과학원[6]에 참여하기를 거절했을 때 사람들은 나의 용기를 칭찬하고 매우 힘든 결정이었을 것이라며 수많은 격려 편지를 보내주었다. 하지만 솔직히 그리 어려운 결정은 아니었다. 나는 그저 시카고의 '사람을 위한 과학 그룹(Science for the People group)'의 정치적 공동 결정을 지켰을 뿐이라고 말할 수 있다. 우리는 국립과학원에 합류해 내부에서 그 활동에 영향을 미치려고 노력하는 것보다는 베트남 - 미국 전쟁에 협조하는 국립과학원에 반대하는 공적인 입장을 밝히는 것이 훨씬 유용하다고 판단했다. 이미 르원틴(R. Lewontin) 교수가 학계 내부에서 변화를 이끌려는 그런 시도를 했다가 실패하여 월리스(B. Wallace) 교수와 함께 사임한 바 있었다.

5 AID는 전략적으로 선택된 제3세계 국가들에서 보건의료와 개발에 관한 사업들을 수행하고 있다. 개별 사업은 때로는 유용하며, 거기에 참여하는 이들은 인도주의적 동기로 일하기도 한다. 하지만 또한 이 기관은 테러 조직이나 베네수엘라, 아이티, 쿠바의 반혁명조직을 지원하고 있다. 그리고 우루과이와 브라질 경찰에게 고문 방법을 가르쳤던 LEAP(Law Enforcement Assistance Program)를 지원하기도 한다.

6 National Academy of Science. 과학의 발전과 인류 복지를 목적으로 1863년에 결성된 미국의 과학자 조직. 주로 정부 각 부처에서 요구하는 과학적 문제에 대해 연구·조사하고 회답한다 — 옮긴이.

내 연구는 대부분 두 가지 수준의 대상을 가지고 있다. 손에 쥐어진 특수한 문제와 어떤 이론적 · 논쟁적 이슈가 바로 그것들이다. 초파리의 온도 적응 연구 또한 인과관계에 복합적인 수준들(multiple levels)이 있음을 주장하는 것이었다. 니치 이론(Niche theory, 생태지위 이론)도 대립하는 것들(유기체와 환경)의 상호침투에 관한 것이었다. 생물지리학은 생태학적 · 진화론적 역동의 다(多)수준에 대한 것이었다. 생태학적 해충 관리 또한 전체 - 시스템 전략을 옹호하는 주장이었다. 신종, 재출현 전염병에 관한 작업에서는 생물학과 사회학을 결합시켰다. 우리는 공중보건 분야 종사자들이 전염병이 박멸되지 않는다는 것을 알았을 때 왜 당혹했는지 연구했다. 이것은 곧 과학의 자기분석을 수행한 것이었다.

나는 언제나 수학을 즐겼고 모호한 것을 분명하게 하는 것이 수학의 과제 중 하나라고 보았다. 나는 예견보다 이해를 좀 더 증진하기 위해 규칙적으로 중급 수학을 비관습적인 방법으로 이용한다. 현재 모델링 대부분은 정밀한 예측을 제공해주는 정밀한 방정식을 목표로 한다. 이것은 공학에서는 이치에 맞을 것이다. 또한 정책 분야에서 자신의 노력과 자원 투자를 최적화할 수 있을 만큼 세상을 완전히 통제할 수 있다고 착각하는 통치자의 고문들에게는 이치에 맞을 것이다. 하지만 우리처럼 그 반대 입장에 선 사람들은 그러한 환상을 가지지 않는다. 우리가 할 수 있는 최선은 체계를 어느 방향으로 밀고 나갈지를 결정하는 일이다. 이를 위해서는 질적 수학이 좀 더 유용하다. 부호유향도표(signed digraph)를 이용한 나의 연구 — '고리 분석(loop analysis)' — 는 그런 접근 방식 중 하나다. 질적 · 양적 분석 사이의 대립과 양적 분석이 질적 분석보다 우수하다는 생각을 거부하고, 나는 대부분 복잡한 현상을 개념화하는 데 도움을 주는 수학적 도구들을 가지고 작업해왔다.

정치적 운동은 물론 억압기관의 주의를 끈다. 나는 이 점에서는 운이 좋은 편이어서 비교적 강도가 약한 억압만을 경험했다. 다른 이들은 불운하게도 직업을 잃었고, 수년간 감금과 폭행을 당했으며, 심지어 그 가족까지 학대받거나 추방당했다.

착취는 사람을 죽이고 상처 입힌다. 인종주의와 성차별주의는 건강을 해치고 인생을 좌절시킨다. 후기 자본주의의 탐욕과 잔인함, 독선에 대한 연구는 나를 고통스럽고 격분하게 한다. 그래서 때로 나는 조너선 스위프트(Jonathan Swift)[7]의 〈기분이 나쁠 때의 발라드(Ballad in a Bad Temper)〉를 암송하곤 한다.

> 템스 강의 사공처럼
> 노를 저으며 그들을 조롱한다.
> 언제나 웃는 현자처럼
> 농담으로 분노를 삭인다.
> 하지만 반드시 알아야 할 것은
> 내가 할 수만 있다면 그들을 목매달아 버리리라는 것이다.

7 1667~1745. 아일랜드 출신의 영국 작가. 『걸리버 여행기』가 대표작이다 — 옮긴이.

그래도 대부분의 경우에 학문과 정치운동은 지적으로 흥미로우며 사회적으로 유용하다고 생각하는 일을 사랑하는 사람들과 할 수 있도록 해줌으로써 내게 보람 있고 즐거운 인생을 허락해주었다.

리처드 레빈스
Richard Levins

리처드 레빈스는 열대지방 농부에서 생태학자, 생물수학자이자 과학철학자가 된 사람이다. 그의 주된 지적 관심사는 복잡계 내의 과정을 이해하고 영향을 미치는 데 있으며, 이는 추상적이지만 진화론적 생태학, 경제 개발, 농업, 보건문제에 적용할 수 있다.

레빈스는 시 · 공간 내 환경의 구조에 대한 적응 문제, 생물지리학과 사회화된 생리학인 인간생리학에서의 집단적 설명을 위한 메타인구 개념, 그리고 실재론, 일반론, 개별론의 일부 대립하는 요소들을 조작하는 모델 구축의 상호침투 등과 같은 문제들을 구조화함으로써 이론적 차원에서 이런 작업들을 수행해왔다.

그는 수학적 연구를 통해 복잡한 현상을 시각화하는 적절한 방법을 찾아냄으로써 모호한 것을 명확하게 만들고자 했다. 그는 복잡계에

* 하버드 보건대학원 홈페이지에 실린 리처드 레빈스의 이력을 번역한 것이다.
http://www.hsph.harvard.edu/faculty/RichardLevins.html

대한 질적 분석을 위해 부호유향도표, 시간평균화, 사전 이미지 장치를 이용하는 방법을 발전시켰다. 주요 목적은 진화론적 생태학과 비판사회이론을 넓은 의미의 전염병학에 통합시켜 우리를 당혹케 하는 사건들에 대처할 수 있도록 하는 것이다. 최근 연구는 건강 결과의 변이성을 인간 사회 내에서 다양한 불특정 스트레스 요인들에 대한 취약성, 그리고 감귤류 나무들에서 나타나는 다종체계 내에서의 초식동물과 그 천적들과의 상호작용, 그리고 역학적이며 병리학적인 체계 모델의 단기(일시적인) 역동 등을 설명한다.

1989년부터 1995년까지 옥스팜-아메리카(OXFAM-America) 이사회의 일원이자 이에 속한 라틴아메리카와 지중해 위원회의 의장으로 일하면서 자신의 이론적 관심사들을 공동체 발전 문제에 적용했다. 레빈스는 산업적-상업적 발전 경로에 대한 비판에서 시작해 형평성과 생태학적·사회적 지속 가능성, 그리고 소외된 자들의 역량 강화를 경제적으로 실현 가능하게 하는 대안적인 발전 경로를 증진시켰다. 또한 '새로운 세계 농업과 생태학 그룹(The New World Agriculture and Ecology Group)'의 일원으로서 '유연한' 해충 관리에 전체 체계 접근법을 적용하는 데 집중하면서, 현대 농업생태학 발전에 일조했다. 리처드 르원틴(Richard Lewontin)과 함께 쓴 『변증법적 생물학자(Dialetical Biologist)』는 과학철학과 과학사회학, 과학사 연구에 대한 그의 접근 방법을 잘 보여준다.

레빈스는 르원틴과 함께 저술한 풍자적인 내용의 논문 몇 편에서 이사도르 나비(Isador Nabi)라는 필명으로 사회생물학과 생태학 내에서

* Who is Isador Nabi?

이사도르 나비는 1910년 볼리비아 라파스(La Paz)에서 태어났다. 의대를 조기 졸업한 후 1936년에 석사학위를 받았다. 문법과 중등학교를 계속 다니면서 마침내 명문 코카반바(Cochabanba) 대학에서 박사학위를 받았다. 아르헨티나의 부에노스아이레스에서뿐 아니라 베네수엘라의 카라카스에 사는 동안에는 당시 에소 오일(Esso Oil)이라 불리는 회사의 지부를 운영했다. 또한 뇌수술 전문의로 일하면서 ≪엘 포멘토(El Fomento)≫라는 혁명적 저널의 편집자로 있기도 했다. 이처럼 다양한 일을 하면서도 집단생물학과 진화론, 생태학 분야에서 다수의 논문을 출판하고 강연 활동을 벌였다.

모델화된 체계들과 기타 주제들을 비판하고 있다. 레빈스와 르원틴은 나비의 우스꽝스러운 경력과 미국 남성과학 내에서의 그의 업적을 늘어놓음으로써, 높이 평가 받는 나비의 연구가 얼마나 사실 확인 노력이나 퇴고 없이 계속되어왔는지 보여주고 있다.

Bibliography

Levins, Richard. 1965. "Genetic Consequences of Natural Selection." in Talbot Waterman and Harold Morowitz(eds.). *Theoretical and Mathematical Biology*. Blaisdell Publ.

Levins, Richard. 1966. "The Strategy of Model Building in Population Biology." *American Scientist*, Vol. 54, pp. 421~431.

Levins, Richard. 1968. *Evolution in Changing Environments*, Princeton University Press.

Levins, Richard. 1975. "Evolution in communities near equilibrium." in M. L. Cody and J. M. Diamond(eds.). *Ecology and Evolution of Communities*. Harvard University Press.

Nabi, I.(pseud.). 1980. "An Evolutionary Interpretation of the English Sonnet: First Annual Piltdown Man Lecture on Man and Society." *Science and Nature*, No. 3, pp. 71~73.

Levins, R. and R. C. Lewontin. 1985. *The Dialectical Biologist*. Harvard University Press.

Puccia, C. J. and R. Levins. 1986. *Qualitative Modeling of Complex Systems: An Introduction to loop Analysis and Time Averaging*. Cambridge, MA: Harvard University Press.

Levins, R. and J. Vandermeer. 1990. "The agroecosystem embedded in a complex ecological community." in R. C. Carroll, J. Vandermeer and P. Rosset(eds.). *Agroecology*. New York: Wiley and Sons.

Grove E. A., V. L. Kocic, G. Ladas and R. Levins. 1993. "Periodicity in a simple genotype selection model." in *Diff Eq and Dynamical Systems*. Vol. 1, No. 1, pp. 35~50.

Levins, R. 1996. "Ten propositions on science and antiscience." in *Social Text*, No. 46/47, pp. 101~111.

Levins, R. 1998. "Touch Red." in Judy Kaplan and Linn Shapiro(eds.). *Red Diapers: Growing up in the Communist Left*. University of Illinois Press, pp. 257~266.

Levins, R. 1998. "Dialectics and systems theory." *Science and Society*, Vol. 62, No. 3, pp. 373~399.

Levins, R. 1998. "The internal and external in explanatory theories." *Science as Culture*, Vol. 7, No. 4, pp. 557~582.

Levins, R. and C. Lopez. 1999. "Toward an ecosocial view of health." *International Journal of Health Services*, Vol. 29, No. 2, pp. 261~293.

Levins, R. 2003. "Whose Scientific Method? Scientific Methods for a Complex World, New Solutions." *A Journal of Environmental and Occupational Health Policy*, Vol. 13, No. 3, pp. 261~274.

Levins, R. and R. C. Lewontin. 2007. *Biology under th influence: Dialectical Essays on the Coevolution of Nature and Society*. Monthly Review Press.

이사도르 나비에 관한 읽을거리

Nabi, Isador. 1980. "An Evolutionary Interpretation of the English Sonnet(First Annual Piltdown Lecture on Man and Nature)." *Science and Nature*, No. 3, pp. 70~74.

_____. 1981. "On the Tendencies of Motion." *Science and Nature*, No. 4, pp. 62~66. republished in Richard Levins and Richard Lewontin. 1985. *The Dialectical Biologist*. Cambridge, MA: Harvard University Press, pp. 123~127.

_____. 1981. "Ethics of Genes." *Nature*, Vol. 290(March 19), p. 183,.

_____. 2002. "The Nabi Newsletter: For the Investor Ahead of the Mob(Humor)." *Gene Watch*, Vol. 15, No. 1(2002, Jan.).

Editorial. 1981. "Isadore Nabi, RIP." *Nature*, Vol. 293(September 3), p. 2.

Lester, Richard. 1981. "Naming Names." *Nature*, Vol. 293(October 29), p. 696.

Lewontin, Richard. 1981. "Credit due to Nabi." *Nature*, Vol. 291(May 29), p. 608.

Wilson, E. O. 1981. "Who is Nabi?"*Nature*, Vol. 290(April 23), p. 623.

'열한 번째 테제로 살아가기' 혹은 '나무에 관해 이야기하기'

하나_

이 책의 마지막 교정을 진행하며 옮긴이 후기를 쓰고 있는 지금 TV는 온통 돼지 인플루엔자[신종인플루엔자A(H1N1)]와 관련된 뉴스로 가득 차 있다.

"전 세계 휩쓰는 돼지 인플루엔자 공포"
"주기적 도래 세계적 전염병 가능성"
"1918~1919년 전 세계에서 2,000만~5,000만 명의 목숨을 앗아간 스페인 독감을 연상"
"세계 경제 불황 바이러스"

화면은 마스크를 쓴 수백, 수천 명의 멕시코 인들을 보여준다. 또 각국의 공항마다 체온감지기로 입국자들을 감시하는 장면이 이어진다.

눈부시게 발전하는 과학과 의학의 발달로 이미 '역질과 기근'의 시대는 종말을 고했다는 선언들은 무엇이란 말인가? 왜 이런 일들이 벌어지는 것일까? 아마도 이 질문에 대한 정확한 답을 가지고 있는 사람이 있다면 나는 그 중의 한 사람이 바로 이 책의 저자 리처드 레빈스일 것이라고 생각한다. 그에게는 지금 전 세계가 보이고 있는 부산함이 다소 우스워 보일지도 모른다. 왜냐하면 그는 아주 오래 전부터 이런 상황을 예견하고, 심지어 이러한 문제의 해결 방법까지 제시해오고 있었기 때문이다.

둘_

처음 리처드 레빈스를 만난 것은 글을 통해서였다. 하지만 당시 그의 글은 전 세계적인 전염병 창궐과는 상관이 없어 보이는 것이었다.

> …… 이전의 마르크스주의가 독일 철학과 프랑스 사회주의, 그리고 영국 정치경제학을 자양분으로 흡수했던 것처럼, 이제는 생태학과 페미니즘 및 반인종주의 운동의 통찰력을 단지 정치적 슬로건으로서가 아니라 우리의 지적 구성에 대한 이론적 기여로서 인식해야 한다.[1]

하지만 독자들이 이 책을 다 읽는다면, 작금의 신종 인플루엔자

1 『선언 150년 이후(Communist Manifesto 150 years later)』, 1998, 보리스 카갈리츠키 외 지음, 카피레프트 옮김, 이후.

와 이 글이 어떻게 서로 긴밀히 연관되어 있는지를 알게 될 것이다.

셋_

두 번째로 그를 만난 것은 안식년을 맞아 하버드 대학교에 머물 때였다. 그는 하버드 보건대학원 인구 및 국제보건학과(지금은 글로벌 헬스 및 인구학과로 바뀌었다) 교수였다. 직접 마주친 그의 첫인상은 큰 키에 백발인 맑은 눈을 가진 산지기 할아버지 같았다.

그와 같은 층을 사용하고 있던 나는 어느 날 그가 자기 연구실 앞에 오려 붙여놓은 신문기사를 읽다가 그와 마주쳤다. 그 신문기사는 2003년 멕시코 칸쿤에서 WTO 농업협정을 반대하며 자결한 이경해 씨의 부음 뉴스였다. 내가 바로 '그의 나라'에서 왔다고 이야기하자 그는 미소를 지었고, 그날 이후 우리는 본격적으로 '아는 사이'가 되었다. 그 후 세미나에서 그와 건강 불평등과 다양성을 가지고 토론을 하기도 했고 그의 생태학 강의에도 참석했다.

넷_

귀국 후 그의 글들을 모아 체계적으로 읽어보겠다고 마음먹고 있었지만 실행에 옮기지 못하던 차에, 하버드 보건대학원에서 레빈스의 제자로 있던 박미형이 한국에 나와 우리 교실 연구원으로 잠시 머무르게 되었다. 이참에 우리는 레빈스 교수의 책을 번역하기로 의기투합했다. 박미형이 레빈스 교수에게 편지를 써서 한국에 번역해서 소개하고자 하니 몇 개의 글들을 선정해달라고 부탁하자 레빈스 교수는 흔쾌히 자기 글들을 모아 보내주었다. 이런 우리의 시도가 계기가 되었는지, 우리에게 보내주었던 레빈스의 글에 그의 친구 르원틴의 글을 합쳐서 2007년 ≪먼슬리 리뷰≫에서 *Biology under th influence* 라는 단행본이 출간되어 나오기도 했다.[2]

우리가 번역한 이 책은 애초에 레빈스가 골라준 그의 글만으로 엮었다. 그렇기에 어쩌면 이 책은 그가 머물렀던 푸에르토리코 열대 원시림 엘융케(El Yunque) 같은 그의 색깔과 체취를 느끼기에 더 좋은 책인지도 모른다.

하지만 레빈스 교수로부터 원고를 받은 후 책이 나오기까지는 근 3년이라는 시간이 지나야 했다. 천재의 글을 우리 같은 범인이 번역한다는 것이 애당초 불가능했던 까닭도 있고, 중간에 박미형이 사마리탄스 퍼스(Samaritan's Purse)의 아프리카 지역 프로그램 개발 책임자로 떠나게 된 이유도 있다. 하지만 무엇보다 우리의 게으름 탓이 크다. 이제라도 책이 세상에 나오게 되어 다행으로 생각한다.

다섯_

이 책의 에세이들은 그가 서문에서 밝혔듯이 미국의 산업자본주의, 푸에르토리코의 식민자본주의, 그리고 쿠바의 사회주의하에서 과학 분야의 참여자이자 관찰자로 살아온 그의 삶에서 비롯된 것이다. 하

2 하지만 *Biology under the influence* 에는 이 책에 실린 '발전 목표들의 수렴', '생태학자의 관점으로 본 건강'은 포함되어 있지 않다.

지만 그의 글이 넘나드는 것은 미국-푸에르토리코-쿠바의 국경만이 아니다. 그의 글은 정치경제학, 생물학, 수학, 생태학, 보건학, 심지어 진화론과 철학을 가로지른다. 논의의 시간 역시 지구가 탄생한 시기부터 현대에 이르기까지 실로 광범위하다. 그렇기에 그의 이 짧은 에세이들을 읽어내는 것은 의외로 쉽지 않다. 하지만 그만큼 이 책이 우리에게 주는 지적 충격과 깨달음은 크다. 무엇보다 학창시절부터 읽어오던 나바로(Vincente Navarro), 도얄(Lesley Doyal), 와이츠킨(Howard Waitzkin) 등과 같은 진보적 학자들의 글들이 채워주지 못하던 갈증을 나는 그의 글을 통해 비로소 상당 부분 해소할 수 있었다.

1장 '과학과 반과학에 관한 열 가지 명제'에서는 '현대 과학'이 가지는 한계를 비판하고 과학이 반과학이 되지 않기 위한 열 가지 지침을 제시한다. 그 시작은 "현존하는 과학에서 오류는 본질적"이라는 것을 인정하는 것이다. 또한 과학이 특정한 관점을 전제하고 있는 사회적 산물임을 인정할 것을 요구한다. "유럽·북미의 현대 과학은 자본주의 혁명의 산물"이고, "현대과학은 부르주아적 자유주의와 같이 해방적인 동시에 억압적"이며, " 유럽의 자유주의적·자본주의적·남성 중심적 이해관계와 이데올로기의 상품화된 표현"이다. 따라서 "마르크스주의 과학자들은 과학을 역사적 맥락 안에 위치시키고 현상들의 상호관련성을 인지하며, 사물 자체보다 과정을 우선시하자고 주장하면서 항상 연구의 범위를 넓혀야 한다"라고 주장한다. 무엇보다 그는 "불의를 증진시키거나 정당화하거나 용인하는 모든 이론은 그릇되다"라는 명제를 우리의 활동 가설로 선언할 것을 요구하며, 마지막으로 "반동적 공격에 대해 과학이 취할 수 있는 최선의 방어는 인간을 위한 과학을 고집하는 것"임을 강조한다.

2장 '불확실성에 대한 대비'에서는 홍수조절이 오히려 수해를 증가시키고, 살충제가 오히려 해충을 증가시키는 것 등을 예로 들며, 우리가 예기치 못하는 놀라운 일들에 직면하는 것을 피할 수 없다고 강조한다. 홀데인의 말처럼 "세상은 우리가 상상하는 것보다 더 이상할 뿐만 아니라 우리가 상상할 수 있는 것보다 더 이상하기 때문"이다. 그러면서 레빈스는 주류 과학이 가정하고 있는 환원주의, 실용주의, 실증주의와 같은 철학적 편견과 지식의 분절화를 비판한다. 문제를 너무 좁게 보고 전체적인 상황을 고려하지 못했기 때문이다. 그리고 이러한 문제 뒤에는 기업과 정부에 의해 지배당하고 산업화되어버린 지식을 고발한다. 그는 고발에 그치지 않고 예기치 못한 것에 대비하는 방법들을 제시한다. 여기서 그가 제시하고 있는 대비 방식이야말로 지금 전 세계가 놀라고 있는 신종인플루엔자의 유행에 우리가 어떻게 대응해야 하는지를 알려주는 지침서인 셈이다.

3장 '복잡성에 대처하는 직관 교육'에서는 우리 시대의 핵심적인 지적 문제가 복잡성의 문제라고 선언한다. 그리고 어느 때보다도 시급한 복잡성의 문제에 대해 그간 우리의 대처방식인 '환원법', '요인의 통계적 민주주의', '모의시험', '질적 · 준 - 양적 수학'의 한계를 지적한다. 따라서 횡학문적이고, 폭넓고, 복잡하며, 이론적인 방법으로 문제에 접근하는 것이 그 어느 때보다 중요한 시기이지만, 그것을 어렵게 하는 정치경제학적 요인들이 존재한다. 따라서 그는 우리 과학과 우리 세계의 복잡성에 맞서려면 우리의 직관 속에 총체성의 철학, 수준 내의 연계 또는 수준 간의 연계, 동학, 변증법적 부정과 자기 성찰을 내면화할 것을 주장한다.

4장 '슈말하우젠의 법칙'은 다양한 현상을 설명하는 데 사용할 수 있지만, 무엇보다 불리한 조건에 처한 집단들이 왜 작은 변화에도 큰 어려움을 겪게 되는지를 설명해준다.

5장 '발전 목표들의 수렴'에서는 발전을 위한 개별 목표들이 왜 서로 충돌하며 그러한 목표들을 어떻게 수렴시킬 수 있을지 고민한다. 그의 답은 폭넓은 범위의 사회적 · 경제적 · 생태학적 영향을 고려하는 것이다. 구체적으로 과학적 의제는 어떤 경작 방식이 충분한 식량을 보장해주고, 물 · 공기 · 토지를 보호하며, 삶의 질을 향상시키는 거주지를 제공하고, 종의 다양성을 보존하면서도 거주하기 좋은 도시를 설계하는지를 질문하도록 만들고, 다양한 사회주의적 목표가 필연적으로 수렴하는 지점이 바로 이러한 질문들이 제기하는 주제들이라고 주장한다.

6장 '생태학자의 관점으로 본 건강'에서는 생태학을 전체성, 복잡성, 상호작용, 맥락, 역동, 역사성의 과학이라고 정의한다. 그리고 '모든 이의 건강(Health for All)'이라는 알마아타 선언을 생태학적 관점에서 살펴보고 그 정책적 함의를 제시한다. 건강을 추구하는 것은 영구적인 과정이며, 건강은 보건의료나 전통적인 공중보건보다 더 넓은 영역에서 결정됨을 강조한다. 각 사회는 자신만의 인간생물학을 만들어내며, 건강은 각축장이다. 진리는 전체이며, 건강과 관련한 선택과 책임은 분리될 수 없다. 유기체가 생존 요건의 어떠한 차원에서라도 그 내성의 경계선에 가까이 위치한다면 그 유기체는 내외적으로 작은 차이에도 민감하게 영향을 받는다(슈말하우젠의 법칙). 또한 병원균 못지않게 취약성을 고려해야 하며 지식 창조와 사용 결정의 민주화도 중요하다. 아울러 현재 과학에 대한 비판적 관점을 제공해줄 수 있는 '과학의 과학'을 만들기 위해 역사학자, 사회학자, 과학철학자와도 함께 일해야 한다.

건강의 문제는 '생태사회적 곤란 증후군'처럼 자원고갈, 환경오염, 새로운 질병, 멸종, 기후변화, 인구학적 불균형, 소외, 불평등, 사회적 분열의 증대, 국가적 분쟁, 우리의 복지와 무관한 과학기술의 변화와 같이 다차원적 위기다. 따라서 이러한 문제에 적절히 대처하기 위해서는 미생물과 의료행위의 공진화, 작업설계, 오염원과 스트레스원 사이의 상호작용, 사회 경제적 불평등, 연구전략, 개인과 집단의 취약성, 질병의 지리학, 식단의 변화, 건강 관련 행태에 대한 사회적 영향, 도시계획 등과 같은 다양한 주제들에 대한 고려가 필요하다. 이는 공중보건의 영역을 넘어 농업생산 기술과 산업기술, 인종차별과의 투쟁, 소득불평등의 감소, 야생생물 모니터링, 과학의 민주화, 그리고 노인과 아동에 대한 데이케어 프로그램의 조직에 이르는 다양한 정책적 조치에 대한 옹호를 포함하는 것이다. 더 나아가 어떤 제안은 오직 권력관계와 경제의 소유권에 근본적인 변화가 있어야만 실행될 수 있다고 그는 주장한다.

7장 '자본주의는 질병인가?'에서는 과학이 발전하는데도 왜 우리를 당혹하게 만드는 기근, 홍수, 전염병 등과 같은 일들이 일어나는지 다시금 살펴본다. 역시 그 원인으로 지적 협소함과 '실용'이라는 이름의 지적 편향, 환원주의를 지목한다. 무엇보다 복잡성에 대한 연구를 거부해온 까닭이다. 그는 여기에서 미국이 다른 어떤 나라들보다 보건의료비에 많은 돈을 쓰면서도 건강에 대한 지표가 좋지 않은 이유들을 나열한다. 그에 따르면 미국은 스스로 공중보건에 가한 손상을 수리하기 위해 그 어느 때보다도 많은 지출을 요구하는 '병든 사회'이다. 또한 그는 건강과 질병이 얼마나 자본주의 체계와 긴밀한 관계를 맺고 있는지 설명한다. 그러면 무엇을 할 것인가? 레빈스에게 건강에 대한 마르크스적 접근과 해결책은 생태계 건강, 환경정의 운동, 건강의 사회적 결정론, 만인을 위한 보건의료, 대체의학의 통찰력을 결합하는 것이다. 그리고 환경문제에 대해 우리가 했던 것처럼 건강을 보편적인 이슈로 끌어올릴 것을 요구한다. 건강문제는 계급투쟁의 다양한 측면을 가지고 있으며 따라서 투쟁 없이 이를 해결할 수 없기 때문이다.

8장 '열한 번째 테제로 살아가기'는 레빈스의 자서전이다. 짧지만 그를 이해하기에 이보다 좋은 글은 없을 것이다. 레빈스의 멋진 할아버지와 할머니의 일화에서 FBI 이야기에 이르기까지 파란만장한 그의 생애에 대한 소개가 이어진다. 글 속에는 그가 진화론적 생태학, 농업, 최근에는 보건에 이르기까지 다양한 주제의 연구를 진행했지만 그의 관심사의 핵심은 언제나 복잡계의 동학을 이해하는 것이었다는 고백도 들어 있다. 그와 동료들이 '억압기관'으로부터 받았던 고통과 그로 인한 불안의 흔적은 읽는 이를 새삼 숙연해지게 한다.

여섯_

레빈스가 책 앞에 있는 감사의 글에서 "이 책이 관습적으로는 한 개인인 저자에게 귀속되지만 사실은 공동 작업의 결과다"라고 밝혔듯이, 이 부족한 번역서 역시 많은 이들의 도움 속에서 빛을 보게 되었다. 무엇보다 박미형이 아프리카에서 활동하면서도 집요하게 노력하지 않았다면 이 책의 발간은 불가능했을 것이다. 바쁜 학위과정과 다소 생소할 수 있는 주제인데도 많은 시간을 할애한 전혜진의 수고도 많았다. 기꺼이 판권을 양도해준 〈먼슬리 리뷰〉의 마틴 파디오(Martin Paddio)에게도 진심으로 감사를 드린다. 초고를 읽어가며 함께 세미나를 진행해준 한양의대 예방의학교실의 연구원들에게도 고마움을 전한다. 번역 초기 레빈스에 대한 소개를 해준 '과천연구실'의 이태훈 씨에게 감사드린다. 시간에 쫓겨 완성도 낮은 초고를 보냈음에도 진심 어린 애정을 담아 교정을 해준 도서출판 한울의 배은희 씨에게도 진심으로 고마운 마음을 전한다. 감사에는 도서출판 한울 윤순현 과장의 한결같은 배려도 빼놓을 수 없다.

그래도 감사의 글에 더해야 할 가장 중요한 사람은 바로 리처드 레빈스 교수다. 그는 (비록 내가 그의 사상 전부를 이해하지는 못하거나, 또 전부에 동의하지 못한다 하더라도) 내 삶과 학문에 큰 영감과 힘을 주었으며, 무엇보다 내가 살아가는 데 '시민학자'라는 중요한 본 하나를 남겨 주었다.

마무리_

레빈스의 글을 번역하여 묶은 한국어판 책의 제목을 무엇으로 할까 고민하면서 염두에 두었던 또 하나의 제목이 있다. 그것은 '나무에 관해 이야기하기'였다. 이것은 그의 글 '열한 번째 테제로 살아가기'에 등장한다.

> 브레히트는 시에서 "나무에 관해 이야기하는 것이 / 그 많은 범죄행위에 관해 침묵하는 것을 의미하기에 / 거의 범죄처럼 취급받는 시대"에 살고 있다고 말했다. 물론 브레히트는 나무에 관해 잘못 생각했다. 오늘날 나무에 관해 이야기할 때 우리는 불의를 무시하고 있지 않다. 하지만 인류의 고통에 무관심한 학문은 부도덕하다는 점에서 그는 옳았다.
>
> —8장 '열한 번째 테제로 살아가기' 중에서

그가 여기서 인용했던 시는 「후손들에게(An die Nachgeborenen)」이다. 그의 삶과 학문에 대한 경의를 담아, 나는 이 옮긴이 후기를 마치 그의 유언처럼 느껴지는 그 시의 다른 구절로 마무리하고자 한다.

굶주림이 휩쓸고 있던
혼돈의 시대에 나는 도시로 왔다.
반란의 시대에 사람들 사이로 와서
그들과 함께 분노했다.
이 세상에서 내게 주어진
나의 시간은 그렇게 흘러갔다.
…
힘은 너무 약했다. 목표는
아득히 떨어져 있었다.
비록 내가 도달할 수는 없었지만
그것은 분명히 보였다.
이 세상에서 내게 주어진
나의 시간은 그렇게 흘러갔다.
…
우리가 잠겨버린 밀물로부터
떠올라 오게 될 너희들.
부탁컨대, 우리의 허약함을 이야기할 때
너희들이 겪지 않은
이 암울한 시대를
생각해다오.
…
그러면서 우리는 알게 되었단다.

비천함에 대한 증오도

표정을 일그러뜨린다는 것을.

불의에 대한 분노도

목소리를 쉬게 한다는 것을. 아 우리는

친절한 우애를 위한 터전을 마련하고자 애썼지만

우리 스스로 친절하지는 못했다.

그러나 너희들은, 인간이 인간을 도와주는

그런 세상을 맞거든

관용하는 마음으로

우리를 생각해다오.

— B. 브레히트, 「후손들에게」 중에서

옮긴이들을 대신해서,

2009년 10월 신영전

지은이

리처드 레빈스 Richard Levins

하버드 대학교 보건대학원 글로벌 헬스 및 인구학과 존 록(John Rock) 교수
생태학자, 생물수학자, 과학철학자

옮긴이

박미형

하버드 대학교 보건대학원 국제보건학 석사
사마리탄스 퍼스(Samaritan's Purse) 아프리카 지역 프로그램 개발 책임자

신영전

한양대학교 의과대학 부교수(사회의학)
서울대학교 보건대학원 박사
하버드 대학교 방문학자(2002~2004년)
주요 저서: 『보건의료개혁의 새로운 모색』(공저) 등
주요 역서: 『건강 불평등을 어떻게 해결할까?』(공역),
『사회역학』, 『보건의료개혁의 정치학』 등

전혜진

고려대학교 대학원 언론학과 박사과정 수료

한울아카데미 1196
리처드 레빈스의 열한 번째 테제로 살아가기
건강, 생태학, 과학, 그리고 자본주의

지은이 리처드 레빈스
옮긴이 박미형 · 신영전 · 전혜진
펴낸이 김종수
펴낸곳 도서출판 한울

편집책임 이교혜
편집 배은희

초판 1쇄 인쇄 2009년 10월 5일
초판 1쇄 발행 2009년 10월 26일

주소 413-832 파주시 교하읍 문발리 507-2(본사)
121-801 서울시 마포구 공덕동 105-90 서울빌딩 3층(서울 사무소)
전화 영업 02-326-0095, 편집 02-336-6183
팩스 02-333-7543
홈페이지 www.hanulbooks.co.kr
등록 1980년 3월 13일, 제406-2003-051호

Printed in Korea.
ISBN 978-89-460-5196-6 03400

* 가격은 겉표지에 표시되어 있습니다.